诊余心得集

主　编　南晋生

副主编　侯晓雯　翟冰冰

编　委　陈　兵　张　璞　杨　帆

　　　　崔　东　张妍珍　卫亚丽

人民卫生出版社

·北　京·

图书在版编目（CIP）数据

诊余心得集 / 南晋生主编. -- 北京 ：人民卫生出版社，2026. 1. -- ISBN 978-7-117-39076-7

Ⅰ. R222. 29

中国国家版本馆 CIP 数据核字第 2025360X21 号

人卫智网	www.ipmph.com	医学教育、学术、考试、健康，购书智慧智能综合服务平台
人卫官网	www.pmph.com	人卫官方资讯发布平台

诊余心得集

Zhenyu Xindeji

主　　编： 南晋生
出版发行： 人民卫生出版社（中继线 010-59780011）
地　　址： 北京市朝阳区潘家园南里 19 号
邮　　编： 100021
E - mail： pmph @ pmph.com
购书热线： 010-59787592　010-59787584　010-65264830
印　　刷： 三河市宏达印刷有限公司
经　　销： 新华书店
开　　本： 710 × 1000　1/16　　**印张：** 15
字　　数： 230 千字
版　　次： 2026 年 1 月第 1 版
印　　次： 2026 年 1 月第 1 次印刷
标准书号： ISBN 978-7-117-39076-7
定　　价： 59.00 元
打击盗版举报电话：010-59787491　E-mail：WQ @ pmph.com
质量问题联系电话：010-59787234　E-mail：zhiliang @ pmph.com
数字融合服务电话：4001118166　E-mail：zengzhi @ pmph.com

前　言

中医药学博大精深，源远流长。在历史的长河中，中医药学之所以能迅猛发展，为人类健康做出巨大贡献，与诸前贤的学术思想和临床经验代代相传密不可分。进入新时代，山西省中医药管理局坚决贯彻“传承精华，守正创新”之精神，积极开展了省级老中医药专家学术继承工作，继之，又为省级名中医建立了传承工作室，使工作室成为加强中医药活态传承、培养更多学术经验继承人、加强中医药人才建设的重要载体。本人有幸成为两个项目的指导老师，故不揣浅陋，将近 40 年的临证经验精粹及学术思想成之以书，使更多同仁能够得到借鉴，也算为中医药传承尽一份绵薄之力。

本书由本人带领门下人员按医家小传、学术思想、《伤寒论》及《临证指南医案》研究撷英、对提高中青年中医师临床疗效的思考、用药心得散谈及药物作用探析、经验方选摘、专病论治及医话集萃、验案集锦八部分进行编撰。其中第一章简述了本人学习中医的路径和成长过程；第二章总结概括了行医以来的主要学术主张、临证思辨方法及遣方用药之特点；第三章回顾、整理了近 40 年来对医圣仲景之说的研究成果，有助于领会仲景学说之真谛；第四章结合本人成长经历，对影响中青年中医师临床疗效的原因进行了探析，并提出了相关建议；第五章重点介绍了临证将药性和药理相结合，并多以对药形式出现的独特用药经验，且对一些相关药物的作用进行了探讨；第六章精选了十一首临床屡用屡验的经验方，并进行了方解；第七章整理了以脾胃病为主的辨治经验及体会，以病为纲，以证为目，据证论方，以方议药，常师古不泥古，或古方新用，或药性药理相结合；第八章选录了数年来的一些临床验案，并尾以按语，明晰辨治思路，彰显方药特色，望对后学及同道有所启迪及借鉴。

本书内容翔实，实用性强，主要适用于广大中医临床工作者、中医药院校师生及中医爱好者阅读参考。

鉴于学识水平有限，书中难免存在疏漏错误之处，诚请同仁斧正。

本书的顺利出版得益于山西省级名中医传承工作室建设项目的支持，及运城市中医医院党政领导班子的大力支持，在此表示崇高敬意。

南晋生

2023 年 8 月 18 日

目 录

第一章
医家小传

南晋生，1961 年 2 月出生，山西省运城市临猗县人，中共党员，主任医师，山西中医药大学硕士生导师，第二批全国老中医药专家学术经验继承工作指导老师畅达学术经验继承人，第二批山西省名中医，首批山西省老中医药专家学术经验继承工作指导老师。历任运城市中医医院副院长，世界中医药学会联合会消化病专业委员会理事，山西省中医药学会内科专业委员会常务委员，运城市中医药学会秘书长，运城市中医药学会内科专业委员会名誉主任委员等职。自 1984 年行医以来，由于不懈努力，1999 年被评为“运城地区首批青年学术技术带头人”；2000 年获“山西省先进中医工作者”；2003 年在抗击“非典”工作中，做出积极贡献，省人事厅、卫生厅予以嘉奖；2001 年《汤方辨证及临床》获运城市科技进步奖一等奖；2006 年获“运城市五一劳动奖章”；2006 年被评为“运城市十佳医生”；2008 年被评为“运城市首届名中医”；2010 年运城市委及运城市政府授予“运城市第六批拔尖人才”称号；2014 年被评为“运城市学术技术带头人”。

一、不忘初心，真情为患者

南晋生出生在晋南一个普通农家，幼时家中孩子较多，清贫的生活，养成了他自重、内敛、谦虚、好学的可贵品格，为人厚道，不怕吃亏。在亲友、同事及患者眼中，南晋生无论是高中毕业在家务农，还是恢复高考升入大学；无论是工作后当一名小大夫，还是成长为一方名医，始终生活俭朴，富有同情心，工作上总是吃苦在前，享乐在后，孜孜不倦地研习博大精深的传统中医学。

1984 年，南晋生刚刚投身于中医事业，就遇到了对中医传承工作非常重视的院领导,安排他侍诊于首批全国老中医药专家学术经验继承工作指导老师柴浩然主任医师,柴老先生熟谙经典,融通诸家,知识渊博,学验俱丰,闻名三晋。跟师3年,收获颇丰,不仅学习了柴老很多独特经验,还在柴老的指导关怀下,顺利地度过了青年医师的“冷板凳期”,使他的行医之路有了一个良好开端。1987年4月至9月,他有幸参加了全国首届老中医药专家临床经验讲习班,其间聆听了董建华、刘渡舟、王绵之、印会河、焦树德、祝谌予、颜正华等40余位著名中医的传经授道,为日后的中医临床工作储备了诸多良法效方。由于不断努力,1997年又被卫生部、人事部及国家中医管理局确定为第二批全国老中医药专家学术经验继承工作指导老师畅达主任医师的学术继承人。畅达老师,治学严谨,精于伤寒,理论功底扎实,临床疗效显著,医德高尚众颂。南晋生随诊期间,畅达老师不但授之以鱼,更重要的是授之以渔。南晋生跟师3年,最大的收获是基本继承了老师的学术思想和临床经验,掌握了老师潜心研究和倡导的汤方辨证方法,并协助老师著书推广。多年来,南晋生不仅学习继承了中医前贤们的诸多宝贵经验,而且还学到了他们为人为医的高尚风范。随着中医理论知识的不断丰富,临床经验的不断积累,临床疗效也愈加显著,求诊者日益增多,但他时刻牢记着“大医精诚”的理念,坚守仁心仁术,真诚对待每一位患者,耐心询问,精心诊察病情,细心关爱,交代注意事项,延迟下班,忘记吃饭的事情时有发生,这种敬业爱岗、不忘初心的精神,受到同事和患者的广泛认可与好评。

二、研习经典著作,发展中医事业

多年来,南晋生坚持刻苦学习中医有关经典,并在临床中大胆探索应用,切实提高了对疑难病的辨治能力。通过对《伤寒论》中五苓散、百合地黄汤及炙甘草汤相关条文的学习,领会其要旨,用于治疗不同类型的排尿性晕厥,获得十分良好的效果;此外,他还在学习中积极总结、归纳、探讨仲景治疗一些病证的理法方药特点,以供同仁参考。相继发表了“《伤寒杂病论》瘀热证治探要”“《金匮要略》瘀水证治探要”及“《金匮要略》呕吐证治探要”等学术文章。南晋生在工作之余,始终在不断地学习探索中医理论,博采历代医家之精华,总结临床经验,数年来,共发表论文46篇,参加编写了《汤方辨证及临床》

《神经衰弱与失眠》及《名中医畅达医论医案》等7部书，为中医事业的传承和发展做出了应有的贡献。

三、师古不泥古，临证创新法

南晋生勤于读书，师古求新。如根据临床经验总结发表了《胃下垂辨证三法》《治五更泻五法》《薏苡附子败酱散新用》及《桂枝加龙骨牡蛎汤新用》等论文，打破了以补中益气汤为主治疗胃下垂、以四神丸为主治疗五更泻的定方，拓宽了一些古方的运用范畴，切实提高了临床疗效。同时，对一些中医理论，不囿旧说，溯本求源，提出见解，为中医理论的创新发展做出了应有的贡献。先后发表了《关于小柴胡汤去滓再煎法之我见》《茵陈蒿汤证病机之我见》《关于茵陈蒿汤茵陈先煎之我见》及《刍议银翘散中银花之作用》等观点新颖的学术论文。

四、施证"四结合"，辨证有特色

从医30多年来，南晋生积累了丰富的临床经验，临证以汤方辨证为基础，将宏观辨证与微观辨证、内治与外治、中药药性与现代药理及药疗与食疗相结合，进一步提高了临床疗效。如在治疗慢性萎缩性胃炎伴肠上皮化生或异型增生时，他在辨证的基础上加入清热解毒及活血散结等抗瘤药物，有效阻止或抑制患者的病理进化，做到近效与远功兼顾；又如根据西医学研究提示炎性鼻病存在着不同程度的血液流变学指标异常，结合中医久病多瘀的理论，在辨治顽固性鼻窦炎时，加用活血化瘀法，收效显著；再如针对神经衰弱与失眠之慢性病，采用药物与菜肴相结合治疗，起到了美食祛病之目的，并推广其经验，出版发行了《神经衰弱与失眠》之美味配餐书。

五、传承临床经验，甘当引路人

南晋生能认真继承，及时总结第二批全国老中医药专家学术经验继承工作指导老师畅达的学术思想和临床经验，发表了《畅达治疗特发性水肿经验》《畅达用四逆散治疗急症验案举隅》及《畅达治疗高血压病经验》等10余篇论文，负责举办了国家级、省级畅达学术思想和临床经验学习班，并担任主讲教师。

从20世纪80年代开始，南晋生先后在7所不同体制的中医专业学校任教，参与培养了近千名中医人才。随着他的理论功底日渐扎实，临床疗效也显著提高。为了使广大中青年中医在自身发展中少走弯路，他结合自己的成长经历，撰写了《提高中青年中医临床疗效的几点建议》，并刊登在2004年1月11日《中国中医药报》上，在该文中指出，中青年中医要“认识自我，更新观念”，“注重学习，夯实基础”，“勤于实践，提高疗效”，并结合自己的体会，强调初入临床者，可规范辨证，对号遣方。即把病人的病情和自己所掌握的辨病辨证施治的规范（包括教材、经典著作、名医论述等）相比较，看与孰相近，对号诊病、辨证、立法遣方。由于中医辨证论治方法多样，中青年医师不易掌握，故最初运用“汤方辨证”的方法，能获得较好疗效。所谓“汤方辨证”是以方剂的适应证范围、病机、治法禁忌证等相关内容为框架，对疾病的临床表现、体征及其他相关资料进行辨析的辨证方法。该辨证方法，看似机械，但客观具体，指归明了，具有执简驭繁的效果，利于掌握运用。对于经过长期的刻苦学习和反复实践，具有一定临床经验者，强调要进一步发皇古义，通常达变，融汇新知，做到方机相应，古方新用，很好地解决“古方”与“新病”的问题，不断扩大中医治疗病种的范围。

近年来，作为山西省名中医及首批山西省老中医药专家学术经验继承工作指导老师，他更加重视中医药的传承工作，曾多次受邀到市、省或国家级医学继续教育项目进行授课，平时对工作室人员及学术继承人进行面对面答疑解惑、专题讲座及在自媒体平台传播临床经验，临证时，对随诊人员更是循循善诱，耐心讲解，倾囊传授。

第二章

学术思想

第一节　承扬老师学术思想，临证以汤方辨证为主

南晋生老师之师畅达主任医师，系第二批全国名老中医药专家学术经验继承工作指导老师，从医六十载，精于伤寒学研究，明确提出“汤方辨证”概念，并进入了理性研究层次，临证对“汤方辨证”运用得出神入化，尤其善用经方，疗效彰然，屡起疑难沉疴之疾。南晋生在老师的指导下，领会仲景学术之真谛，对“汤方辨证”的理论亦有较深层次的研究，临证更是以“汤方辨证”为主辨治疾病。

一、汤方辨证的含义

汤方辨证是以方剂的适应病证范围、病机、治法、禁忌证等相关内容为框架，对疾病的临床表现、体征及其他相关资料进行辨析的辨证方法。辨证的结果既包含了患者病证与方证在症状、舌脉上的统一，又包含着病证的病因、病位、病机等方面的内容。

二、汤方辨证是仲景学说的发扬光大

(一) 仲景开汤方辨证之先河

汉代张仲景在《伤寒论》中首次提出“汤证”的概念(如第149条云:“伤寒五六日，呕而发热者，柴胡汤证具，而以他药下之，柴胡证仍在者，复与柴胡汤……”)，并使汤方辨证初臻形成。对此，可能有人会提出《伤寒论》不是以六经辨证为基础吗？怎么又出现汤方辨证？的确，不可否认，《伤寒论》是以

六经分病为基础，而在经病的框架下，又列述了若干个汤证。如共有 398 条原文，其中 261 条具有汤方辨证的内容，且多处出现“桂枝证”“柴胡汤证”之类的文字。其具体表述方式有如下四种：①先叙述症状，再提出治法方药，这种典型的汤证对应形式约占条文半数以上。如《伤寒论》第 13 条云：“太阳病，头痛，发热，汗出，恶风者，桂枝汤主之。”《伤寒论》第 42 条云：“太阳病，外证未解，脉浮弱者，当以汗解，宜桂枝汤。”②先指出汤证机制，再简要描述症状，最后指出治法方药。如《伤寒论》第 41 条云：“伤寒，心下有水气，咳而微喘，发热不渴。服汤已渴者，此寒去欲解也，小青龙汤主之。”③既指出汤方适应证，复指出禁忌证，且指出误治之变证。如《伤寒论》第 38 条云：“太阳中风，脉浮紧，发热，恶寒，身疼痛，不汗出而烦躁者，大青龙汤主之。若脉微弱，汗出恶风者，不可服之，服之则厥逆，筋惕肉瞤。此为逆也。”④以叙述汤方误治的变证为主，并指出误治的原因和救治方法。如《伤寒论》第 17 条云：“若酒客病，不可与桂枝汤，得之则呕，以酒客不喜甘故也。”第 88 条云：“汗家，重发汗，必恍惚心乱，小便已阴疼，与禹余粮丸。”从以上四点不难看出，《伤寒论》中的汤方辨证已趋成熟，不是一些学者认为的症状和方药简单的对应，而是要求病证和汤方适应范围在病机上的统一。这为中医的“异病同治”“古方新用”奠定了良好的基础。

（二）汤方辨证的研究和运用现状

“汤方辨证”的运用历史悠久，但其研究始自 20 世纪 80 年代早期。如沈自尹先生于 1981 年在《上海中医药杂志》提出“方剂辨证”的概念，之后高钦颖也有相同的论述。南晋生之师畅达主任医师于 1987 年在《山东中医学院学报》发表《从方法学角度看汤方辨证》一文，从汤方辨证的沿革、与其他辨证方法的关系、思维形式等方面进行论述。之后，又发表了《试谈〈伤寒论〉中的汤方辨证》《试谈汤方辨证的临床思维》等文，后于 1999 年又率二弟子（李祥林、南晋生）著成并出版了《汤方辨证及临床》一书，对汤方辨证进行了系统的、深层次的理论研究，且举出著名汤证 100 例进行辨析示范，使之成为理论与临床紧密结合的实用书籍，有利于推广汤方辨证在临床中的运用。此后，研究方证的队伍逐渐壮大，如贾春华教授的《张仲景方证理论体系研究》、姚建平等的《中医方证实验研究的思考》及何莉娜等的《黄仕沛经方亦步亦趋录》都在不断丰富汤方辨证的理论和体现汤方辨证的适用性。

三、汤方辨证的思辨方法

汤方辨证的思辨方法具有以下特点：

（一）专病专方

即一旦诊断为某一种疾病，则直须径投某方便可。这在古代医籍中早有记载，如《金匮要略》中治疟、治痢、治黄、治虫之诸方剂，可谓是专病专方之典范，虽历经千载但疗效确切。随着时代的发展，医者的不断总结，新的专病专方亦层出不穷，如治白喉的养阴清肺汤，治过敏疾患的过敏煎（银柴胡、防风、五味子、乌梅各 10g，甘草 3~6g）等。

（二）专证专方

即临证只要遇到某方证的症状、体征、舌脉象，就可选用该方治疗。这是汤方辨证中最典型、最快捷、最常用的一种思辨方法。如只要见到口苦、咽干、目眩、寒热往来、胸胁苦满、默默不欲饮食、心烦喜呕、舌淡红、苔白、脉弦等舌脉症者，则可选用小柴胡汤加减治疗。再如《伤寒论》第 65 条云“发汗后，其人脐下悸者，欲作奔豚，茯苓桂枝甘草大枣汤主之。”

南老师曾治一胡姓患者，男，70 岁，退休教师，1998 年 1 月 2 日初诊。脐下跳动伴心慌时作 10 日。患者于 10 天前无明显诱因出现每晚 8 时左右脐下跳动，继则心慌不安，每次 2~3 分钟自行缓解。由于连日定时发作，患者届时甚为恐慌，虽以双手按压脐下，仍无济于事。查心电图示：心肌缺血。双足呈轻度可凹性水肿，舌淡黯，苔白滑，脉弦滑。西医诊断：冠状动脉粥样硬化性心脏病（简称“冠心病”）。中医诊断：欲作奔豚。属茯苓桂枝甘草大枣汤证。遣以茯苓 30g，桂枝 12g，炙甘草 6g，大枣 12 枚，炒白芍 24g，生龙骨 15g（先煎），生牡蛎 15g（先煎），泽兰 15g。3 剂，日 1 剂，分 2 次服，头煎于每晚 7 时服用，并嘱以薄布包裹存汁药渣热敷脐部。服药当晚病发甚微，3 剂尽，诸症悉除。

本案的辨析疑点在于是“欲作奔豚”还是“已发奔豚”。如《伤寒论》第 117 条云：“烧针令其汗，针处被寒，核起而赤者，必发奔豚，气从少腹上冲心者，灸其核上各一壮，与桂枝加桂汤，更加桂二两也。”患者脐下跳动，心慌不安似疑辨为“奔豚”，但经仔细斟酌，患者虽脐下跳动，但无上冲之感，且伴有双足浮肿,苔白滑,说明水气尚在下焦;并发心慌不安者,原因有二,一则病发时心情过于紧张,二则素体心阳不足,系水气下盛时,震慑无力之表现。故辨析时当以脐下跳动,双足浮肿为重点,投以茯苓桂枝甘草大枣汤加味。方中以重剂茯苓上可宁心,下可利水;桂枝温通心阳,平冲降逆,以防水邪上干;炙甘草益气补中;大枣健脾养血;炒白芍益阴利水,含利水而不伤阴之义,与炙甘草合用缓其跳动之急;生龙骨、生牡蛎重镇安神;泽兰活血利水,病证兼顾。药渣存汁热敷脐部,取其直达病所,温阳助气化之用。另外,根据临床观察,茯苓虽非贝壳矿物类药,但用水难以浸透,临证宜长浸先煎,才能尽其药效。诸药相伍,内外并用,利水宁心,活血通阳,汤证相宜,收效颇捷。

(三) 复合证复合方

遇到较为复杂的病情,患者的舌脉症包含着两个及两个以上的方证时,则将相关的方剂合用。如《伤寒论》第 146 条云:“伤寒六七日,发热,微恶寒,肢节烦疼,微呕,心下支结,外证未去者,柴胡加桂枝汤主之。”由于所主的复合证较轻,故二方相合,各用其半量。再如桂枝麻黄各半汤、桂枝二越婢一汤等。当然,临证尚可根据病情的主次及对复合方药味进行化裁,据观察这一辨治方法在临床中运用极为广泛。

如南老师曾治一男性中年患者,胃脘胀痛牵及两胁部 1 月。伴口苦口黏,不思饮食,嗳气吞酸,大便稀溏,舌质红苔白厚腻,脉弦滑。便遣以柴平煎合金铃子散加减而获愈。

又如南老师曾治一吕姓患者,女,47 岁,2013 年 4 月 12 日初诊。右半身肌肉胀痛恶风 1 年,伴口苦 1 周。患者因长久骑电动车上下班而于 1 年前出现右半身肌肉胀痛,恶风寒,伴右上肢乏力,双臀发凉,近 1 周又增口苦之症,纳可,二便调。曾查风湿系列未见异常。舌质红,苔薄白润,脉细弦滑。诊为痹证。属复合汤证范畴。拟小柴胡汤、桂枝汤及玉屏风散合方加减。遣以:柴胡 10g,黄芩 9g,桂枝 10g,炒白芍 15g,炙甘草 6g,黄芪 25g,白术 10g,防风 9g,鸡血藤 30g,巴戟天 9g,淫羊藿 10g,细辛 3g。药服 5 剂,口苦症除,右半身恶风、怕凉及胀痛减轻,右上肢已觉有力,但无饥饿感,上方加炒麦芽 25g,继服 5 剂。二诊时,右半身恶风怕凉及胀痛明显减轻,已欲饮食,唯觉下肢较上肢易凉,将上方桂枝易为肉桂 6g(后下),又进 12 剂,诸症悉除。

本病发病前显著特点为单侧偏身，且疼痛性质为胀痛，加之口苦、舌红、脉弦，故首选小柴胡汤。一则疏泄少阳，畅达气机，已故《伤寒论》大家刘渡舟教授曾言："少阳诸证，以口苦为第一证"；二则少阳胆经行身之侧，临证凡遇单侧偏身病变，以小柴胡汤加减多能取效，此亦是畅达主任医师多年之经验；三则机体发胀乃气机不畅之征也。患者患侧恶风、怕凉、疼痛，虽无汗出之症，但以桂枝汤祛风散寒、调和营卫、通利血脉亦甚为合宜。患者尚见肢体无力，下半身怕凉较甚，故遣以玉屏风散益气祛风固表，加淫羊藿、巴戟天补肾温阳，兼祛风邪，鸡血藤、细辛养血活血、散寒通络以助桂芍除痹止痛。如此，三方并用，既各司其属，又合而相助，共除寒热虚实错杂之病证。

（四）汤方新用

即遇患者的临床表现虽与某汤证不相符，但其病机与该汤方作用机制相合，则投用该方治疗。这一方法是汤方辨证的最高境界，要求医者临证既能准确分析出患者的发病机制，又熟谙汤方的配伍特点及功效发挥机制。

如南老师曾治一男性老年患者，阴器发冷伴潮湿2个月。舌淡黯，苔白略厚腻，脉弦细。初辨为肝经寒湿下注。投以暖肝煎加薏苡仁、砂仁及苍术，7剂而不效，后在复诊时发现患者不时叹息，此肝气郁结之表现也，一下使老师联想到了四逆散证，虽患者为阴寒非手足不温证，但皆肝失疏泄，阳气郁遏所为，二者病机无异。于是遣以柴胡12g，炒枳壳12g，炒白芍15g，炙甘草6g，鸡血藤30g，香附10g，薏苡仁30g，车前子15g（布包），通草6g，合欢皮15g，桂枝3g。4剂阴寒范围缩小三分之二，又7剂诸症悉除。

这种辨治方法，仲景在《伤寒论》中早示人以例，如桂枝汤不但能治太阳中风证，而且尚能治"卫气不共荣气谐和"的"病常自汗出者（53条）"及"病人脏无他病，时发热，自汗出而不愈者（54条）"。究其原因，皆营卫不和所致也。

第二节 临证"四结合"，以冀提高临床疗效

南晋生老师从医近40年来，临证以汤方辨证为基础，将宏观辨证与微观辨证、药疗与食疗、中药药性与现代药理、内治与外治相结合，进一步提高了临

床疗效。

1. 他认为传统的宏观辨证是中医之本，但随着时代的发展，科技的进步，运用先进的医疗设备对人体进行必要的检查，是对中医望诊的延伸和扩展，有利于提高中医对一些疾病病理的认识，而积极采取一些治法和方药，这一做法，即所谓的“微观辨证”。这一辨证方法是对宏观辨证的补充。如能及时发现患者尚无不适而通过体检才发现的“病前之病”和一些临床治愈的“病后之病”；如在治疗慢性萎缩性胃炎伴肠上皮化生或异型增生时，在宏观辨证的基础上加入清热解毒及活血散结等抗瘤药物，有效防止或抑制或逆转患者的病理变化，做到近效与远功兼顾；又如在治疗胃病时，若胃镜提示“胃黏膜糜烂”时，在宏观辨证方中，加入活血凉血、护膜敛疮之丹参、白及等品，确能收到佳效；又如根据西医学研究提示炎性鼻病存在着不同程度的血液流变学指标异常，结合中医久病多瘀的理论，在辨治顽固性鼻窦炎时，加用活血化瘀法收效显著。

2. 他认为一些慢性疾病或反复发作的疾病，宜采用药疗与食疗相结合，利于患者长期服用，有似慢而快之功。如针对神经衰弱与失眠之慢性病，采用药物与菜肴相结合治疗，起到了美食祛病之目的，并推广其经验，出版发行了《神经衰弱与失眠》之美味配餐书；再如针对反复发作的过敏性鼻炎，他根据自己的经验，拟定了“抗敏粥”“过敏康茶”“屏风粥”“灵芝红枣鹌鹑蛋汤”“灵芝粥”“百合大枣粥”及“黄芩炖猪肚”7 首食疗方，在春秋两季让患者食用，并将该经验，以“过敏性鼻炎食疗方”为题，刊登于《中国中医药报》。

3. 他认为作为一名现代中医，不但要对中药的传统药性（包括性味、归经、功效）了然于胸，应用自如，做到“有是证，用是药”和“药证相合”；还要尽可能多掌握一些重要的现代药理研究成果，以利于在辨证用药的基础上，配入能切中现代医学病理的药，以进一步提高临床疗效。此也是辨病辨证之举，药性与药理相结合之体现。但这并非“中药西用”，在具体运用时，要掌握以下三点：一者在与辨证结果一致的情况下，直用不疑。如在治疗幽门螺杆菌感染相关的胃病时，属湿热中阻的，则可直接选用黄连、竹茹等，既可清热燥湿化痰，又具抑杀幽门螺杆菌作用；若属脾胃虚寒的则可选用高良姜、桂枝等，既能温胃通阳散寒，又可抑杀幽门螺杆菌，皆一举两得也。南老师博学广记，善于总结，对具有杀灭幽门螺杆菌的中药都进行了总结分类，并传授于学生。二者在与辨证结果不一致但亦不矛盾的情况下，可在辨证立法遣方的基础上，加用该药。三者在与辨证结果相矛盾，则不宜选用，若需用，亦需佐以与之药性相反之品。如临床中在治疗肺部肿瘤时，已出现脾胃虚寒，则不宜选用具有清热解毒抗瘤作用的白花蛇舌草、半枝莲等品，若尚需用其增强抗瘤之效，则需配伍适量的干姜，以除清热解毒苦寒伤胃之弊，增强抗瘤作用（现代药理研究表明，温中健脾中药能显著提高免疫细胞的数目，并具有抗肿瘤的作用）。

4. 他认为对一些疾病在内治的基础上，可秉承清代吴师机“外治之理，即内治之理。外治之药，亦内治之药，所异者法尔”之旨，将内治与外治有机结合起来，以冀进一步提高临床疗效。如治脾胃病时，常嘱患者将药渣适当存汁，以薄布包裹热敷于肚脐 20 分钟许，使药液通过神阙穴吸收，直达病所，快速发挥作用；在治小儿遗尿时，若属肾虚，则将葱白与桑螵蛸共捣成糊状，敷于关元、气海等穴，夜贴晨去，以发挥其通阳补肾、固涩止遗之功；在治疗胃火牙痛或牙龈肿痛时，为了快速止痛，除内服中药外，又以白芷、细辛、花椒、黄连、牡丹皮水煎取汁，进行漱口，可做到快速止痛，解决“牙痛不是病，痛起来要命”之急疾。总之，在外治时，既要“有是证，用是药”，又要充分发挥机体一些要穴的作用，如神阙穴、涌泉穴等。

第三节　治疗脾胃病，重视调畅气机

南老师认为脾胃位居中焦，一升一降为气机升降之枢纽，气机升降有序是脾胃健运之本，正如前贤所言“脾宜升为健，胃宜降为和”，若气机升降失调则脾失健运、胃失和降。因此，南老师在治疗脾胃病时，高度重视调畅气机。如对脾虚气滞者，善用香砂枳术丸加味治疗。因方中白术可健脾除湿，以治其本；木香、枳壳行气消胀、消痞除满以治其标；砂仁芳香化湿、理气宽中，除脾虚病理产物之湿邪，使补而不滞，理气而不受阻碍，配荷叶质轻气香，升举清阳，与枳壳相伍，一升一降，以应中焦脾胃升降之生理特点。南老师鉴于现代社会竞争日益激烈，发展不平衡，生活压力大，人们往往精神紧张压抑，而使肝失疏泄，气机郁滞，横犯脾胃而发病，正如叶天士言“肝为起病之源，胃为传病之所”，故在调理脾胃气机时，又常加入疏肝理气之品，如柴胡、佛手、香橼等，以提高临床疗效。

第四节 师仲景法，治疑难脾胃病寒温并用

南老师临床经验丰富，在遇到久治不愈的脾胃病时，常从寒热错杂、虚实并见而入手收效。其实，这也是师仲景等前贤之法也！他认为从古至今，历代诸多医家在治疗脾胃病时都非常重视寒温并用之法，如医圣张仲景的半夏泻心汤、生姜泻心汤、甘草泻心汤、黄连汤、柴胡桂枝干姜汤等都是寒温并用的代表方；再如《名医杂著》亦云：“治心腹久痛，须于温散药内，加苦寒、咸寒之药，温治其标，寒治其本也。”可见寒热错杂是脾胃病中较为突出的病机特点，临证一定要详审细辨，准确把握，定收佳效。

第五节 治疗慢性胃病主张轻灵平和

南老师认为脾胃主纳化水谷，也是药物吸收之场所，故对慢性胃病需要长期服药者，要时刻注意保护胃气，用药量宜轻，轻可去实，过量易伤胃气，尤其是苦寒之药，在此方面前贤蒲辅周、岳美中、李翰卿已为我们树立了良好的榜样，吾辈当积极学习，效法承扬。脾胃为中焦气机升降之枢纽，脾气升则健，胃气降则和，故用药宜灵动，如寒温并用、辛开苦降，不可一味壅补脾胃，滞塞气机，要牢记“脾贵在运而不在健”之旨，以调理脾胃的运化功能为先。慢性胃病，病程长，易反复，用药要和缓平淡为主，不宜以峻猛之药，急求其功，如每遇便秘，则投之以硝、黄之剂，久之必伤脾胃。南师治便秘在辨证的基础上多用生白术、当归、火麻仁、郁李仁等品，必要时下病上取，配以杏仁、炙紫菀肃降肺气、润肠通便，或取“欲降先升”之理，配以柴胡升发肝气，同时，更注重对患者的饮食起居进行指导调节。

第六节　对现代疑难病的辨治重视健脾解郁

南晋生老师认为脾失健运、肝气郁结为现代疑难病的发病机制之一，临证辨治时，当重视健脾运脾、疏肝解郁。中医理论认为“忧思伤脾”“肝主情志”，临床上有很多疑难病患者，可能因为症状的长期反复出现或进行性加重，导致对疾病本身产生担忧、焦虑，有不少患者通过对亲友言谈举止的观察，或通过网络查询对自己的病情有了一定的了解，却又没有整体上的把握，如患者机体出现结节、息肉，或患上慢性萎缩性胃炎伴肠上皮化生和异型增生时，总担心是否会恶化，对病情过度关注，过度恐慌，造成情绪低落，心烦易怒，焦虑不安，不思饮食等，这一切都是忧思伤脾和气结肝郁所为。这种担忧和焦虑且会加重原发病症状或加速原发病的发展，形成恶性循环。我们不但要及时把握病机，准确遣方用药，而且还要对患者进行心理疏导。现举一案例，予以参考。

刘某，女，37 岁。2020 年 7 月 19 日初诊。心下痞满 2 个月。2 个月前因“心下痞满”做胃镜，诊为：慢性萎缩性胃炎、十二指肠球炎。曾服用西药效果不著，近因上网查阅，获悉慢性萎缩性胃炎易癌变，心理压力较大，症状亦随之加重。刻诊：食后心下痞满顶胀，饥饿时胃脘不适，且牵引至后背，纳凉饮冷则上症加剧，纳差乏力，舌淡尖红，苔薄白腻，脉细弦。西医诊断：①慢性萎缩性胃炎；②十二指肠球炎。中医诊断：痞满。证属寒热互结心下，肝郁脾虚湿阻。治宜寒热并用，辛开苦降，疏肝健脾。方用半夏消痞Ⅰ号方加减（经验方）。半夏 9g，黄连 3g，干姜 3g，党参 9g，陈皮 12g，炒枳壳 12g，厚朴 9g，柴胡 9g，炒白芍 15g，炙甘草 6g，海螵蛸 20g，茯苓 12g，砂仁 6g（后下），焦麦芽 15g。日 1 剂，水煎服，并对患者提出的该病易癌变问题，进行了耐心细致的解答，为患者排忧减压。6 剂后，诸症明显减轻，补述其素双足及双小腿发凉，上方去炒麦芽，加黄连至 4g，肉桂 2g（后下），继服。6 剂尽，除双小腿及双足稍凉外，余症皆平。效不更方，再遣 6 剂，以资巩固。

从上不难看出，南师治疗慢性脾胃病用药轻灵平和，对因病而忧、因病而郁的患者，注重健脾疏肝解郁，同时对其进行耐心的答惑解疑及心理疏导，体现了在平和中建功、在轻灵中收效之特点。

第三章

《伤寒论》及《临证指南医案》研究撷英

医圣张仲景所著《伤寒论》是一部阐述外感疾病及杂病辨证论治的专书，是我国第一部理法方药比较完善，理论联系实际的古代重要医学著作。南晋生老师从事中医内科工作多年，苦读医书，博采众长，尤重伤寒，对《伤寒论》的总结和研究，主要体现在三方面：一者对一些方药的煎煮方法、汤证病机及用药安全等进行探讨；二者承扬老师畅达主任医师的“汤方辨证”思想，与老师及师弟李祥林共同完成了《汤方辨证及临床》之著，并在临床上运用和推广；三者鉴于《伤寒论杂病》中的病名，不合乎现代中医病名诊断之规范，为了使经方在治疗现行中医疾病时运用更加广泛，更加系统化，近年来以现行中医内科病名为纲，将《伤寒论》中的相关条文以病机为核心，掌握要义，综合归纳，突出特色，分型论治，并在总结时，结合一些名家及本人的临床运用经验，体现了医圣之汤方的实用性、可重复性。现将以上三方面予以简要整理回顾，以助我们领会仲景学术之真谛。

第一节　对茵陈蒿汤茵陈先煎的独特见解

南晋生老师认为，《伤寒论》茵陈蒿汤之茵陈，原书强调先煎，现皆采取三药同煎之法，意取泄热利湿退黄之功，此与仲景本意相悖，致使药效不能充分发挥，影响了临床疗效。

茵陈，《神农本草经》谓其“味苦平，主风湿寒热邪气，热结黄疸”。现大多认为，茵陈味苦，性微寒，归脾、胃、肝、胆经，质体轻浮，气味芳香，既可内泄湿热而荡浊致新，清肝胆，泻脾胃，消壅滞，调气机，利水湿，以治湿热黄疸；又可外散肌肤邪热而祛风止痒，疗风湿凝聚肌肤所致之瘾疹、疥疮等。正如《本草正义》所言茵陈“味淡利水，乃治脾胃二家湿热之专药。……荡涤肠胃、外达皮毛，非此不可”。张仲景《伤寒论》所论的茵陈蒿汤方证属湿热内蕴，迫于肝胆，肝胆失疏，胆汁外溢所致之黄疸，故用茵陈蒿汤清肝胆、泻脾胃、利水湿，使“黄从小便去也”。方中茵陈通过久煎，一者去其轻扬外散之气，以厚其味，使其专于苦降，不达表而直入里，以利湿热从小便而出，则黄疸自去，此如清代周岩《本草思辨录》中所载：“茵陈发扬芳郁，禀太阳寒水之气，善解肌表之湿热，欲其驱邪由小便而去，必得多煮以厚其力”。二者通过久煮，以除毒性。茵陈毒性之有无，历代本草多有争议，尽管多数医籍持否定态度，且《神农本草经》将茵陈列为上品，并称其可“益气耐老”，作蔬菜常食，然亦有医家认为有小毒，如《药性论》谓其“味苦辛，有小毒”。对此，近几年来，无论是从药理动物实验，还是从临床应用上，都能得到验证。如以茵陈蒿之主要成分6，7-二甲氧基香豆素给小白鼠每次按每公斤10g口服，动物多呈静卧状态，呼吸困难，一般在5小时死亡(《中药大辞典》茵陈蒿条)。另外，尚有报道内服茵陈枣汤(茵陈二两，大枣18枚，水煎早晚分服)治疗传染性肝炎引起心律失常及阿-斯综合征，表现为头晕、心悸、发绀、脉细弱，渐至扪不到，心跳加速，节律紊乱，出冷汗，抽搐，人事不省，心跳呼吸一度停止。由上述可以肯定茵陈毒性的存在。我们可以推测仲景在当时以茵陈为蔬菜广泛食用的情况下，已发现某些中毒病例，因此以久煎之法去除毒性，并示后人不可轻食。三者，茵陈质轻而用量重，煎药时多蓬松漂浮于上而难于煎煮，若与栀子、大黄等不耐煎煮之品同煎，势必茵陈尚未浸透而他药已煎煮过时，故先煎茵陈使其药力析出，再入他药。四者，茵陈蒿汤所治乃湿热黄疸，而湿性黏腻，与热相合，如油掺面，难解难分，更不易速去，故通过将茵陈先煎久煮，使其性缓，徐徐除之，而全身之黄尽退。此如同治表湿不能大汗之理。综上所述，老师认为在以茵陈蒿汤治疗黄疸时，必须遵循仲景本意，才能尽药之力，尽方之效。

(详见《四川中医》1990年第8卷第5期第10~11页)

第二节 对小柴胡汤去滓再煎法的认识

南老师认为，方药的制遣及煎煮法是由病证而决定的。《伤寒论》第96条谓“伤寒五六日，中风，往来寒热，胸胁苦满，嘿嘿不欲饮食，心烦喜呕……小柴胡汤主之”，方药为“柴胡半斤，黄芩三两，人参三两，半夏半升（洗），甘草（炙）、生姜（切）各三两，大枣十二枚（擘）”，在用法上强调“上七味，以水一斗二升，煮取六升，去滓，再煎取三升，温服一升，日三服”。可见小柴胡汤证治特点有三：一则病位特殊，邪居半表半里；二则柴胡、黄芩在《伤寒论》所载有关六首方剂中，用量最大，如大、小柴胡汤，柴胡桂枝干姜汤，柴胡加龙骨牡蛎汤，柴胡桂枝汤及柴胡加芒硝汤中的柴胡用量分别为半斤、半斤、半斤、四两、四两、二两十六铢，黄芩的用量依次为三两、三两、三两、一两半、一两半、一两；三则煎后去滓再煎，邪在半表半里，用药就必须既不表，又不里，从其方中主药来看，柴胡苦辛微寒，质轻气薄，虽为少阳专药，但其透表之力亦较强，况其量至半斤，若按一般煎服法，无疑升散走表作用过强，使药不中的，这从仲景《伤寒论》中所用有关六首方中，已明确反映，大凡和解少阳，柴胡用量大至半斤者，就必须去滓再煎，如大柴胡汤、柴胡桂枝干姜汤；而量较小者，就不然，如柴胡加芒硝汤及柴胡桂枝汤等。那么，如何使柴胡达其病所呢？仲景采取去滓再煎之法，使煎后柴胡的药气挥发过半，则发表力减，而祛半表半里之邪力强。再看臣药黄芩，虽善清少阳之火，但性味苦寒，量重则入里泄热，仲景在以上有关六首方中，凡用量较大（三两），就合柴胡等去滓再煎，使其味既不厚又不薄，服后正中少阳，如大、小柴胡汤，柴胡桂枝干姜汤；而用量为一两半、一两者，则不必再煎，如柴胡加龙骨牡蛎汤、柴胡桂枝汤及柴胡加芒硝汤。再从其全方角度来分析，柴胡、黄芩与甘缓之人参、炙甘草、大枣相合去滓再煎后，则柴胡不至于过散，黄芩入里之速亦缓。如此，半表半里之邪，安有不除之理？

另外，去滓再煎法亦是针对患者有喜呕之症所采取的一个措施。因患者胃气不和，呕吐频作，受纳困难，若服药过多，势必加重胃的负担，而出现药入又吐之况，故通过去滓再煎，以增强药汁浓度，减少服用量，以利吸收，从而提高临床疗效。

从现代药理实验及临床观察来看，小柴胡汤的去滓再煎，亦是颇有道理的。如现代药理研究表明，柴胡的主要成分柴胡皂苷有 a、b_1、b_2、c、d 等，在水煎剂中，a 变为 b_1，d 变为 b_2，小柴胡汤按《伤寒论》原述二次煎法则 d 几乎全部变为 b_2，a 也大部分变为 b_1。临床表明，柴胡皂苷 a、d 对慢性活动性肝炎有效率为 18.5%，而 b_1、b_2 则为 90.4%，在阿蒂斯（Arthus）反应中，b_1、b_2 有明显抑制作用，而 a、d 无效（《中医方剂的药理与应用》）。由此可见，将小柴胡汤去滓再煎是确有一定实际意义的。

综上所述，南老师认为临床上在运用小柴胡汤时，必须煎后去滓再煎，才能尽方药之效。

（详见《山西中医》1993 年第 9 卷第 1 期第 40 页）

第三节　对茵陈蒿汤病机的独特见解

众多医家对于《伤寒论》茵陈蒿汤证病机的认识，多从湿热郁蒸发黄作解。现行全国高等医药院校《伤寒论讲义》对茵陈蒿汤证条文的讲解，虽以“阳明瘀热在里发黄证治”为提要，但又指出“瘀”与“郁”通用，实则与旧说无异。南晋生老师对此持有异议，认为茵陈蒿汤证病机非独湿热郁蒸，而兼血瘀。

一、“瘀”非通“郁”

《伤寒论》第 236 条谓“阳明病，发热汗出者，此为热越，不能发黄也；但头汗出，身无汗，剂颈而还，小便不利，渴引水浆者，此为瘀热在里，身必发黄，茵陈蒿汤主之”。显见，仲景以为发黄的机制为“瘀热在里”。那么，仲景所言“瘀热”是否就是今人所指“郁热”？笔者认为“瘀”非通“郁”。《说文解字》言“瘀积血也”。纵观仲景在《伤寒论》中，对“瘀”“郁”运用界畔分明，凡所论为“瘀热”，多有“身黄”，方药亦必活血。而用“郁”之处，则不然。如《伤寒论》第 236 条（见上）；第 124 条言：“太阳病六七日，表证仍在，脉微而沉，反不结胸，其人发狂者，以热在下焦，少腹当硬满；小便自利者，下血乃愈。所以然者，以太阳随经，瘀热在里，故也，抵当汤主之。”第 262 条言：“伤寒瘀热在里，身必发黄,麻黄连翘赤小豆汤主之。”(方中赤小豆甘酸平,利水和血,协他药共奏解表宣肺散邪,清热除湿和血之功)。《金匮要略·黄疸病脉证并治》第1条言:“寸口脉浮而缓,浮则为风,缓则为痹。痹非中风,四肢苦烦,脾色必黄,瘀热以行。”再看仲景对“郁”之用,如《伤寒论》第103条言:“太阳病,过经十余日,反二三下之,后四五日,柴胡证仍在者,先与小柴胡,呕不止,心下急,郁郁微烦者,为未解也,与大柴胡汤下之则愈。”第48条言:“……设面色缘缘正赤者,阳气怫郁在表,当解之熏之……”由上述诸条文可知,黄疸之发生与血分有关,其中言“小便自利者”,独活血逐瘀可奏功;而“小便不利”者,又多是以气分湿热为主,兼涉血分之证。正如《金匮要略浅注补正》在释“瘀热以行”时所言:“瘀热以行,一个瘀字便见黄皆发于血分,凡气分之热不得称瘀。”

二、以药测证

仲景著述一向理、法、方、药融于一体,为世人所称道。现将其茵陈蒿汤方药作以分析,以便从中探明其病机真相。该方由茵陈六两、栀子十四枚、大黄二两组成。茵陈苦寒,清利湿热,疏利肝胆,使黄从小便去。从仲景对茵陈的重用及先煎,说明所治之证以湿热内盛为主;栀子苦寒而质轻,善清三焦,利小便,协茵陈驱湿热下行;大黄在本方中的作用,现行高等教材《伤寒论讲义》认为除瘀热(但又认为“瘀”通“郁”),推陈出新,使湿热壅遏之邪,尽从大小便而出,而笔者则认为大黄在此作用为行血导滞,轻荡肠胃,使蕴结之邪(气血分)下行外出。其理由有三:一者仲景当时参考的药书为《神农本草经》,而《神农本草经》言大黄之功为“主下瘀血、血闭、寒热,破癥瘕积聚、留饮、宿食,荡涤肠胃,推陈致新,通利水谷,调中化食,安和五脏”。其“下瘀血”之功居首位,所以仲景逐瘀时,有可能首选该药。二者历代亦有众多医家认为大黄主入血分而下瘀。如明代李时珍《本草纲目》谓:“大黄乃足太阴、手足阳明、手足厥阴五经血分之药,凡病在五经血分者,宜用之。”《本草述》言:“大黄,《本经》首曰下瘀血、血闭,固谓厥功专于血分矣。阳邪伏于阴分留而不去,是即血分之结热,唯兹可以逐之。”《医学衷中参西录》亦指出“大黄,味苦,气香,性凉,能入血分,破一切瘀血……”。三者从仲景用大黄的规律来分析,《伤寒论》中用大黄之方有13首,除3个丸剂方外,汤方有8,其中大黄剂量用至4~6两的方有6，如大承气汤、小承气汤、调胃承气汤、大陷胸汤等，皆取其泻热通腑之功。量用二两之方有大黄黄连泻心汤（麻沸汤浸用）、柴胡加龙骨牡蛎汤（大黄后下）、桂枝加大黄汤及茵陈蒿汤，4方中，除前2方采取了特殊煎法，一取其清上部无形邪热，一取其轻泻胃腑外，后二方皆取活血之功。关于大黄在桂枝加大黄汤中的作用，笔者同意李克绍教授在《伤寒解惑论》中的观点，即活血止痛。从仲景用大黄规律看，茵陈蒿汤中之大黄并非独取其泻下之功，还取其活血逐瘀，导热下行。如此三药合用，才能使湿热瘀结尽除。这一点对后世医家诊治黄疸是有所启发的，如著名中医肝病专家关幼波，在治疗黄疸时，就常配用活血化瘀的药物，经临床验证，确可缩短退黄的时间。

综上所述，茵陈蒿汤证病机当为湿热郁蒸，血行瘀滞，所以临床应用时，当重视对大黄的应用，或者师其法，而不完全守其药，并在方中配入一些其他的活血逐瘀之品，从而提高临床疗效。

（详见《山西中医》1991年第7卷第5期第53~54页）

第四节 对仲景用药安全的探索

用药安全是历代医家永恒追求的目标。南晋生老师通过对仲景用药规律的探析，充分展现了仲景临床用药“最大疗效化和最小不良反应”的具体做法，以冀现代医者领悟效法。

一、药简剂重，减少拮抗

《伤寒论》为方书之祖，所载方113首，每方平均药味4.18，可谓药简；其所用量也较大，原上海中医学院柯雪帆教授及中国中医科学院仝小林教授考核后认为，《伤寒论》中的一两应合今15.625g。据此可知，仲景的用量明显高于现代，且疗效显著。后世医家在此方面也积累了一定的经验，如薛己重用桂枝、肉桂，张锡纯重用生石膏，李可重用附子等，都说明药物剂量是取得临床疗效的关键，故有“中医不传之秘在于量”之说。《伤寒论》的每一味药即代表一种不可或缺的作用，与现代方剂中的同类药相聚、药味多、剂量小有别。药味的增多，虽有协同作用，但在配伍不严谨的情况下，也可能只是简单的堆砌，甚至出现拮抗现象。故临证辨证宜精当，用药宜味少而量重，既达药专力宏之效，又利于总结经验、开发新药。

二、配伍严谨，增效减毒

仲景用药虽简，但配伍严谨，使具有毒副作用的药物效增而毒减，达到了临床用药的最佳境界。如附子辛甘，大热，功可回阳救逆、温肾助阳、祛寒止痛，虽有毒，但仲景屡用无妨，在 113 首方中，有 20 首方剂使用，使用率高达 18%。在今人叹服之余，通过对含有附子的方子进行分析归纳，就会发现附子与炙甘草、干姜共伍者 6 方，与炙甘草相配者 4 方，与干姜同用者 7 方，与细辛组合者 1 方。从方剂组成原则上看，干姜温中阳、除里寒，助附子伸发阳气，起到了协同增效作用，正如后人所总结的“附子无姜不热”之理。炙甘草益气补中，缓和药性，与附子同用，一可解附子之毒，二可缓解其峻烈之性，三可辛甘化阳。如此既增效，又减毒，可谓一举两得，精妙绝伦。细辛辛温，入肺、肾经，与附子同伍助阳。现代药理研究证明附子配伍甘草、干姜、细辛，能大大降低其毒性，且可使附子的强心和升压作用在强度和持续时间上超过单味附子。

三、注重炮制，解毒缓烈

药物炮制，历代医家对它十分重视，并有“炮制不明，药性不确，则汤方无准而病症不验”，尤其是对毒性药和烈性药的合理炮制，更是确保用药安全的重要措施。仲景在《伤寒论》中阐述了多种制药方法，在其所用 80 余种药物中，就约有 36 味药明确注明了炮制法，如炮、炙、熬、出汗、绵裹、去心、去节、去皮、去尖、去足翅、去咸、去腥、水渍等等。如法的炮制的确可降低其毒性，而又不影响临床疗效。以有毒的附子为例，虽然方中未注明先煎久煎，但强调“炮、去皮、破八片”，现代药理学理论认为该炮制法可以增强附子中有毒成分的水解，减少药物毒副作用。半夏有毒，仲景以“洗”减其毒性；杏仁有小毒，仲景强调“去皮尖”；巴豆有大毒，且为峻下之品，仲景采取“去皮心、熬黑、研末脂”减毒及缓其峻烈之性；再如对厚朴、枳实的炙用，都意在减少药物不良反应。由上可知，仲景对药物的炮制是何等的重视。

四、煎煮有道，减毒护体

“煎药之法，最宜深讲，药之效不效，全在乎此”。仲景对一些方药提出了特殊的煎煮法，其目的有四：一者使药物直达病所。大黄黄连泻心汤的麻沸汤浸渍，能使药性上达，以治其热痞。二者使药性和合，不偏不烈，而利于和解。如对小柴胡汤的去滓再煎。三者缓其峻烈之性，以防损耗正气。如麻黄的先煎去上沫，以防过汗损阳伤津；大承气汤中的厚朴、枳实久煎，使其药性和缓，免伤正气。四者减其毒性。如附子泻心汤中的大黄、黄连、黄芩以麻沸汤浸渍，而附子则强调“别煮取汁”；茵陈蒿汤中的茵陈先煎之法，在除“去其轻扬外散之气，以厚其味，专于苦降，直入于里及质轻量重，蓬松漂浮，难于煎煮”等考虑外，更重要的是通过久煮，以除毒性。

五、峻药缓用，顾护正气

瘀血久积之疾，药轻缓则逐瘀无力，药重迅猛则难入病所，反徒伤正气。对此，仲景以虫类活血逐瘀药为主制丸而用，这样，既可入络逐瘀彻除病邪，又不伤正，似慢而快也。如抵当丸(水蛭、虻虫、桃仁、大黄)治疗蓄血证。同样，为了避免峻猛之药耗伤正气，仲景在治疗热实结胸时，将大黄、葶苈子、芒硝、杏仁蜜制为丸(大陷胸丸)。这种峻药缓用法，为后人治疗有形痼疾及峻猛药的安全使用提供了宝贵经验。

六、视体强弱，调节剂量

“因人、因时、因地”辨治疾病是中医学一大特点。仲景在施治同一病时，时时顾及体质强弱之差异，据体施量，安全用药，垂范于后人。如仲景在使用十枣汤攻逐水饮时强调“强人服一钱匕，羸人服半钱”。

七、中病即止，调护善后

仲景诊治疾病，倡导中病即止，以防伤正，尤其在使用汗法、吐法及下法时强调“微似汗”“一服汗者，停后服”“得快吐，乃止”“得快利，止后服”。同时强调药后调护，如“汗出多者，温粉粉之”“得快下利后，糜粥自养”“利过不止，进冷粥一杯”等。

总之，仲景用药，味少量足，效专力宏，减少拮抗；配伍严谨，如法炮制，增效减毒；煎熬有道，视体强弱，调节剂量；据证遣方，当急则急，峻用无妨，当缓则缓，峻药丸服；中病即止，调护善后。环环相扣，力保用药安全。

（详见《四川中医》2009 年第 27 卷第 3 期第 37~38 页）

第五节 对《伤寒论》瘀热证治探索总结

“瘀热”为临床常见之证，但历代医家论述较少，张仲景在《伤寒论》中详尽论述了其病因病机和治法方药，为后世医家研究和治疗瘀热之证奠定了良好的基础，对此南晋生老师探索总结如下：

一、表热随经侵血，搏结阻于少腹

仲景对太阳病不解，表热随经入腑，与血相结少腹（后人称蓄血证）者，采用活血化瘀、通下瘀热之法，但治分缓急轻重。

若蓄血尚轻但发病较急，少腹急结，其人如狂者，予以桃核承气汤。如《伤寒论》第 106 条云：“太阳病不解，热结膀胱，其人如狂……但少腹急结者，乃可攻之，宜桃核承气汤。”方中以桃仁破血祛瘀，大黄下瘀泻热，合用而瘀热并泻；桂枝通利血脉，以助桃仁；芒硝泻热软坚，以助大黄；炙甘草益气和中，缓诸药峻烈之性，使祛瘀而不伤正。

若病重且急，其人发狂者，抵当汤主之。如第 124 条云：“太阳病六七日，表证仍在，脉微而沉，反不结胸，其人发狂者，以热在下焦，少腹当硬满；小便自利者，下血乃愈。所以然者，以太阳随经，瘀热在里故也，抵当汤主之。”第 125 条又云：“太阳病，身黄，脉沉结，少腹硬……小便自利，其人如狂者，血证谛也，抵当汤主之。”方中以虫类药水蛭、虻虫直入血络，破血逐瘀，又配大黄、桃仁加强活血之力，且使瘀热下行，诸药相伍，力峻效速，重急蓄血之证，非其莫属。

若蓄血虽重，而病势较缓者，宜抵当丸。如第 126 条云：“伤寒有热，少腹满，应小便不利，今反利者，为有血也，当下之，不可余药，宜抵当丸。”方中药物与抵当汤无异，但水蛭、虻虫剂量减少 1/3，桃仁减少 1/5，且改汤为丸，峻药缓用。如此，既可直下入络逐瘀彻除病邪，又不伤正，似慢而快也。后世医家受此启发，对一些瘀血久积之痼痛，常采用该法，多获良效。

二、热侵途径不同，下结血室无异

《伤寒论》中对妇人中风，月经适来适断，他症随至，或阳明病、下血谵语者，皆谓之“热入血室”。法循清泄血热，疏肝透邪，治分针药。如第 143 条云：“妇人中风，发热恶寒，经水适来，得之七八日，热除而脉迟身凉，胸胁下满如结胸状，谵语者，此为热入血室也，当刺期门，随其实而取之。”又云：“阳明病，下血谵语者，此为热入血室，但头汗出者，刺期门，随其实而泻之，濈然汗出则愈。”由上不难看出太阳中风之热，乘血室空虚而入侵，与血搏结；阳明热盛，下侵血室，迫血妄行，再乘虚深入与血相结。二者虽热源不同，但下结血室无异。又因肝主藏血，经脉过少腹绕阴器，与血室关系密切，血室瘀滞，则肝失疏泄，经脉不利，故皆针刺肝经期门之穴，以疏通经脉，清泄血热。若初起中风，后又寒热发作有时，经水适断，热与断行之经血相搏，则以小柴胡汤疏肝泄热、升发透邪，邪去则寒热自止，血结自散。如第 144 条云：“妇人中风，七八日续得寒热，发作有时，经水适断者，此为热入血室。其血必结，故使如疟状，发作有时，小柴胡汤主之。”

三、湿热及血发黄，证有里表不同

湿热黄疸之证治，仲景论述较多，其病机可概为“湿热蕴结、血行瘀滞”（有关该病机之详论，笔者曾在《山西中医》1991 年第 5 期“茵陈蒿汤证病机之我见”一文论述，此略）。如仲景在第 236 条及 262 条云：“阳明病，发热汗出者，此为热越，不能发黄也。但头汗出，身无汗，剂颈而还，小便不利，渴引水浆者，此为瘀热在里，身必发黄，茵陈蒿汤主之。”“伤寒，瘀热在里，身必发黄，麻黄连翘赤小豆汤主之。”《金匮要略·黄疸病脉证并治》第 1 条亦言：“寸口脉浮而缓，浮则为风，缓则为痹。痹非中风，四肢苦烦，脾色必黄，瘀热以行。”由上可知，湿热黄疸之发生与“瘀热”关系密切，乃湿热侵入血分，相互搏结所为。正如《金匮要略浅注补正》言：“瘀热以行，一个瘀字便见黄皆发于血分，凡气分之热不得称瘀。”故仲景对湿热及血兼里之发黄证，既清热利湿退黄，又活血化瘀。如茵陈蒿汤，除重用茵陈清利湿热、利胆退黄外，尚配大黄行血导滞，轻荡肠胃，使蕴结之邪（气血分）下行外出。再如对湿热及血兼表之发黄证，在解表散邪、清热除湿同时，亦配以和血之品，如麻黄连翘赤小豆汤中赤小豆即具和血之功。如此，则退黄功速。这一点对后世医家诊治黄疸是有所启发的，如著名中医肝病专家关幼波，在治疗黄疸时，就常配用活血化瘀药，经临床验证，确可缩短退黄时间。

四、疫毒入侵血分，搏结久郁化脓

温、热、火、毒性质属一，但程度不同，仲景在论述了热与血互结之证后，又进一步列举了疫毒入侵血分（可谓瘀毒证）证治方药。如《金匮要略》云："阳毒之为病，面赤斑斑如锦文，咽喉痛，吐脓血……升麻鳖甲汤主之。"又云："阴毒之为病，面目青，身痛如被杖，咽喉痛……升麻鳖甲汤去雄黄、蜀椒主之。"尽管阴、阳毒病位深浅有异，临床症见不一，但治病原则均为解毒清热、活血化瘀。

五、瘀血久郁化热，瘀重热轻当明

仲景不但对因热及血所致瘀热之证治论述较详，对七情内伤所致瘀血化热者亦有明确论述和相应方药。如《金匮要略》云："病者如热状，烦满、口干燥而渴，其脉反无热，此为阴伏，是瘀血也，当下之。"又云："五劳虚极羸瘦，腹满不能饮食，食伤、忧伤、饮伤、房室伤、饥伤、劳伤、经络营卫气伤，内有干血，肌肤甲错，两目黯黑。缓中补虚，大黄䗪虫丸主之。"由上知，瘀血化热之证，多以瘀血为主，而阳热之候常不显著，且多兼气阴两虚之证。治疗时要渐消缓逐，扶正清热。方以大黄䗪虫丸为代表。方中以大黄、䗪虫、桃仁、虻虫、水蛭、蛴螬、干漆活血化瘀；芍药、地黄养血补虚；杏仁理气；黄芩清热；甘草、白蜜益气缓中。

总之，仲景治疗瘀热或瘀毒证时，活血化瘀与清热解毒并举，再根据热、瘀轻重不同，治有所重，主次分明。在此基础上，或使瘀热下行，或使瘀热透发于外，或据邪正盛衰，伍以扶正之品，使瘀热除而正气不伤，或据病之轻重缓急，分别以汤药荡涤及峻药缓用。

（详见《四川中医》1999 年第 7 期第 16~17 页）

第六节 对《金匮要略》瘀水证治探析

瘀水互患和瘀水同源之理论源于《黄帝内经》，而瘀水同治之系列方药则见于《金匮要略》，为后世医家研究和治疗瘀水证候奠定了良好基础，南老师探析如下：

一、瘀水搏结阻腹，治分缓急轻重

仲景对瘀水搏结阻腹者，根据病发急缓、证候轻重而分别采取攻下分利和循本缓治之法。

（一）攻下分利

仲景在《金匮要略·妇人杂病脉证并治》云："妇人少腹满如敦状，小便微难而不渴，生后者，此为水与血并结在血室也，大黄甘遂汤主之。"方中以重剂大黄活血化瘀，泻下逐瘀，使瘀水从后窍而解，可谓一举两得；甘遂为峻下逐水之剂，一助大黄逐瘀水，二使水邪从小便外排；生病之后，血虚为本，配阿胶养血扶正，使邪去而不伤正。再如《金匮要略·黄疸病脉证并治》云："黄家日晡所发热，而反恶寒，此为女劳得之；膀胱急，少腹满，身尽黄，额上黑，足下热，因作黑疸，其腹胀如水状，大便必黑，时溏，此女劳之病，非水也。腹满者难治，硝石矾石散主之。"方中硝石（火硝），味苦咸，入血分消坚肿；矾石（皂矾）入血以胜湿，二药合用，共奏除湿祛瘀之功，为治女劳疸兼湿瘀之名方。仲景虽在条文中明言"非水也"，但以药测证，本方确有前后分消、利水祛瘀之功，如仲景在方后云："病随大小便去，小便正黄，大便正黑，是候也。"后世医家师其法，用治肝硬化腹水亦获佳效。此引案一则，以做验证。黄某，男，57岁，农民，1955年8月15日就诊。主诉：巩膜及皮肤发黄，腹部膨胀，周身浮肿，精神疲乏。病史：胃腹部发胀半年，常觉不舒，最近20余日面目发黄，腹部膨胀，周身浮肿，胸闷纳少，容易发怒，大便溏，小便色赤，在他地诊为臌胀，认为不治，遂来沪求医。检查：肝肿大，边缘不明显，脾脏因腹水而不易扪及，腹部膨胀，有移动性浊音，两足有凹陷性水肿，脉濡细，舌苔干白而腻。诊断：肝硬化腹水。处理：硝矾散9分，分3次服。治疗经过：自1955年8月15日至1956年1月16日历时五个月，服药至 1955 年 9 月 12 日腹水全退，黄疸逐渐减退，继续服用，胃纳增加，精神振作。前后计门诊 20 次，每次单独来沪，与初诊时判若两人。同时仲景在该篇又云："黄疸腹满，小便不利而赤，自汗出，此为表和里实，当下之，宜大黄硝石汤。"方中大黄泻热通便、利胆退黄、活血化瘀；硝石活血逐瘀；黄柏清热燥湿；栀子清热利湿，活血凉血。四药共奏清热通便，活血化瘀，利湿除黄之功。

（二）循本缓治

仲景在《金匮要略·妇人妊娠病脉证并治》云："妇人怀娠，腹中㽲痛，当归芍药散主之。"妊娠腹中㽲痛，原因诸多，难以当归芍药散统治。究其方药，芍药敛肝止痛，川芎、当归调肝养血，茯苓、白术、泽泻健脾利湿，而白术又为安胎要药。故临床用治气血不足、脾湿郁滞、肝气克犯之妊娠腹痛效佳。由于妇人病，因郁者居多，郁则气血凝滞，痛胀等症随之发生。当归芍药散可舒郁利湿、和血益血、柔肝健脾，一般腹中㽲痛之病，酌情加减多能收效。故仲景云："妇人腹中诸疾痛，当归芍药散主之。"另外，仲景在治疗疟母时，遣以鳖甲煎丸，峻药缓用，消癥化积，扶正祛邪。因方中尚有葶苈子、石韦、瞿麦等利水之品，故后世医家移治肝硬化腹水亦获佳效。

二、瘀水互结膀胱，活血利水通淋

张仲景在《金匮要略·消渴小便不利淋病脉证并治》中指出："小便不利，蒲灰散主之；滑石白鱼散、茯苓戎盐汤并主之。"三者主症皆为小便不利，但证治不同。蒲黄散由滑石、蒲灰组成。方中蒲灰（生蒲黄）化瘀止血、通利小便（《神农本草经》云："利小便，止血，消瘀血。"）；滑石性寒滑利，清热利窍。二药合用，清热利尿，活血止血，用治膀胱湿热兼夹瘀血之淋病颇宜。滑石白鱼散由滑石、乱发、白鱼组成。方中除滑石清热利尿外，《名医别录》载乱发"主五淋、大小便不通"，白鱼"消瘀血，利小便，去水湿""疗淋堕胎"。三药合用，共奏化瘀止血、利尿泄热之功，用治膀胱湿热兼夹瘀血者。本方清热不及上方，而化瘀之力过之，临证使用时，本方宜治血淋，而上方宜治热淋。

总之，仲景治疗瘀水（湿）互结之证时，化瘀与利水并举，再根据瘀、水轻重不同，治有所重，主次分明。在此基础上，或使瘀水从二窍而行，或使瘀水从前窍而出，或据邪正盛衰，伍以扶正之品，使瘀水除而正气不伤，或据病之轻重缓急，究因治本，分别以汤药荡涤及峻药缓用。

（详见《四川中医》2004 年第 22 卷第 8 期第 24~25 页）

第七节 对《金匮要略》呕吐证治探索总结

“呕吐”一证最早载于《黄帝内经》，但对呕吐的脉证治疗则详于《金匮要略》，为后世人们治疗呕吐提供了有效法药。为了在临床中能够更好地掌握这些治法和方药，南晋生老师对《金匮要略》呕吐的证治进行了探讨和总结。

一、见呕止呕，治分寒热虚实

呕吐系胃失和降、气逆于上所致。大凡治疗呕吐，必当降逆和胃，亦即“见呕止呕”。如在《金匮要略·呕吐哕下利病脉证治》第 17 条云：“诸呕吐，谷不得下者，小半夏汤主之。”由于小半夏汤所用之半夏、生姜能降逆和胃，为治疗呕吐之要药，故后人称本方为治疗呕吐之总方，但呕吐一症，诸因可致，仲景治呕亦非一方统治，而是据病机而降逆，辨病因而别治。

1. 胃气虚寒，温胃补虚降逆 仲景在《金匮要略·呕吐哕下利病脉证治》第 8 条云：“胃反呕吐者，大半夏汤主之。”胃反者，暮食朝吐或朝食暮吐之不消化食物。此胃气虚寒、胃气上逆所为。胃反多顽固，呕吐多反复，故脾损津耗。仲景重用性温之半夏温胃降逆，伍以人参、白蜜补虚润燥，三药合用和胃补虚，降逆润燥。然本方温胃作用较弱，临证用于顽固性呕吐属胃气不足、津液受损者更宜。若胃虚寒凝者，当选用吴茱萸汤温胃散寒，补虚降逆。如《金匮要略·呕吐哕下利病脉证治》第 9 条云：“呕而胸满者，茱萸汤主之。”方中以吴茱萸温降寒逆，生姜温胃止呕，伍以人参、大枣补益脾胃。诸药合用，寒散、虚补、胃降、呕止。再若胃气虚寒，而兼阴盛格阳者，当投以四逆汤温中降逆，急救回阳。如《金匮要略·呕吐哕下利病脉证治》第 11 条云：“呕而脉弱，小便复利，身有微热，见厥者，难治，四逆汤主之。”

2. 胃寒气逆，通阳和胃 《金匮要略·呕吐哕下利病脉证治》第 21 条云：“干呕，哕，若手足厥者，橘皮汤主之。”条文中的干呕、呃逆、手足不温，系寒邪阻胃,中阳被遏所致。故仲景以橘皮理气和胃,重剂生姜降逆散寒,二药合用,使寒气散,阳气通,胃气和。可谓药少力专,剂重效宏,“下咽即愈”。

3. 寒饮阻胃,蠲饮止呕 脾主运化水湿,胃主和降。若脾失健运,痰饮内停,胃气不降,则呕吐清水痰涎。仲景根据临床不同情况,治有三方。一者,饮盛抑阳,呕而不渴,予以小半夏汤和胃止呕,散饮降逆。如《金匮要略·痰饮咳嗽病脉证并治》第22条云:“呕家本渴,渴者为欲解,今反不渴,心下有支饮故也,小半夏汤主之。”二者,中阳不足为主,兼寒饮呕逆,予以半夏干姜散温中止呕。如《金匮要略·呕吐哕下利病脉证治》第18条云:“干呕,吐逆,吐涎沫,半夏干姜散主之。”三者,肝寒夹饮上逆,予以吴茱萸汤温化寒饮,降逆止呕。如《金匮要略·呕吐哕下利病脉证治》第10条云:“干呕,吐涎沫,头痛者,茱萸汤主之。”

4. 胃肠实热,清泻有别 胃肠为阳明之腑,以通降为用,若实热内蕴,上逆于胃,则呕吐或干呕。仲景根据大便的秘与利,治分两法。一者,大便秘结,食已即吐者,予以大黄甘草汤泻热和胃。如《金匮要略·呕吐哕下利病脉证治》第12条云:“食已即吐者,大黄甘草汤主之。”二者,干呕而利者,则予以黄芩加半夏生姜汤清热和中止呕。如《金匮要略·呕吐哕下利病脉证治》第14条云:“干呕而利者,黄芩加半夏生姜汤主之。”

5. 胃虚有热,清热补虚和胃 《金匮要略·呕吐哕下利病脉证治》第22条云:“哕逆者,橘皮竹茹汤主之。”此条系治胃虚有热呃逆之名方,方中以重剂橘皮、竹茹、生姜理气清热和胃,人参、甘草、大枣补虚。诸药相合,虚热除,胃气降,呃逆自愈。仲景虽未言治胃虚有热之呕吐,但用之临床确效,因呕吐、呃逆总由胃气不降所致,故异病同治。

6. 少阳邪热迫胃,疏解清热降逆 呕吐虽为胃气上逆之表现,但常与肝胆失疏关系密切,此即叶天士所言“肝为起病之源,胃为传病之所”。若邪热郁于少阳胆经,胆热横犯于胃则发呕吐,故素有“少阳喜呕”之说。对此,仲景予以小柴胡汤疏解清热,和胃降逆。如《金匮要略·呕吐哕下利病脉证治》第13条云:“呕而发热者,小柴胡汤主之。”临床有验,只要为胆热犯胃而见呕吐者,不管发热与否皆可运用。

7. 寒热互结阻胃,辛开苦降调中 脾胃为中焦升降之枢纽,若寒热结于心下,则胃失和降而呕吐,脾失升清而肠鸣下利,气机痞塞而见心下痞。对此仲景予以半夏泻心汤寒热并用，辛开苦降，调中和胃。如《金匮要略·呕吐哕下利病脉证治》第15条云："呕而肠鸣，心下痞者，半夏泻心汤主之。"本方所治之呕吐与肠鸣或下利并见，但胃热呕吐为重，临证当详审细辨，若有出入，宜随证调整芩、连、姜之药用比例。

二、见呕不止呕，立足治病求本

呕吐为胃气上逆之表现，临证降逆和胃止呕，无不妥，但因水饮所致者，必当实土除饮而绝后患，此治病求本，不止呕而呕自止也。仲景先见，示人以法，供后人效法。

1. 停饮呕吐，健脾利水 《金匮要略·呕吐哕下利病脉证治》第19条云："呕吐而病在膈上，后思水者，解，急与之。思水者，猪苓散主之。"本条文论述了呕吐饮去，而又尽量与饮，新饮停胃之治。方以茯苓、猪苓淡渗利水，伍以白术健脾运湿，且制以散剂，待水饮得散，中运复常，气化水行，渴呕自止。

2. 胃有停饮，化饮利水 胃有停饮，失于和降，呕吐频作。停饮不除，脾不传输，津不升腾，口渴不止，因渴复饮，更助饮邪，如此更吐更渴，更饮更吐，而成顽疾。对此，仲景予以茯苓泽泻汤化饮利水。如《金匮要略·呕吐哕下利病脉证治》第20条云："胃反，吐而渴欲饮水者，茯苓泽泻汤主之。"方中以茯苓、泽泻、白术淡渗健脾以利水，桂枝、甘草、生姜辛甘化阳、温化水饮。气化水行，水饮去则呕渴止。

三、见呕勿止呕，法宗因势利导

仲景通过长期的临床观察认识到呕吐有时是人体排出胃中有害物质的保护性反应，不应止呕，当查明病源，因势利导，排出体内病理产物。如《金匮要略·呕吐哕下利病脉证治》第5条云："夫呕家有痈脓，不可治呕，脓尽自愈。"《金匮要略·黄疸病脉证并治》篇云："酒疸，心中热，欲呕者，吐之愈。"

总之，仲景治疗呕吐既见呕止呕，标本兼顾；又见呕不止呕，重于治病求本；更有见呕勿令止呕，法倡因势利导。临证当根据病情之实况，详审细辨，灵活处治。

（详见《中国民间疗法》2012年第20卷第6期第8~9页）

第八节 以汤方辨证法对仲景治疗咳嗽探析

咳嗽为肺系疾病的主要证候之一，其病名最早见于《黄帝内经》，并对咳嗽的病因、症状、证候分类及病理转归作了较系统的论述。如《素问·宣明五气》云："五气所病……肺为咳。"《素问·咳论》云："皮毛先受邪气，邪气以从其合也。""五脏六腑皆令人咳，非独肺也。"而详于方药治疗者，先见于《伤寒论》，且在很多章节条文中论及，有其独到之处。南晋生老师从汤方辨证角度出发，对相关汤证从汤证条文、组成及用法、病机、汤证脉证、配伍特点、临床应用等方面进行探析，现述如下。

1. 麻黄汤证

(1)汤证条文：《伤寒论》第35条云："太阳病，头痛发热，身疼腰痛，骨节疼痛，恶风，无汗而喘者，麻黄汤主之。"

(2)组成及用法：麻黄三两(去节)，桂枝二两(去皮)，甘草一两(炙)，杏仁七十个(去皮尖)，上四味，以水九升，先煮麻黄，减二升，去上沫，内诸药，煮取两升半，去滓，温服八合，覆取微似汗，不须啜粥。余如桂枝法将息。

(3)病机：风寒束表，肺失宣降。

(4)汤证脉证：恶寒发热，头身疼痛，无汗而喘，舌淡红，苔薄白，脉浮紧。

(5)配伍特点：麻黄配桂枝解表发汗，宣达肺气，温通经脉力强；麻黄配杏仁，宣降肺气，增强止咳平喘之效；炙甘草调麻黄、杏仁之宣降，缓麻黄、桂枝之峻烈，使汗出不致过猛。

(6)临床应用：原汤证以恶寒发热，头身疼痛，无汗而喘，苔薄白，脉浮紧为要。现用于治疗外感风寒，咳嗽吐痰，痰白质稀亦佳，临证不受有无发热所限。若外感风寒较轻，可去桂枝，加生姜以宣肺解表；若咳甚而痰多稀者，加炒紫苏子、法半夏、茯苓、橘红以增强祛痰止咳之功；若阵咳而气急者，倍用炙甘草，加重剂炒白芍以缓其急；若兼口渴心烦者，加生石膏、鱼腥草以清里热。现代药理研究表明，麻黄汤具有发汗、解热、抗炎、止咳、平喘、抗病毒、抗低体温、调节免疫功能等作用。

(7)注意事项：咳而体虚或咳而汗出者，均非本方所宜。在临证时使药性与药理相结合，以达到增效除弊的目的。本方君药麻黄含有麻黄碱，有收缩血管及升血压的作用，故高血压和心脏病患者慎用。

2. 桂枝加厚朴杏子汤证

(1)汤证条文:《伤寒论》第18条云:“喘家作，桂枝汤加厚朴、杏子佳。”

(2)组成及用法：桂枝三两(去皮)，甘草二两(炙)，生姜三两(切)，芍药三两，大枣十二枚(擘)，厚朴二两(炙，去皮)，杏仁五十枚(去皮尖)，上七味，以水七升，微火煮取三升，去滓。温服一升，覆取微似汗。

(3)病机：风寒袭表，营卫不和，喘息诱作。

(4)汤证脉证：发热恶风，汗出而喘，舌苔薄白，脉浮缓。

(5)配伍特点：桂枝配芍药散邪敛汗，调和营卫；生姜伍大枣益脾畅胃，益营助卫；炙甘草益气和中，合桂枝、生姜辛甘化阳以扶卫，合芍药、大枣酸甘化阴以助阴；加炙厚朴、杏仁降气平喘。诸药相伍，解肌祛风，调和营卫，降气平喘，表里兼治。

(6)临床应用：本方既可用于宿有喘疾，而外感风寒出现发热恶风，汗出而喘，舌淡苔薄白，脉浮缓之证候，又可用于年老体虚易感冒、咳嗽、痰白质稀者，若合用玉屏风散则效果更佳。对患有慢性支气管炎，外感风寒而见桂枝汤证者用之疗效更佳。现代药理研究表明，桂枝汤具有发汗解热、抗炎镇痛、抑制病毒、镇咳、祛痰、平喘，调节肠道、免疫功能及心脏血流等作用。

3. 麻黄杏仁甘草石膏汤证

(1)汤证条文:《伤寒论》第63条云:“发汗后，不可更行桂枝汤，汗出而喘，无大热者，可与麻黄杏仁甘草石膏汤。”

(2)组成及用法：麻黄四两(去节)，杏仁五十个(去皮尖)，甘草二两(炙)，石膏半斤(碎，绵裹)，上四味，以水七升，先煮麻黄，减二升，去上沫，内诸药，煮取二升，去滓，温服一升。

(3)病机：热邪壅肺，肺失宣降。

(4)汤证脉证：身热不解，有汗或无汗，咳逆气急，甚或鼻扇，口渴，舌苔薄白或黄，脉浮滑而数。

(5)配伍特点：麻黄配重剂石膏，温寒相制，宣通肺气而不助热，清泄肺热而畅表；麻黄伍杏仁，宣降肺气，止咳平喘；炙甘草益气和中，与麻黄相合，散邪而不耗气；炙甘草与石膏相配，甘寒生津，清热不伤中。药虽4味，但配伍严谨，为清宣肺气、止咳平喘之良剂。

(6)临床应用：本方为清泄肺热之要方。其辨证要点为咳喘，痰吐色黄，口干口渴，舌质红，苔微黄，脉浮数。但笔者用于治疗热邪壅肺之咳嗽亦佳。若高热汗出者，重用石膏；若无汗而恶寒者，加紫苏叶；若无汗而咳者，麻黄与石膏的用量比例宜为1∶3；若汗出而咳者，石膏用量可5倍于麻黄；若咳嗽痰黄稠者，加瓜蒌、鱼腥草、浙贝母；若口渴甚者，加知母、芦根；若身热、微恶风寒及咽喉肿痛者，为外感风热，邪在肺卫，宜加桑叶、金银花、牛蒡子等；若咳嗽气促，高热烦渴，胸痛，吐脓痰(大叶性肺炎)者，宜合用千金苇茎汤加鱼腥草、桔梗、连翘、浙贝母等。鱼腥草治疗肺部感染疗效快，使肺部阴影平均吸收时间缩短，是临证治疗黄痰、脓痰的必用之品。本方药仅4味，但若能根据热邪壅肺的轻重、咳嗽的特点进行灵活加减，则收效显著。现代药理研究表明，本方主要有镇咳、祛痰、平喘、解热、抗炎、增强机体免疫功能、抗变态反应、抗病原微生物等作用。

4. 小青龙汤证

(1)汤证条文：《伤寒论》第40条云："伤寒表不解，心下有水气，干呕，发热而咳，或渴，或利，或噎，或小便不利，少腹满，或喘者，小青龙汤主之。"

(2)组成及用法：麻黄(去节)、芍药、细辛、干姜、甘草(炙)、桂枝(去皮)各三两，五味子半升，半夏半升(洗)，上八味，以水一斗，先煮麻黄，减二升，去上沫，内诸药，煮取三升，去滓。温服一升。

(3)病机：风寒外束，水饮内阻。

(4)汤证脉证：恶寒发热，无汗，咳嗽，喘息，痰多色白而稀，口不渴，苔白滑，脉浮紧或弦滑。

(5)配伍特点：本方辛温发散，兼化寒饮，佐制酸收。方中以麻、桂相合，外散风寒，宣肺止咳；干姜、细辛、半夏温肺散寒，化痰止咳；佐以五味子、白芍与诸药相伍，散中有敛，刚柔并济，无耗气伤津之弊；炙甘草益气和中，调和于辛散酸收之间，与白芍合用可缓其咳喘之急(缓解支气管痉挛)。

(6)临床应用：以下3种情况均可运用。①恶寒发热，无汗，咳嗽，喘息，痰多色白而稀，苔白滑，脉浮紧；②咳嗽，喘息，痰多而清稀，恶寒，苔白滑，脉浮紧或弦滑；③咳嗽，喘息，痰多而清稀，苔白滑，脉弦滑。若表证不明显，易麻黄为蜜麻黄，加炒苦杏仁；咽痒者，加蝉蜕、防风；心悸者，去麻黄，加紫苏叶、茯苓；痰多胸满者，加陈皮、茯苓、苦杏仁、厚朴；咳喘而烦躁者，加石膏（即小青龙加石膏汤）；合并感染明显者，加鱼腥草、金银花。另外，本方用于治疗过敏性鼻炎亦佳，临证若加苍耳子、辛夷、蝉蜕则取效更捷。

5. 射干麻黄汤证

（1）汤证条文：《金匮要略·肺痿肺痈咳嗽上气病脉证治》第6条云："咳而上气，喉中水鸡声，射干麻黄汤主之。"

（2）组成及用法：射干十三枚，麻黄四两，生姜四两，细辛、紫菀、款冬花各三两，五味子半升，大枣七枚，半夏八枚。上九味，以水一斗二升，先煮麻黄两沸，去上沫，内诸药，煮取三升，分温三服。

（3）病机：痰饮郁结，肺气上逆。

（4）汤证脉证：咳嗽气急，胸膈满闷，喉中痰鸣，痰多清稀，舌苔白滑或白腻，脉浮紧或弦滑。

（5）配伍特点：麻黄宣肺气，射干开痰结，生姜、细辛、半夏、紫菀、款冬花温散寒饮，除痰降气，佐五味子敛肺气，大枣养脾胃，以防诸辛散温燥之剂耗气伤津。诸药配伍，使痰去气顺，咳止痰鸣除。另外，在此引《汉药新觉》郭若定之说，供大家参考。郭师在研究该方时提出射干刺激喉头气道黏膜，起到弛缓作用，同时促进其分泌物增加，因而瘀血减少，肿胀消退，使呼吸顺畅，故用于扁桃体炎、气道肿胀、食管肿胀的治疗；紫菀为镇咳药，能缓解气道痉挛，有祛痰功效，而无麻痹作用，新咳、久咳、虚咳、实喘均可用；款冬花能缓解支气管痉挛，辅助呼吸肌增强作用，使呼吸深长，对肺脏衰弱、祛痰无力者有效。总之，射干可消除气道肿胀，稀释痰液，有利于排痰；紫菀可缓解气道痉挛，祛痰不拘新旧；款冬花除了缓解支气管痉挛外，尚可加强排痰力。三药合用，相得益彰。

（6）临床应用：本方主要用于支气管哮喘，对于减轻其症状，能起到较好的疗效，但不易根除。前人对哮喘病提出"在上治肺，在下治肾，发时治上，平时治下"的原则。若痰多气急，咳喘不能平卧，舌苔厚腻者，合用三子养亲汤加厚朴、苦杏仁、桑白皮等；若为外感风邪触发，起病急者，加入祛风解痉剂，如蝉蜕、僵蚕、地龙等；若哮喘缓解，当重视治本，如以肺脾气虚为主者，以麻杏六君子汤加减治疗，如以肾虚为主者，以麻杏都气丸为主治疗。

6. 厚朴麻黄汤证

(1) 汤证条文：《金匮要略·肺痿肺痈咳嗽上气病脉证治》第 8 条云："咳而脉浮者，厚朴麻黄汤主之。"

(2) 组成及用法：厚朴五两，麻黄四两，石膏如鸡子大，杏仁半升，半夏半升，干姜二两，细辛二两，小麦一升，五味子半升。上九味，以水一斗二升，先煮小麦熟，去滓，内诸药，煮取三升，温服一升，日三服。

(3) 病机：风寒犯肺，饮郁化热。

(4) 汤证脉证：咳嗽喘逆，喉有痰鸣，痰吐黄白，胸满烦躁，舌苔微黄腻，脉浮。

(5) 配伍特点：厚朴麻黄汤为小青龙加石膏汤之变方，以厚朴、苦杏仁、小麦易桂枝、芍药、甘草。方中麻黄、苦杏仁、石膏合用宣肃肺气，止咳平喘，清热除烦；半夏、干姜、细辛同伍以温肺化痰饮，降逆止咳喘，应"病痰饮者，当以温药和之"之理；佐五味子敛肺止咳，以防他药辛散太过；重用厚朴行气燥湿除满，降逆止咳平喘；小麦养正气，安中除热。诸药合用，共奏宣肃肺气、止咳平喘、清热除烦之功。

(6) 临床应用：本方用于治疗支气管哮喘、痰饮化热阻肺及外兼风寒者效佳。

7. 麦门冬汤证

(1) 汤证条文：《金匮要略·肺痿肺痈咳嗽上气病脉证治》第 9 条云："大逆上气，咽喉不利，止逆下气者，麦门冬汤主之。"

(2) 组成及用法：麦门冬七升，半夏一升，人参二两，甘草二两，粳米三合，大枣十二枚，上六味，以水一斗二升，煮取六升，温服一升，日三夜一服。

(3) 病机：肺胃阴虚，咳逆上气。

(4) 汤证脉证：咳嗽痰黏，咽喉干燥，舌红苔少，脉虚数。

(5) 配伍特点：方中重剂之麦冬，养肺胃之阴，兼清虚热；人参、甘草益气生津，健脾补肺；粳米、大枣养胃生津，佐少量半夏下气化痰。如此，则柔中有刚，润燥相济，以润为主，主从有序，健脾养胃而补肺。诸药共奏滋养肺胃、下气化痰之功。

(6)临床应用：原方乃为肺胃阴伤气逆之肺痿而设，可用于肺阴不足、气火上逆之慢性支气管炎、支气管扩张、慢性咽炎等疾病。若火逆甚者，加淡竹叶、生石膏；阴伤重者，加沙参、玉竹；咳嗽较剧且痰黏难咳者，加桑叶、苦杏仁、川贝母、天花粉。

综上所述，仲景治外感咳嗽，分寒热，重辛散，伍肃降，顾正气；治痰饮咳嗽，主宣发，重温化，兼酸收，护津气，化郁热，佐清解；治肺痿咳逆，重养阴，佐燥剂，主从有序，补中土，生肺金，体现了“治咳非独于肺”之理。

（详见《中国民间疗法》2018年第26卷第10期第10~12页）

第九节 对《伤寒论》痹证证治探析

痹证提出者源于《素问·痹论》，详于治疗者以《伤寒杂病论》为早，且所载相关方药疗效卓著，沿用至今。因《伤寒杂病论》以六淫为病因，并结合内外致病因素来论述病机、病证、治则及方药，故南晋生老师不受仲景对“湿”及“历节”证治所囿，而将符合痹证病因病机的其他方药也予以探索总结，并结合自己的经验，共用于临床，且收到满意效果，现简介如下。

一、湿痹(着痹)

1. 发汗利水除湿邪，辨清寒热是关键　何为湿痹？仲景言“太阳病，关节疼痛而烦，脉沉而细者，此名湿痹”。虽与现代湿痹的“酸痛重着”描述有异，但一个“烦”字亦足以说明患者的酸楚疼痛程度，说明湿留关节较甚。在治法上，仲景强调“若治风湿者，发其汗，但微微似欲出汗者，风湿俱去也”，“湿痹之候，小便不利，大便反快，但当利其小便”。可见仲景治湿痹是“发汗”与“利小便”并举。具体运用时，又据寒热之不同，分别予以论治。

麻黄加术汤治湿寒痹。“湿家身烦疼，可与麻黄加术汤发其汗为宜，慎不可以火攻之。”以药测证，仲景之麻黄加术汤所治证当为湿寒痹。方中麻黄汤发汗祛风散寒，宣肺利水除湿，使湿、寒、风邪有去路，但本着湿邪不宜过汗之则，又配以健脾除湿、益气固本之白术，如此麻黄得白术虽发汗而不致过汗，白术得麻黄能并行表里之湿。诸药相合，微汗、利水、燥湿并举，湿无滞留之地，着痹当愈。

麻黄杏仁薏苡甘草汤治湿热痹。“病者一身尽疼，发热，日晡所剧者，名风湿。此病伤于汗出当风，或久伤取冷所致也，可与麻黄杏仁薏苡甘草汤。”本汤证是仲景为湿热痹而设。方中以轻剂麻黄微发其汗，祛风除湿，配以薏苡仁清利除痹；杏仁肃降肺气，与麻黄配伍，宣肃有节，水道通调，利于除湿；甘草清热调和。四药相合，轻清宣化，解表祛湿。

从上不难看出，仲景治疗湿痹是“发其汗”与“利其小便”并重，而纵观后世医家，则是重于利水渗湿，疏于发汗解湿，此有悖于仲景原意。

2. 散风祛湿当固本，益气温阳分表里 《黄帝内经》云“邪之所凑，其气必虚”“粗理而肉不坚者，善病痹”。说明素体虚弱，正气不足，腠理不密，卫外不固是引起痹证的内在因素。仲景在治疗湿痹时，对内在因素十分重视，并根据不同之虚分别论治。

防己黄芪汤治风湿表虚。“风湿脉浮身重，汗出恶风者，防己黄芪汤主之。”脉浮、身重是风湿在表，法当汗解，然患者汗出而邪不解，更兼恶风，此表虚不固，故仲景舍麻、桂之辛散，而用黄芪益气固表，防己祛风泄湿，白术、炙甘草健脾除湿、复振卫阳，配生姜、大枣调和营卫，体现了扶正祛邪、标本兼顾之精神。

桂枝附子汤治风湿表阳虚。“伤寒八九日，风湿相搏，身体疼烦，不能自转侧，不呕不渴，脉浮虚而涩者，桂枝附子汤主之；若大便坚，小便自利者，去桂加白术汤主之。”身体疼烦，脉浮虚而涩者，浮虚为表阳已虚，涩乃湿滞之象，说明表阳虚而风寒湿仍在肌表。若风邪偏胜，则重用桂枝（四两）以祛在表之风邪；配附子温经助阳，以除在经之寒湿；伍甘草、大枣、生姜调和营卫，以理表虚，使风邪之邪仍从外解。若大便坚，小便自利，风邪已祛，寒湿偏胜，则去桂枝，而加白术伍附子共逐皮间寒湿。由此可见，仲景辨证之细微，用药之精当，不愧为后人效法之楷模。

甘草附子汤治风湿表里阳虚。“风湿相搏，骨节疼烦掣痛，不得屈伸，近之则痛剧，汗出短气，小便不利，恶风不欲去衣，或身微肿者，甘草附子汤主之。”骨节痛甚是风湿夹寒痹着关节筋脉所为；“汗出短气，小便不利”是里阳虚，湿阻于内；而“恶风不欲去衣或身微肿者”是表阳虚，风湿滞于外之体现。故仲景以桂枝、白术、附子并用，兼走表里，助阳行湿，祛风散寒；用甘草并以之冠名，乃取甘以缓急之意。

二、痛痹

1. 散寒祛风又除湿，兼顾阴津缓其痛 乌头汤治寒湿历节。“病历节不可屈伸疼痛，乌头汤主之。”寒湿留于关节，经脉痹阻，关节痛剧，不能屈伸。仲景予以乌头汤温经祛寒，散风除湿，缓急止痛。方中以麻黄散风发汗宣痹；乌头祛寒解痛；芍药、甘草缓急舒筋，化阴防燥；黄芪益气固表，又可防麻黄过于发散；白蜜甘缓，解乌头之毒。诸药相伍既使风寒湿邪微汗而解，又防辛热温燥之药耗伤阴津。

桂枝加芍药汤治上肢痛痹。“本太阳病，医反下之，因尔腹满时痛者，属太阴也，桂枝加芍药汤主之。”该条是仲景为太阳病误下、邪陷太阴而设。但笔者师古而不泥古，临证移用于上肢风寒湿痹亦效。该方中桂枝辛甘温，入肺、心、膀胱经，可解肌祛寒，通利血脉，善治上臂痛；芍药苦酸微寒，能益阴和营，缓急止痛，重用且配甘草，其功愈彰。若上肢邪甚痛剧或兼麻木，尚可加入全蝎、蜈蚣及鸡血藤。

桂枝芍药知母汤治风湿历节兼化热伤阴。“诸肢节疼痛，身体尪羸，脚肿如脱，头眩短气，温温欲吐，桂枝芍药知母汤主之。”本条系风湿流注于筋脉关节日久，正气日衰，邪气日盛，而致身体瘦弱。所列之症无化热伤阴之表现，但以药测证，患者当有口渴、关节灼痛之表现，故仲景以桂枝、麻黄祛风通阳；附子温经止痛；白术、防风祛风除湿；知母、芍药清热养阴；生姜、甘草和胃调中。可见仲景治痹非常重视扶正，尤其是治疗风寒湿痹时，既重温阳益气，又时时顾及阴津。现用该方加减治疗类风湿性关节炎多效。

葛根汤治项痹及肩凝。“太阳病，无汗而小便反少，气上冲胸，口噤不得语，欲作刚痉，葛根汤主之。”该条是仲景为风寒侵袭项背、欲作刚痉而设。笔者临证活用于项痹（颈椎病）及肩凝（肩周炎）收效亦著。具体运用时，芍药可重用 30~60g，项痹加威灵仙，肩凝加片姜黄。

桂枝加附子汤治阳虚寒湿历节。“太阳病，发汗，遂漏不止，其人恶风，小便难，四肢微急，难以屈伸者，桂枝加附子汤主之。”该条为太阳病发汗太过，致阳虚汗漏并表证不解的证治。笔者认为，桂枝汤可祛风散寒、通利血脉、缓急止痛、调和营卫，附子可温经复阳止痛，故临证用于阳虚寒湿历节最宜，即使无阳虚之现，用之亦佳。

2. 温阳健脾逐寒湿，邪自内外当分清 寒湿可生之于内，又可感之于外。上节中主要归纳了仲景对外感风寒湿所致痛痹的治疗，本节主要介绍寒湿内生身痛的证治。如仲景言"少阴病，身体痛，手足寒，骨节痛，脉沉者，附子汤主之"。"身体痛，骨节痛"属痹证无可非议，但"手足寒，脉沉者"才是本条病理症结所在，此阳气不足所为也。"阳气者，精则养神，柔则养筋。"阳气虚衰，一则不能温养，二则水寒不化，留滞于经脉骨节之间，故身体痛、骨节痛。治病宜求本，仲景遣以重剂炮附子，温经祛寒镇痛，伍以人参温补以壮元阳，与白术、茯苓相合健脾以除寒湿，佐芍药益阴和营、缓急制燥，可增强温经止痛之效。笔者曾用本方加鸡血藤治愈一遍用祛风散寒通络剂的身痛、脉沉细缓者。足见治病求本的重要性。

3. 益气和营重扶正，调和营卫治身痛 "发汗后，身疼痛，脉沉迟者，桂枝加芍药生姜各一两人参三两新加汤主之。"本条论述了发汗太过，损伤营气，经脉失养的证治。汗之为过，气营皆耗，毋庸置疑，但脉沉迟乃示里之不足，故仲景以桂枝汤调和营卫，重用芍药和营养血，重用生姜宣通阳气，加人参益气生津和营。诸药合用，扶正祛邪并进，而重在扶正。笔者现用本方治疗产后汗出身痛效著。

三、热痹

此处所言热痹是因邪热壅于经络、关节，气血郁滞不通导致的关节红肿灼热疼痛，非风湿在表、郁而化热的麻黄杏仁薏苡甘草汤证，前者以热邪为主，后者以湿为甚。仲景虽然对热痹未明确命名论治，但其治温疟的白虎加桂枝汤证与热痹证治较为贴切，如所论"温疟者，其脉如平，身无寒但热，骨节疼烦，时呕，白虎加桂枝汤主之"。后人以此方治疗热痹效佳。该方以大剂寒凉之石膏、知母清热泻火，配味甘之甘草、粳米甘寒生津护胃，佐以辛散温通之桂枝，可扇凉风于关节，载冰水于经络。诸药相伍，清热生津，寒而不凝，可谓治热痹之良剂。

四、血痹

血痹乃仲景独创。正如其所言“夫尊荣人骨弱肌肤盛,重因疲劳汗出,卧不时动摇,加被微风,遂得之。但以脉自微涩,在寸口、关上小紧,宜针引阳气,令脉和紧去则愈”“血痹阴阳俱微,寸口关上微,尺中小紧,外证身体不仁,如风痹状,黄芪桂枝五物汤主之”。由上不难看出,血痹为阳气不足,感受风邪,血行涩滞所致。治疗时,轻则可以针刺法引动阳气,除痹和脉;重则可以黄芪桂枝五物汤治之。方中黄芪补气,桂枝通阳利血脉,芍药益阴和营除痹,生姜、大枣调和营卫。诸药相伍,共奏温阳行痹之功。本人在临床中根据前贤经验,加大剂鸡血藤、小剂全蝎和蜈蚣用治末梢神经炎,效佳。

五、久痹

1. 气血阴阳均兼顾,补中有通除心痹 心痹源于《黄帝内经》,如《素问·痹论》曰:“心痹者,脉不通,烦则心下鼓,暴上气而喘。”此痹久内舍于心,临床上以仲景炙甘草汤加减治疗效著。方中重用炙甘草补中益气,生化气血,缓其心悸;人参、大枣补气滋阴,配生地黄、麦冬、阿胶、火麻仁养心血,滋心阴,充养血脉;桂枝振奋心阳,通利血脉,兼除其痹;更用清酒煎煮祛寒通络,利血畅脉。诸药相伍,通阳复脉,滋阴养血,兼除久痹余邪,不失为治疗心痹之良剂。

2. 扶正理虚重脾胃,预防久痹反复发 “邪之所凑,其气必虚”,“风为百病之长”。若机体正气不足,则风邪多夹寒、湿、热侵袭人体而发病。经临床长期观察,痹证患者常反复发病,其因除患者本人疏于饮食起居调养外,机体正气不足才为反复受邪发病之根本。故笔者根据仲景“虚劳诸不足,风气百疾,薯蓣丸主之”之论,将薯蓣丸作为诸痹病愈善后方,大大减少了痹证的复发率。该方以薯蓣专理脾胃,化生气血营卫;人参、白术、茯苓、干姜、大豆黄卷、大枣、甘草、神曲益气调中;当归、川芎、白芍、生地黄、麦冬、阿胶养血滋阴;柴胡、桂枝、防风祛风散邪;杏仁、桔梗、白蔹理气开郁。诸药合用,共奏扶正祛邪之功,有效防止痹证的复发。当然,临证运用时要根据具体病情将方药做以适当增减。

总之,仲景治疗痹证是风、寒、湿、热有别,祛邪有力而不过,扶正有度不恋邪,为后世治疗痹证提供了良好的法则和方药,吾辈当充分继承和发扬。

(详见《中国民间疗法》2013 年第 21 卷第 9 期第 7~8 页)

第十节　对《伤寒论》脾胃病证治探讨和总结

《伤寒论》是外感疾病并包括某些杂病在内的辨证论治专书,在杂病论治方面涉及脾胃病较多,如痞满、便秘、呕吐、下利及腹痛等,且所载相关方药疗效显著,沿用至今。为了在临床中能够更好地掌握这些治法和方药,南晋生老师对《伤寒论》中脾胃病的证治进行探讨和总结,现简述如下。

1. 便秘

(1)泻热通腑:分别以大承气汤攻下实热、荡涤燥结,以小承气汤泻热通便、消滞除满,调胃承气汤泻热和胃、润燥攻坚。

(2)清热润肠:代表方为麻子仁丸。该方除用于肠胃燥热、津液不足之便秘外,南师尚根据第 247 条“趺阳脉浮而涩,浮则胃气强,涩则小便数,浮涩相搏,大便则难,其脾为约,麻子仁丸主之”之论,用治老年性前列腺肥大见有小便频数而大便干结者甚效。

(3)温阳除湿通便:代表方为桂枝附子汤去桂枝加白术汤。揭示了仲景为运用生白术通便之始祖。

(4)宣展枢机,布津通便:代表方为小柴胡汤。该方治便秘贵在宣展气机,使上焦气机得以宣通,津液得下,润肠而便自通,使后世医家治疗气秘得到启迪。

(5)润燥导下:代表方为蜜煎导方及猪胆汁方。由此亦反映了仲景在东汉时期就开启灌肠之先河。

2. 痞满

(1)寒热并用,辛开苦降:代表方为半夏泻心汤、生姜泻心汤及甘草泻心汤。三方同中有异,半夏泻心汤以心下痞满、呕吐泄利、苔腻微黄为辨证依据,生姜泻心汤用于痞满而见水气食滞者,甘草泻心汤之痞满以脾胃受损较重为特点。

⑵泻热消痞：代表方为大黄黄连泻心汤。强调使用贵在取其气，薄其味，将药物以沸水浸渍服用，旨在清上部无形之热，而非泻下里实。南师用治胃火牙痛及热毒痤疮效亦佳。

⑶化气利水消痞：该法适用于水津滞中、升降失司之水痞。代表方为五苓散。

⑷化痰下气消痞：该法适用于心下痞硬、噫气频作、舌淡苔白腻之痰气痞。代表方为旋覆代赭汤。南师强调，运用该方时，应做到镇降逆气不伤胃，益气补中不助痰。所用代赭石性寒质重，若胃虚者，宜小量使用。除此之外，该方用治肝胃失和之嗳气、胃虚痰阻之呕吐亦佳。

⑸温中解表消痞：该法适用于脾气虚寒、表里不解之痞满。代表方为桂枝人参汤。

⑹逐水消痞：该法适用于水饮停聚于胸膈之痞满。代表方为十枣汤。

⑺和解少阳，通下里实：该法适用于少阳兼阳明里实之痞满。代表方为大柴胡汤。该方适用于急腹症属少阳阳明合病者效佳。

3. 腹痛

⑴清上和胃，温下止痛：该法适用于上热下寒，腹痛欲呕吐之证。主治方为黄连汤。

⑵清热止利，缓急止痛：该法适用于热泻、热痢、热郁于肠之腹痛证。主治方为黄芩汤。

⑶通阳益脾，活血和络：该法适用于脾阳受损、气滞络瘀之腹痛证。轻证者，以桂枝加芍药汤主治；气滞血瘀较甚者，以桂枝加大黄汤主治。且大黄量宜小，酒制为佳，既可活血化瘀，又可小泄壅滞。

⑷益阴和中，缓急止痛：该法适用于一切邪气腹痛。方用芍药甘草汤，本方药简效宏，原治阴液不足之脚挛急。现除治腹痛外，尚用于气道挛急、血管痉挛之症。

⑸疏肝理脾，缓急止痛：该法适用于肝胃失和、肝脾不调之胃痛和腹痛证。方用四逆散。本方原治阳郁厥逆证，后世多用作疏肝理脾之通剂，可谓疏肝之祖方，尤其在治疗急腹症方面作用彰显。

⑹泄热逐水，破结除痛：该法适用于水热互结之腹痛证。主治方为大陷

胸汤。该方作用峻猛,现主要用于弥漫性腹膜炎、急性胰腺炎等急腹症者。

(7)温中补虚,缓急止痛:该法适用于中焦虚寒、里急腹痛之证。主治方为小建中汤。

4. 呕吐

(1)和解少阳,降逆止呕:该法适用于少阳有热、胆胃气逆之呕。主治方为小柴胡汤。若“呕而发热”而大便又秘结者,则由大柴胡汤所主。

(2)温肝暖胃,降逆止呕:该法适用于肝寒犯胃,中虚胃寒之呕吐。主治方为吴茱萸汤。

(3)温中降逆,急救回阳:该法适用于少阴寒邪犯胃,阴盛格阳之证,主治方为四逆汤。

(4)清热止利,和胃降逆:该法适用于下利,呕吐,舌红苔黄,脉数。主治方为黄芩加半夏生姜汤。

(5)苦寒泄降,辛温通阳:该法适用于寒热格拒而上热呕吐尤甚者。主治方为干姜黄芩黄连人参汤。

5. 下利 《伤寒论》中所言下利,包括泄泻和痢疾。南老师总结仲景治下利有八法。

(1)清热解毒,凉血止痢:该法适用于热毒痢疾。治用白头翁汤。仲景用治肝热下迫大肠的厥阴热利,现主要用于细菌性痢疾、阿米巴痢疾证属热毒较盛者。南师认为仲景用白头翁汤治热毒痢,既清热解毒、凉血燥湿,又佐以收涩止痢,可谓标本同治,并非后人所言“痢无止法”,值得效法。

(2)清热止利,和中止痛:该法适用于里热泻、热痢。治用黄芩汤,为“万世治痢之祖方”。

(3)清热止利,解肌散邪:该法适用于里热夹表邪下利之证。主治方为葛根黄芩黄连汤。现治热泻、热痢,有无表证皆可应用。

(4)温中止泻,辛温解表:该法适用于脾气虚寒而兼风寒表证之下利。治用桂枝人参汤。

(5)温肾暖脾止利:该法适用于脾肾阳虚之下利。主治方有四逆汤、白通汤、白通加猪胆汁汤。

(6)泄热通滞止利:该法适用于里实热利之证。治用小承气汤,此“通因通用”之举，示后人以法。

(7)温中涩肠止痢：该法适用于虚寒下利、滑脱不禁之证。治用桃花汤。南师强调，在使用该方时，凡大便滑脱不禁属虚寒者，不必拘泥于有无脓血，均可运用。

(8)涩滑固脱止利：该法适用于久泻久利、滑脱不禁之证。治用赤石脂禹余粮汤方。南师指出，仲景在第159条中列举了治利4法。一，寒热错杂者，以泻心汤类方治疗；二，中焦虚寒者，以理中汤温中健脾；三，下焦失固者，以赤石脂禹余粮汤填补下焦、涩肠固脱；四，再不止者，当利其小便，此法对后世治疗泄泻具有重要指导意义。

总之，《伤寒论》开辟了脾胃病治疗之先河，为后世医家治疗痞满、便秘、呕吐、腹痛及下利等病证，提供了有效治法和方药，需要不断探索总结和传承。

（详见《中国民间疗法》2019年第27卷第1期第1~5页）

第十一节 探析仲景治疗水饮顾阴思想

水肿痰饮之病，无论是在其发生、发展过程中，还是在其中医、西医治疗时，都有不同程度的阴津损耗，若患者为阴虚体质或水肿及痰饮反复发作，则阴虚就更为突出，故治疗水肿及痰饮顾其阴津就显得非常重要，但现行内科学教材中对此鲜有阐述，难以起到指导治疗作用。其实，早在东汉时期仲景就非常重视该问题，其所用治法及方药都不同程度体现了顾阴思想，临床若能效法，自当收到水饮祛、津阴复之功。对此，南师探讨总结如下：

1. 水津同源，除水消饮，津液自复，贵在神速 如《伤寒论》第71条、72条之五苓散汤证及《金匮要略》之己椒苈黄丸证，前者以通阳化气利水法，药用平和，但治以散剂，以收除水之快功；后者药用相对峻猛，采取分消水饮，导邪下行。二方证未益津而津自复，为仲景治病求本之体现，除水消饮复津之典范。

2. 治重水饮，补脾养液，发于机先 如仲景《金匮要略》治水饮所用之十枣汤及《伤寒论》中治欲作奔豚的茯苓桂枝甘草大枣汤，皆在未出现津液不足之临床表现时，就重用大枣补脾养液。

3. 利水除饮，佐以收敛，益阴存津　仲景治疗水饮，常根据病证在逐饮或利水方中佐以白芍，一则助他药利小便(《神农本草经》载其有“利小便”之功)，二则收敛益阴、存津和营，三则可缓其峻药之猛或制其温药之燥烈，使水饮祛而津不伤。如治留饮之甘遂半夏汤及治阳虚水泛之真武汤。

4. 利水养阴，治分轻重，主次有别　如《伤寒论》中治阳明津伤、水热互结下焦之猪苓汤及《金匮要略》中治“短气有微饮”之肾气丸。尤其从猪苓汤证知仲景开滋阴利水之先河，启胶类药治水饮之先例，后世亦研究表明，用血肉有情之胶类药，可提高血浆胶体渗透压以利尿，可谓既治标又治本。现用治西医学之低蛋白性水肿可提高疗效。

总之，仲景治疗水饮时，根据邪之轻重、病之缓急、阴津受损程度，分别采用不同的顾阴方法。但由上不难看出，顾阴不等于滋阴，因水饮属阴，若动辄滋阴，则滋腻碍化，助邪久留，水饮难去。故吾辈在临证时，当师其法，据证顾阴，发扬创新。

(详见《中国民间疗法》2013 年第 21 卷第 10 期第 5~6 页)

第十二节　钻研《伤寒论》，倡导汤方辨证

20 世纪 80 年代第二批全国老中医药专家学术经验继承工作指导老师畅达主任医师，在研究《伤寒论》的基础上，提出了“汤方辨证”的概念，并率领其弟子李祥林、南晋生共同编著出版了《汤方辨证及临床》一书，可以说“汤方辨证”是学习、研究《伤寒论》的重要成果，正如国医大师王琦教授在该书的序文中指出：汤方辨证的提出“无疑有助于揭示仲景学术的真谛，有助于丰富中医的辨证论治体系”。由于该辨证方法客观、具体、指归明了，实用性强，具有执简驭繁的作用，深受广大医者的欢迎，为了满足众多学者的要求，该书已再版 3 次。当下，二位弟子仍在畅达老师的带领下，积极推广汤方辨证这一学术思想，以冀进一步提高中医临床工作者能力。

(详见《仲景活法—汤方辨证及临床》第 3 版)

第十三节 探索总结了叶天士治疗脾胃病的部分经验

叶天士以善治温病瞩目于世，但对内科杂证的辨治亦能博采众长，发扬创新，故南师对《临证指南医案》中的胃脘痛、便秘等脾胃病辨治特点进行了学习和总结，现举隅如下。

一、胃脘痛证治探要

（一）肝为起病之源，胃为传病之所

1. 疏肝和胃，慎用香燥 叶氏治木气克土之胃脘痛，常选辛、苦、寒之川楝子及辛、苦、平之生香附，以疏肝解郁，理气止痛，如此，既达辛通理气之目的，又避辛香燥烈耗阴之流弊，时时顾及“肝体阴而用阳”的生理特点。如某案“老年郁勃，肝阳直犯胃络为心下痛，久则液枯气结成格”，药用“金铃子、延胡索、黑山栀、淡豆豉”。方中金铃子、延胡索相伍则疏肝理气、活血止痛而不耗阴。再如某案“胃痛半年，干呕”，药用“金铃子、延胡索、半夏、茯苓、生香附、山栀”。如此用药，案中有10余处可查。

2. 燮理肝肺，围绕和胃 胃脘痛，多由肝气犯胃，但肺气不宣也可导致或加重脘痛，三脏常彼此影响，互为因果，临证时不容忽视。因肺气不宣降，则难以制木，木盛横犯则病发，所以叶氏治胃不轻肺，肝、肺、胃三脏燮理。如某案：“舌白，胸痞，脘痛如束，干呕便难，气阻凝痰聚膈，当以泄降宣剂”，药用“川楝子、延胡索、醋半夏、橘红、杏仁、厚朴”。方中川楝子、延胡索疏肝理气止痛；半夏、橘红、厚朴和胃降逆消痞；杏仁宣肃肺气，兼润肠通便。如此三脏燮理，病安能不除？再如“王氏，气逆填胸阻咽，脘痹而痛，病由肝脏厥气，乘胃入膈，致阳明经脉失和，周身掣痛，夜甚昼缓者，戌亥至阴，为肝旺时候也。此症多从惊恐嗔郁所致，失治变为昏厥”，药用“金铃子、延胡索、半夏、姜汁、杏仁、白蔻、瓜蒌皮、香豉”。

3. 建中养胃，反制肝木 叶氏治胃脘痛，既强调木气克土之病机，但又不轻视胃对肝的反制作用，认为“胃属腑，腑强不受木火来侵，病当自失”。尤其

是在肝病及胃，而肝又难忍疏伐时，用之确妥。如某案“胁痛入脘，呕吐黄浊水液，因惊动肝，肝风震起犯胃，平昔液衰，难用刚燥，议养胃汁，以熄风方”，药用“人参、茯苓、半夏、广皮白、麦冬、白粳米”。案中虽有胁痛，但方中无疏肝之品，诚当玩味。

4. 辛酸两和，柔肝扶中　叶氏对肝气犯胃，胃土久伤之证，采用辛酸两和，通补阳明之法，如某案“产后三年，经水不转，胃痛，得食必呕，汗出形寒，腰左动气闪烁，大便七八日始通，脉细弦，右涩，舌白稍渴，脘中响动，下行痛缓。病属厥阴顺乘阳明，胃土久伤，肝木愈横，法当辛酸两和，厥阴体用，仍参通补阳明之阳”，药用“人参、吴萸、生白芍、良姜、熟半夏、茯苓”。方中生白芍，一则柔肝缓急，二则酸敛以制吴茱萸、良姜之辛散；人参、茯苓益气扶中。如此，肝体得充，肝气得疏，中土得扶，病当速愈。

胃痛之治，虽重在治肝，但胃毕竟是病发之位，所以治疗上亦必须注意胃腑本身的通和，故叶氏在治疗胃脘痛的医案中，用二陈汤多达20余处。二陈汤，历代医家均认为是祛痰剂主方，其实通和胃气亦佳，尤其半夏、陈皮同用，降胃理气效宏。

（二）胃痛久而屡发，必有凝痰聚瘀

1. 调气活血并进，虚实寒热当辨　《临证指南医案》言：“凡气既久阻，血亦应病，循行之脉络自痹，而辛香理气，辛柔和血之法，实为必然之理。”然胃痛而气血痹阻者，亦有虚实寒热，故叶氏常以金铃子、延胡索、香附或五灵脂、蒲黄、桃仁、当归为基本方加减。若兼气虚，加人参、柏子仁（《神农本草经》认为有益气作用）。如某案“经几年宿病，病必在络，痛非虚证，因久延，体质气馁，遇食物不适或情怀郁勃，痰因气滞，气阻血瘀，诸脉逆乱，频吐污浊而大便反秘……今痛处在脘，久则瘀浊复聚，宜淡味薄味清养，初三竹沥泛丸仍用，早上另立通瘀方法”，药用“苏木、人参、郁金、桃仁、归尾、柏子仁、琥珀、茺蔚”。若虚寒者，加桂枝、炙甘草等。如某案“胃痛喜得暖食，肠中泄气则安，数年痛必入络，治在血中之气”，药用“桂枝、桃仁、归须、茯苓、韭白汁”。身体尚壮，寒热证不突出者，独理气活血可效，如某案“酒肉滞气胃痛……苦辛泄降可效”，药用“延胡索、金铃子、桃仁、蒲黄、五灵脂”。

2. 瘀血久积痼痛，虫药逐瘀缓用　瘀血久积之痼痛，药轻缓则逐瘀无力，药重迅猛则难入病所，反徒伤正气。对此，叶氏以虫类活血逐瘀药为主制丸而用，这样，既可入络逐瘀彻除病邪，又不伤正，似慢而快也。如某案"久有胃痛，更加劳力，致络中血瘀，经气逆，其患总在络脉中痹窒耳。医药或攻里，或攻表，置病不理，宜乎无效，形瘦清减，用缓逐其瘀一法"，药用"蜣螂、䗪虫、五灵脂、桃仁、桂枝、蜀漆，用老韭根白捣汁泛丸，每服二钱，滚水下"。

3. 辛润苦滑通阳，涤痰散结调气　叶氏认为"胃痛久而屡发，必有凝痰聚瘀"，治瘀当气血并调，治痰需通阳调气，开涤浊涎。如某案"老年气衰，病发日重，乃邪正势不两立也，今纳物呕吐甚多，味带酸苦，脉得左大右小，盖肝木必侮胃土，胃阳虚，完谷而出，且呃逆沃以热汤不减，其胃气掀腾如沸，不嗜汤饮，饮浊弥留脘底，用药之理，远柔用刚。嘉言谓能变胃而不受胃变，开得上关，再商治法，紫金丹含化一丸，日 3 次。又议以辛润苦滑，通胸中之阳，开涤浊涎结聚。古人谓通则不痛，胸中部位最高，治在气分"，药用"鲜薤白、瓜蒌实、熟半夏、茯苓、川桂枝、生姜汁"。

（三）久痛之胃夹虚，营血不充当辨

胃脘疼痛，历经岁月，虚象逐出，故叶氏临证不囿于"胃痛久而屡发，必有凝痰聚瘀"之说，认为久痛之胃，亦可由营虚不荣所致，有案可稽。如"顾五一，营虚胃痛，进以辛甘"，药用"当归、桂枝、茯苓、炙甘草、煨姜、南枣肉"。再如"程氏，脉软，背寒，食入脘痛"，药用"人参、茯苓、当归、白芍、炙甘草、煨姜、南枣"。

（详见《四川中医》1992 年第 5 期第 5~6 页）

二、便秘证治探要

（一）热结便秘，治从肝肠，善用芦荟

热结便秘，历代医家多循仲景之法，方用承气辈之属，而叶氏却另辟蹊径，少用大黄，多选芦荟，方用更衣丸（朱砂五钱，芦荟七钱，酒少许和丸）。如某案"脉动数，舌干白，不欲饮水，交夏脐下左右攻痛，服米饮痛缓，逾时复痛，六七日大便不通。小溲甚少，部位在小肠，屈曲有阻乃痛，未便骤认虫病，凡六腑宜通，通则不痛，以更衣丸二钱，专通火腑之壅结，一服"。再如某案"阳气郁勃，腑失传导，纳食中痞，大便结燥，调理少进酒肉坚凝，以宣通肠胃中郁热可效"，药用“川连、芦荟、莱菔子、炒山楂、广皮、川楝子、山栀、厚朴(姜汁炒)、青皮”。如此用药,案中有七处可稽。便秘之病,位虽在大肠,但临证表现却首见脐腹两侧胀痛,以“经络”化分,又属肝经循行部位,故热结便秘,叶氏首选芦荟。芦荟大苦大寒,归肝、胃、大肠经,因气味稍秽恶,众医多畏其损脾败胃,但若用量适当,配伍恰妥,不仅用后热清腑通,且有健胃作用,现代药理研究亦提示其能促进胃液分泌,对肠有刺激性泻下作用,况更衣丸是以酒制丸,并以好酒送服,酒性辛温,一则能除芦荟大苦大寒伤胃之弊,二则味辛行气,既调达肝气,又有助通腑。倘若热结气滞较甚,可灵活化裁,以丸改汤,据证增损,以增强“宣通肠胃中郁热”之功。临证时,为避芦荟味苦气秽之弊,常研末装入胶囊与汤剂配服。

(二) 气郁便秘,治从肝胃,方取丹溪

朱丹溪治杂病以理气为首,临床效著。叶氏博采众长,深得其要,对气郁便秘,治从肝胃,方用丹溪小温中丸(由苍术、川芎、香附、神曲、醋炒针砂糊丸),不通便而便自通。如某案“江,脾宜升则健,胃宜降则和,盖太阴之土,得阳始运,阳明阳土,得阴自安,以脾喜刚燥,胃喜柔润。仲景急下存津,治在胃也,东垣大升阳气,治在脾也,今能食不运,医家悉指脾弱是病,但诊脉较诸冬春,盛大兼弦,据经论病,独大独小,斯为病脉,脾脏属阴,胃腑属阳,脉见弦大,非脏阴见病之象,久病少餐,犹勉强支撑,兼以大便窒塞,泄气不爽,坐谈片刻,嗳气频频。平素痔疮肠红,未向安适,此脉症,全是胃气不降,肠中不通,腑失传导变化之司。古人云,九窍不和,都属胃病,六腑为病,以通为补,经年调摄,不越参术桂附,而毫乏应效,不必再进汤药,议仿丹溪小温中丸”。再如某案“高,多郁多怒,诸气皆痹,肠胃不司流通,攻触有形,乃肝胆厥逆之气,木必犯土,呕咳恶心,致纳食日减,勉进水谷,小肠屈曲不司变化,为二便不爽。所谓不足之中而兼有余。医勿夯视”。丹溪小温中丸,功可疏肝理气、清热除湿、消食和胃,原治积聚及湿热黄疸轻症,叶氏用治便秘,亦收良效,充分体现了其师古而不泥古的治学精神。

(三) 湿热便秘,治从肺肠,宣通为要

湿热便秘,临床治疗颇感棘手,若遵“治湿不利小便,非其治也”之则,又恐出现“利小便而实大便”之果,再或用苦寒通腑之剂而图一时之快,黏腻湿邪又难以速除，屡用又易损胃。对此，叶氏常采用宣通之法，治从肺肠，下病上取。如某案“金，湿热在经，医不对症，遂令一身气阻，邪势散漫，壅肿赤块，初因湿热为泄泻，今则窍闭，致二便不通，但理肺气，邪可宣通”，方药用“苇茎汤去瓜瓣加滑石、通草、西瓜翠衣”。类案三则，不再列举。肺主宣发，为水之上源，又与大肠相表里，肺气宣肃有节，则水道通调，大肠之气易下。苇茎汤为治肺痈之名方，历代袭用，可谓专病专方，但叶氏不受其束，古方新用，移治便秘，异病同治，其对前贤经验发扬创新精神可见一斑。

（四）阳升风秘，治从肝肾，顾及胃腑

肝胃阴虚，风阳自生，下焦液枯，肠燥便秘，治当滋水涵木，增液行舟，无可非议，但叶氏强调“肝风木横，胃土必衰”，临证宜顾及胃腑，药用“尤非呆滞”。如某案“潘，肝血肾液久伤，阳不潜伏，频年不愈，伤延胃腑，由阴干及乎阳，越人且畏，凡肝体刚，肾恶燥，问大便五六日更衣，小溲时间淋浊，尤非呆滞补涩所宜”，药用“炒杞子、沙苑、天冬、桂酒拌白芍、茯苓、猪脊筋”。方中猪脊筋、天冬滋补肝肾之阴，但略显厚腻，故配桂酒拌白芍，一则以白芍益阴柔肝，二则借辛温之酒性，以防甘寒腻胃滞膈；枸杞子本为平补阴血之品，再经炒用，其滋腻之性更减；沙苑子平补肝肾，但具收涩之性，与病机治法不符，故配以茯苓渗利下行以除其弊，药味虽少，但配伍精当。

（五）久病便秘，治重于血，法宗东垣

便秘则腑气不通，日久则气结血瘀，叶氏每遇此证，常效仿东垣，采用通幽之法，其中久病体弱者，制以丸膏，峻药缓用，似慢而快。如某案“王，日来便难溺涩，是下焦幽门气钝血燥，议东垣通幽意”，药用“咸苁蓉一两，细生地二钱，当归一钱半，郁李仁二钱，柏子霜一钱半，牛膝二钱”。再如某案“李，脉小弱，形瘦肠风已久。年来食少便难，得嗳噫、泄气，自觉爽释，夫六腑通即为补，仿东垣通幽意”，药用“当归、桃仁、红花、郁李仁、冬葵子、柏子霜、芦荟、松子肉，水熬膏服五钱”。

（详见《四川中医》1998 年第 16 卷第 2 期第 4~5 页）

第四章

对提高中青年中医师临床疗效的思考

第一节 几点建议

南师作为铁杆中医之一，不光注重自己的理论学习和临床实践，尚时时刻刻关心中青年中医师的成长，故结合自己的奋斗历程，并根据青年医师在临床中的迷茫点，经过反复思考，提出了如下建议。

一、认识自我，更新观念

中青年中医主要有以下优势：精力充沛，思维敏捷，易接受现代科学知识；具备一定的西医基础知识，能适应临床需要；科研设计具有前瞻性和合理性。以上三点决定了中青年中医有利于开展“微观辨证”“辨病施治”和“中医现代化”。而其不足主要表现为对中医基础理论理解和掌握不够，尤其是对中医古典医籍缺乏必要的学习，直接导致辨证施治水平降低；不能正确认识和对待中西医之两种不同理论，在临床时，西医的概念理论干扰着中医辨证思维，从而影响了中医疗效；面对目前中医的发展形势，缺乏正确认识，有“弃中从西”“舍本求末”之趋势。对此，当在积极为他们“充电”的基础上，利用现代名医能够运用中医药征服某些疑难病症的事实感化他们，并言传身教，体现疗效，说明中医能与时俱进，可持续发展。使中青年中医产生自信，甚至自豪感，进一步从思想上真正认识到中医疗效的可靠性，树立要想使自己在专业上有所突破，必须立足于中医阵营的信念。只有这样，中青年中医师才能发挥自己的主观能动性，且利用自己的优势，在临床中不断积累经验，探索规律，提高辨治水平。

二、注重学习，夯实基础

提高中医临床疗效，学好中医基础理论是前提，而要想掌握好其基本理论，又必须加强对中医经典著作的学习。“四大经典”等是中医理论运用于临床的典范，它不仅为我们留下了许多迄今行之有效的方药，更重要的是为我们提供了中医临床辨证思维的规律与方法。对于中青年中医师学习经典著作而言，即使我们做不到像历代前贤那样熟诵原文，但也必须认真地理解记忆，起码达到熟读程度，要深知“非烂熟于胸中，安能应变于俄顷”。

三、勤于实践，提高疗效

作为一名中医，尤其是中青年医师，在掌握了一定的中医基础理论后，就要勤于实践，善于总结，这样才能不断提高自己的辨病辨证施治水平，获得较好的临床疗效。笔者根据自己的体会，将辨病辨证施治的境界，分为三个层次。供中青年中医采纳。

（一）规范辨证，对号遣方

对初入临床者，应把病人的病情和自己所掌握的辨病辨证施治的规范（包括教材、经典著作、名医论述等）相比较，看与孰相近，对号诊病、辨证、立法、遣方。由于中医辨证论治方法多样，中青年医师不易掌握，故最初运用“汤方辨证”的方法，能获得较好疗效。所谓“汤方辨证”是以方剂的适应病证范围、病机、治法、禁忌证等相关内容为框架，对疾病的临床表现体征及其他相关资料进行辨析的辨证方法。它主要包括下述三种临床思辨方法。

1. 专病专方，即针对某一种疾病拟定专方，只要诊断为某病，只须径投某方便可。如《金匮要略》中治疟、治痢、治黄之诸方剂，历经千载，反复验证，疗效确切。

2. 专证专方，即临床上只要有该方证的病因、病机、症状、体征，则可选用该方治疗。《伤寒论》是汤方辨证的典型杰作，如全书398条原文中，有261条属于汤方辨证的内容，且多处出现“桂枝证”“柴胡汤证”之类的文字。

3. 经过一般辨证程序，病证、治法确立之后，在同类方剂中寻求方证对应的思辨过程，亦属汤方辨证之内容。如经过辨证，确定为脾虚证，治应健脾益气，但在确定当用四君子汤、六君子汤、香砂六君子汤，抑或健脾丸时，仍需将患者的脉症与汤证进行再一次辨析。如此，方证与病证则再一次得到统一，其治疗效果就会更为显著。

利用规范辨病辨证施治，看似机械，但易于掌握，收效者甚多。乏效者多与用药经验不足有关，虽方证合拍，但药量大小有出入，达不到预期效果。对此，医者若能勤观察、多总结，则可克服。

（二）辨证困惑，寻找良策

由于中医辨病体系自身发育的不完善，及人们对疾病认识的不断发展与深化，致使中医面临着“有症无病”“准确下病名诊断困难”和“无症可辨”的局面。如临床常见的胃脘不痛、不胀而仅是难受，头不痛、不晕而仅闷闷不爽等，都难以准确地判定其临床病名；再加上一些疾病早期各种检查已明确诊断，但因无任何外在表现，中医诊断则无证可辨，为治疗带来了较大的困难。如何解决辨病和辨证这一困难，我师畅达主任医师提出了以下观点，笔者认为颇为实用。

一，在中医病名尚未规范化情况下，辨病、辨证宜量情而定，不必强求。也就是说，临床上实事求是，能辨病则辨病，不能辨病则辨证。

二，宏观与微观检查并重，创立新的中医辨证观念。积极引进现代理化检查结果作为中医辨病辨证的依据，不仅可以完善自我，深化中医对疾病的认识，也可解决“病前的病”和“病后的病”的诊断定位定性问题，亦即对未出现临床症状的“病”，作出前瞻性的诊断，对临床症状已消失的“病”，作出回顾性的诊断。在临床症状缺如而无法辨证的情况下，不妨根据西医诊断和临床检验结果，选用中西结合研究中相应成果的有效中药和方剂进行辨治，如患者单项谷丙转氨酶升高，可予木贼、白茅根、茵陈、五味子等清热利湿以降酶；若乙肝病原学检查异常者，则又可予黄芪、枸杞、板蓝根、虎杖等中药以提高机体免疫力和抗病毒能力。虽然这样做似乎有失于中医辨证施治精神，有中药西用、废医存药之嫌，但在“无症可辨”的情况下，也不失为一可行的权宜之法。

三，逆向思维，以有测无。临床中如果能用一般有症状患者的辨证施治规律对“无症可辨”者进行反向思考，即用前者病机推测后者的病机，用前者的病证推测后者的病证，则治法、方药亦随之而出。

四，加大临床观察样本，探索证与临床检验结果间的必然关系。

（三）升华思辨，古方新用

中青年中医师随着长期的刻苦学习、思考和反复实践，知识愈来愈广博，经验愈来愈丰富，在临床中可迸发出直觉思维的火花，即所谓的“顿悟”。在这种情况下，压缩了思辨程序，以“不辨”为辨，汤证明确，其病因、病机、病位、治法含义昭然。正由于此，该法尤宜于急重症患者。当然要做一个“上工”，在临床中尚要做到“必先五胜”，确定主导；“发于机先”，预测转归，达到“见痰休治痰”及治未发、治萌芽、防传变之境界。特别是要善于发皇古义，通常达变，融汇新知，古方新用，很好地解决“古方”与“新证”的问题，不断扩大中医治疗病种的范围。

（详见《中国中医药报》2004 年 1 月 1 日第 5 版）

第二节 浅探影响中青年中医师临床疗效之原因和对策

1. 被临床一般性工作所困，疏于中医理论学习。中青年中医师多以住院部工作为主，随着人们对中医的认知不断提高，近年来，住院病人不断增加，甚至不时出现一床难求现象，而作为住院病人管理医生的主力军，工作强度可想而知，若利用晚上充电学习，可能很难实现，即使有精力、有时间学，也多学习一些必备的西医学知识，因现在对住院病人的诊治还是以中西结合为主，真正的传统中医病房少之又少。

2. 对疾病实施中西双重治疗，难以准确评估中医疗效。正如上述，由于现在对住院病人，甚至一些门诊患者，都予以中西药并用，故给准确评估中医药疗效带来了困难，随之一些所谓的真正经验亦经不起验证。

3. 重视对“四大经典”的学习，忽略对“四小经典”的重温。数年来，中医界掀起了“学经典、用经方”的热潮，各级、各学科都在举办经典学习应用推广班，为中医事业发展营造了良好的氛围，为提高中医临床疗效起到了良好作用。但是在临床中，却出现了滥用经方，生搬硬套一些专家经方经验的现象，导致临床疗效不佳的情况时有出现。其实，对一个中医来言，临床上不管经方、时方，只要能治好疾病就是好方。而这一情况的出现，南师认为与医者，尤其是青年医师，忽略对中医基础理论、中医诊断学、中药学及方剂学的进一步学习有很大关系。为了引起大家对以上四门学科的重视，南师将其称为“四小经典”。万丈高楼平地起，打好基础是关键。只有学好“四小经典”才能更好地辨准证、选对方、用好药、收佳效。

4. 缺少单独坐诊机会，对上级医师及自己的经验不能及时总结。

鉴于以上原因，南师认为应从以下几个方面努力。

1. 作为一个综合性的中医院，当积极向上级相关部门申请，建立中医传统病房，这样既可减轻患者经济负担，又可不断提高中青年中医师的辨治水平。

2. 对病人的诊治尽最大努力做到能中不西，能中西并举，不单独运用西药治疗。

3. 在学习“四大经典”时，要与学习“四小经典”紧密结合。如在学习《伤寒论》的汤证时，就可结合现行《方剂学》及《中药学》对某一汤方及药物进行学习，应当相信一个经过临床实践的中医师，若再次学习这些基础课后，就会有不同和更深的认识，如此就为提高疗效奠定了良好基础。

4. 作为一名中青年中医师，要想较快提高自己的辨治水平，就要克服一切困难，坚持做到书写医师日记，将每天临床上的得与失进行回顾总结，若能坚持数年，必有一个质的飞跃。对此，南师深有体会。

5. 在缺少单独坐门诊的情况下，要对身边的亲朋好友做好自我推介，逐渐提高他们对中医的认知、对你本人的信任，为他们的健康保驾护航，在实践中不断提高疗效。

第五章

用药心得散谈及药物作用探析

第一节　心 得 散 谈

南晋生老师治病既倡导汤方辨证，又注意具体用药的灵活性。他既熟谙中药的传统药性功用，又掌握众多药物的现代药理作用，临证常将药性和药理相结合，并使中药以对药等形式出现，形成自己的独特用药经验，现将平素对工作室人员的系列用药心得散讲整理如下，以供参考。

一、制酸药的选用

第一组：乌贝散［海螵蛸（又称乌贼骨）、浙贝母］，为民间验方，最早刊于《江西中医药》。其组成比例为海螵蛸85%，浙贝母15%。制酸止痛，敛疮生肌，效果显著。药性平和，凡消化性溃疡及胃病反酸者，皆可选用。南师对空腹胃脘不适者，常与党参、白芍、炙甘草相伍配入方中，收效较佳。浙贝母虽为清热化痰药，但尚可散结消痈，现代药理研究亦表明浙贝母具有抗溃疡、镇痛、抑制胃酸分泌功能。

第二组：左金丸（黄连、吴茱萸），主要用于肝胃郁热的烧心反酸。效果与二者的配伍比例有关，临证不必拘泥于6∶1比例。

第三组：蒲公英、败酱草。主要用于胃热或湿热中阻的胃酸者。败酱草为清热解毒之药，用治胃病吐酸，乃湖南省中医药研究院邵冬珊首倡，曾撰文发表于《中医杂志》，认为“大凡吞酸，总以热证为多见”，故每见吞酸即加入败酱草而取效。其尚可杀灭幽门螺杆菌，并入血分，对糜烂、溃疡者效果更佳。蒲公英苦、甘、寒，归肝、胃经。功可清热解毒利湿，现代药理研究发现，有抑制胃酸分泌,抗胃溃疡作用,且可抑制杀灭幽门螺杆菌。

第四组:煅瓦楞子、生牡蛎。前者为制酸佳品,可以随证加入;后者制酸力弱,多用于夜卧不安而又见胃脘不适反酸者(非单独使用,要与他药配伍)。

第五组:失笑散。用治顽固性反酸。他医经验,未曾验证,提供参考。

二、滋脾阴药的选用

因脾阴不足的表现与胃阴虚的症状相似,故临床有些医者在二者用药上几无区别。实质上脾阴不足的突出症状尚有口唇干裂,严重者起皮,伴轻度乏力。所以大家选药时,一定要用生山药,并且重用;黄精亦为必用之品,量可用至15~30g,但该药滋腻,注意配伍,防止碍胃。如佐以陈皮或适量砂仁,做到柔中有刚。若再合用沙参麦冬汤就可收到良好的滋脾养阴之效。

三、肠化、增生、息肉术后如何在辨证用药的基础上辨病选加药物

第一组:生薏米(利湿健脾,抗癌防癌转移)、土茯苓(利湿解毒,对肝癌、胃癌有抑制作用)、三七粉(活血化瘀,药性温和,调节免疫,诱导分化,能够明显治疗大鼠胃黏膜的萎缩性病变,并能逆转腺上皮的不典型增生和肠上皮化生,具有预防肿瘤的作用)。

第二组:三棱、莪术。活血破瘀、善消腹部之癥积,后者具抗瘤作用。如莪术油注射液。

第三组:传统的清热解毒抗癌药,如半枝莲、白花蛇舌草等。

第四组:以毒攻毒药。如全蝎、蜈蚣等,通络剔邪、化瘀止痛,现研究对多种肿瘤有效。

以上药物可根据病情进行选择性组合。这些药物有远功无近效,医者当自明。

另外,再给大家介绍一首劳绍贤教授的抗增生经验方:莪术、半枝莲、姜黄、薏米、陈皮。临证可随机选加。

四、如何在辨证遣方的基础上选加消痞除满（心下痞满）之药

枳实：行气导滞，消痞散结。体质较实者可选加。枳壳：功似枳实，但力弱，体质较弱者多选用。本人曾给火车站一女性胃下垂患者用该药至30g，收效显著。陈皮：辛、苦、温，理气化痰、消痞散结功著。为本人治胃痞必用之药，且用量较大，最大量至30g。此效法我市已故名老中医周鼎新之经验，但鉴于现多喷洒农药，故本人现多用至15g。柴胡：现教材无“消痞散结”功效之记载，但《神农本草经》有“主心腹肠胃中结气，饮食积聚，寒热邪气，推陈致新”之记述，临证可与半夏、枳实、枳壳等配用，做到降中有升，气机顺达，痞消满散。半夏：消痞散结之佳品，但燥烈有余，阴津不足慎用，或注意配伍。威灵仙：为祛风散寒、通行经络之品，同时有增强胃肠蠕动之功，且临床收效较著，故一些中医贤者，在治疗胃肠“痞、满、胀”时经常加用。此非辨证用药，要心中明了！类似用药尚有“秦艽”等，不一一赘述。

五、麻黄、五味子

麻黄：辛微苦温，入肺、膀胱经，为肺经之专药。功可解表发汗、宣肺平喘。五味子：酸温，入肺、心、肾经。功可敛肺止咳平喘、益气生津安神、温肾固涩止遗。

本人常将两药作为对药用于以下两方面：

1. 咳嗽　寒性咳嗽，无论虚实皆可运用。其中属实者，麻黄用量大于五味子，宣肺散邪之力胜于敛肺止咳之功，止咳而不留邪，此法有些同仁不主张运用，但临证确实取效较捷。其实张仲景早在小青龙汤中示人以例。虚证者，麻黄用量小于五味子，敛肺止咳之力胜于宣散之力，既不留邪，又不耗散肺气。同理，也可用治喘证。

2. 遗尿　本人在治疗虚证小儿遗尿、成人小便失禁时，常在辨证遣方的基础上加入两药，以提高临床疗效。麻黄为肺经专药，而肺为水之上源，通过宣发肺气，以上制下。现代药理研究表明其有增强膀胱括约肌的作用。五味子酸温入肾，固涩止遗。两药一上一下、一标一本，共提疗效。高血压及心脏病患者慎用。

六、羌活、独活

二药辛苦温，入膀胱、肾经。功可祛风散寒除湿，且羌活有较好的发汗作用。但羌活主入膀胱经，主上、主外；而独活主入肾经，主下、主内。二者合用一上一下、一内一外，通治全身。本人主要用治以下两方面：一者外感风寒湿表证。症见恶寒发热、周身酸痛等，如此配用，人参败毒散早有示例，尽可效法，疗效必著。若兼内火者，本人常加入蒲公英、连翘，称为二活英翘汤。曾用此经验方治一同仁的高烧不退，为此，该同仁跟随我学习 3 个月。二者，用两药治疗风寒湿痹。

七、枳实、桔梗

枳实：苦、辛、微酸，微温。归脾胃经。功可行气消痰，散结消痞。桔梗：苦、辛，平。归肺经。功可开宣肺气，祛痰排脓。二者味皆苦辛，可降可开，但枳实以降气为主，桔梗以开宣肺气、利咽升提为主；二者皆可除痰，但枳实主在消痰，桔梗主在祛痰，消除机体内病理产物途径不同。本人在临证中，将二者之特点有机结合，以对药形式用于以下两种情况。一者，凡咳嗽患者，无论有痰无痰，在辨证遣方的基础上均可加入二药，如此则枳实降气、桔梗升宣肺气，一降一升，以助肺之宣发与肃降功能恢复；二者，凡痰瘀阻胸时，也可在辨证遣方的基础上加入二药，升降气机，以利痰消瘀散，也是“治痰必当理气”“气行则血行”之理的体现，血府逐瘀汤就是很好的范例。还有，凡胸闷患者，在辨证遣方的基础上也均可加入二药。

八、羌活、石菖蒲

羌活辛、苦、温，为辛温解表药，本人除常用于外感风寒湿及寒痹外，尚因其有气味芳香雄烈、善于上行之特点，取其“巅顶之上，惟风可到”及“风可胜湿”之理，用治头闷头沉、舌苔白腻者。另外，因其可透过血脑屏障，故有些同仁在治疗脑病时常加入本品以起“引经”作用。石菖蒲辛温，功可芳香化湿、开窍宁神。本人常将二者相伍（作为对药），治疗头闷头沉而舌苔白腻者，效果显著，各位不妨一试。

九、连翘三药对

1. 连翘、淡竹叶　连翘苦，微寒。归肺、心、胆经。其清热解毒，又有苦寒通降之性，《日华子本草》云“通小肠”，《药性论》称“主通利五淋”，故具清心利尿，通淋消肿之功。现主要用于急性肾炎、肾盂肾炎、泌尿系感染，尤其在消除血尿、蛋白尿与水肿方面功效显著，但用量需较大，一般可用至30g。淡竹叶甘淡寒，归心、胃、小肠经。功可清心利尿，在临床上与连翘作为对药治上述之病证可获显效。

2. 连翘、竹茹　竹茹甘寒，善清胃热，降逆止呕，为众医所熟知，但连翘具清热止呕之功，不知者不乏其人，因我国历代本草并无此记载，其清热止呕作用，首见于日本汤本求真的《皇汉医学》。本人将二者作为对药用治胃热恶心呕吐效果甚佳，用时需量大，但服时要少量，分多次饮下。

3. 连翘、黄芪　黄芪甘温，补气固表，常用治气虚卫表不固的易感冒患者，但性温升阳，部分患者服用后易“上火”，如出现咽痛等症状，本人配以连翘，既起到了纠偏清热作用，又无伤脾胃阳气之弊。

十、芦根、白茅根

二药均为甘寒之品，皆入肺胃经，同具清热生津利尿之功。其中，芦根主入气分，白茅根主入血分。本人临证时，常将二者作为药对用于热病伤津、烦热口渴者，能获佳效。二药合用，一气一血，甘寒不滋腻，生津不敛邪，且可导邪火从小便而出。同时，用于湿热性口疮而见口渴者效著。但药性平和，用量需大，一般皆可用15~30g。

十一、延胡索、白芍

延胡索辛、苦、温，入肝、脾经。功可活血行气止痛，止痛作用显著，作用部位广泛，且持久而不具毒性，为临床上不可或缺的优良止痛药。正如《本草纲目》所言：“能行血中气滞，气中血滞，故专治一身上下诸痛，用之中的，妙不可言……盖玄胡索能活血化气，第一品药也。”白芍苦、酸、微寒，归肝经。具养血敛阴、柔肝止痛之效。常于治疗营血不荣之疼痛。二药相伍，活血行气不伤阴血，养血益阴不敛邪。故本人常将二者作为对药用治多种原因引起的气血阻滞所致的心腹痛、胁肋痛、疝痛、腰痛、关节痛及痛经等多种疼痛证，可获佳效。

十二、白花蛇舌草三药对

1. 白花蛇舌草、甘草　白花蛇舌草苦甘寒，既有较强的清热解毒作用，又可利湿，大量单用即有效。本人在看书学习时偶得一方，即以白花蛇舌草30g、甘草3g水煎服治疗痤疮，对痤疮红肿，抓破后有白色分泌物者效佳。经临床验证确效。

2. 白花蛇舌草、仙鹤草　白花蛇舌草为清热解毒型抗肿瘤药众所周知，无须赘述；仙鹤草为传统的收敛止血药，又称脱力草，有补气益力作用，且现代药理研究，可增强人体免疫力，抑制肿瘤细胞的生长。故本人将二药作为对药用治肠化生、异型增生、肿瘤患者，既可扶正，又可抗瘤，符合中医的扶正抗邪治则。

3. 白花蛇舌草、干姜　白花蛇舌草以清热解毒抗瘤作用见长，如常用于肺、胃、肝肿瘤及萎缩性胃炎的肠化、增生，一般用量大，服用时间长，由于其性味苦寒，易伤脾胃，故本人常配以性味辛热，功可温振脾胃之阳的干姜，以除白花蛇舌草苦寒伤胃之弊，增强抗瘤、防瘤作用（现代药理研究表明，温中健脾中药能显著提高体内免疫细胞的数目，并具有抗肿瘤的作用）。

十三、藿香、薄荷

藿香辛微温，归脾、胃、肺经。其气味芳香，长于宣湿化浊醒脾，善能祛除中焦秽浊陈腐之气；薄荷辛凉，归肝、肺经。其气芬芳清凉而香，《新修本草》言："主贼风伤寒，发汗恶气，心腹胀满，霍乱，宿食。"现代药理研究提示薄荷能制止肠内物异常发酵。两药合用，芳香醒脾，化浊除腐。本人临证将二者作为对药治疗口臭获得较好效果。

十四、蒲黄、五灵脂

蒲黄甘、平，归肝、心经。生用活血行瘀止痛效著（炒用以止血为主），且味甘不伤气破血；五灵脂咸温，归肝经。功可散瘀止痛。本人临证常将二者作为对药用治心腹胸诸痛而见舌黯或有瘀点、瘀斑者效著。正如《名医方论》言本方有“推陈致新之功，甘不伤脾，辛能散瘀，不觉诸证悉除，直可以一笑而置之矣”。另外，在使用二药时必须包煎。

十五、鸡血藤三药对

1. 鸡血藤、威灵仙　鸡血藤辛、甘、温，归肝经。具补血行血、舒筋活络之功，临证主要用于血虚血瘀及经络不通等证；威灵仙辛温，能迅猛通行十二经络，祛风、除湿、止痛之力颇强。本人临证将二者作为对药治疗风湿痹痛、肢体麻木、筋脉拘挛、关节屈伸不利之证可获佳效。两药相伍，辛散温通而不燥烈(因鸡血藤有补血作用)，可谓通中有补，散邪行血，舒筋活络，对于风湿痹痛、肢体麻木等证可久服常服，且疗效肯定。

2. 鸡血藤、党参　鸡血藤补血行血；党参补气养血。两药合用，气血双补，补而不滞。且现代药理研究表明，两药对放化疗引起的白细胞下降有升高作用。故本人常将二者作为对药治疗气血两虚及放化疗后的白细胞减少症。

3. 鸡血藤、蜈蚣　鸡血藤长于养血行血、舒筋活络，但作用和缓，用治肢体麻木时宜量大久服；蜈蚣咸温，归肝经。通络作用甚强，治疗肢体麻木功著，但燥烈有毒，不宜久服，故本人治疗麻木时常将二者有机结合，通补兼顾，收效显著。

十六、枳实、白术

二药的配伍首见于《金匮要略·水气病脉证并治》：“心下坚，大如盘，边如旋盘，水饮所作，枳术汤主之。”此病位于中焦，脾虚失运，饮停气滞，仲景以枳实(或枳壳)行气、散结、消痞，白术健脾化饮。其中枳实用量为七枚，白术为二两，根据汉代和现代的计量折算，前者和后者的用量比当为3∶1(个人观点)，不难看出此汤以消为主、以补为辅，正如方后云“腹中软，即当散也”。自仲景后，张元素又制出枳术丸治疗脘腹痞满、纳少难消之症。从组方来看，白术二两，枳实一两，为极细末，荷叶裹烧饭为丸。本方具健脾、消积、除痞之功，但以补为主，以消为辅。可见剂量不同，则主治各异；剂型不同，病有急缓。总之，临证时，凡心下痞满，伴乏力纳呆，舌淡胖边有齿痕，苔白腻，属脾虚气滞者，可用以上两药(对药),其配伍比例,根据临床虚实情况而定,不必拘泥于原方原量,取其尊古不泥古之意。

十七、川牛膝、益母草

牛膝苦、酸、平,归肝、肾、经。功可活血祛瘀,引血下行,补肝肾,通淋涩。现用牛膝有怀、川之分,怀牛膝以补肝肾、强筋骨作用见长,而川牛膝化瘀通利功著。益母草辛、苦、微寒,归肝、心、膀胱经。具活血祛瘀、利尿、解毒之功效。本人常将川牛膝与益母草作为药对用治以下疾患,收效较著。

1. 用于女子因瘀血阻滞而月经延期不来者　益母草为经产要药,功擅活血调经;川牛膝活血且引血下行,有一举两得之效。两药合用,功彰效著。

2. 治疗前列腺增生所致的癃闭之病　在辨证遣方的基础上,加入该药对,既可化瘀散结,又可通利小便,且引诸药下行直达病所。

3. 过去在跟畅达老师学习期间,治疗下肢静脉曲张水肿时,常在辨证遣方的基础上加入二药,共奏活血祛瘀、利水消肿之效。

4. 治疗腰椎间盘病变所致的腰腿痛　以二药的活血祛瘀、利水消肿作用来缓解患者病变局部的充血、水肿现象,提高临床疗效。

另外,已故国医大师朱良春先生认为,益母草为一般用量时,主要起活血化瘀作用,而量至60g时,才具有利水消肿功效。望大家以后验证。本人一般用量在15~30g,为了确保活血利水作用,又常配泽兰协同二药活血利水,以确保临床疗效。

十八、黄连三药对

1. 黄连、吴茱萸　黄连苦寒,归心、肝、胃、大肠经。清热泻火作用甚强,尤以清泻心胃之火见长;吴茱萸辛苦热,归肝、脾、胃、肾经。既可温中降逆止呕,又善解肝经之郁滞。两药合用即《丹溪心法》中之左金丸,用治肝胃郁热之口苦、烧心、反酸、呕吐等症。其黄连与吴茱萸用量比为6∶1。由于两药相伍,具寒热并用、辛开苦降之功,故本人也用该方治疗寒热错杂(热胜于寒)之心下痞而伴烧心反酸者,收效较著,此仲景之法也!但用量比不必拘泥于6∶1,只要黄连用量大于吴茱萸就可,一切要从临床实际出发。

2. 黄连、细辛　黄连苦寒直折心胃之火，为治火热口疮、牙痛之要药；细辛味辛而厚，气温而烈，芳香走窜，无孔不入，止痛效佳。现代药理研究也表明其有镇痛和局部麻醉作用。故本人临证治疗火热牙痛和口疮时，将二药以 2∶1 相伍收效快捷（黄连 2，细辛 1）。另外，除口服该汤剂外，尚可以第 3 煎药液漱口。

3. 黄连、肉桂　黄连降泻，善清心火；肉桂辛甘大热，温补肾阳，引火归元，且能温营血而利血脉。二者合用，清上温下，交通心肾。临证用治心肾失交的失眠、心悸、夜尿次频及口疮反复发作者效佳。总之，凡上热下寒者都可运用此二药，屡用屡验。

十九、酸枣仁、延胡索

酸枣仁甘、酸、平，归心、肝经。具有较强的养心阴、益肝血、宁心安神作用。用治心肝血虚之失眠、惊悸怔忡效佳。但近年来价格持续上涨，一般患者难以接受，故本人临证时将汤剂改为散剂，睡前每服 3~6g；延胡索功可活血行气止痛，现代药理研究表明其有镇静催眠作用，如现代制剂延胡索乙素片就具有良好的镇静安眠效果。故本人常将延胡索末与酸枣仁末以 1∶1 比例合用，于睡前服 6~9g，治疗心肝血虚之失眠，收到一定效果。如此，既减轻了患者的经济负担，又提高了临床疗效，大家不妨一试！

二十、百合、乌药

二药相合为陈修园的百合乌药汤。主治“心口痛，服诸药不效者，亦属气痛”。不难看出原方主治气滞胃痛。但使人难以理解的是气滞胃痛属常见病证，为何服诸药不效，而用百合乌药就能收效，本人久思渐悟。一，百合甘微寒，有养阴生津之功，且用量较大，说明患者素胃阴不足，那为何要选用百合呢？因《神农本草经》言：“百合，味甘平，主邪气，腹胀心痛……”二，乌药辛温，归胃、肾、膀胱经。行气散寒止痛功著。用量约为百合的 1/3。二药相伍成方，从方证相合方面来看，本方主治证当为“阴虚气滞之胃痛”。且药性平和，寒温并用，柔中有刚，养阴不碍中，理气止痛不伤胃。正因如此，现一些医者用治各种胃痛。

二十一、紫菀、款冬花

紫菀苦、甘、微温，归肺经。其性温质润，味苦降泄，有较好的化痰止咳、润肺通便作用。冬花辛温，归肺经。功可润肺下气，止咳化痰。二者功效相似，皆可用于各型咳嗽，尤其是咳痰不爽者。其中紫菀祛痰作用较强，冬花止咳力较胜，故二者常作为对药运用。由于紫菀质润苦降，又入肺经，而肺与大肠相表里，非常有利于通便。本人治顽固性便秘时，常加入20~30g，收效较著。实际上，自宋代即有用紫菀通便的案例，现录于此，以供参考。“蔡京病大便秘结，太医治之不得通，史载之当时初至京城，无医名，闻之，则上门施技，却为守门者所阻，待史后来诊蔡京之脉，即云：请求二十钱。蔡京问：何为？史云：用来买药。即用紫菀研末来送服，须臾大便即通，史于是名满开封。”紫菀为镇咳药，能缓解气道之痉挛，顺利其呼吸，有祛痰之功效，而无麻痹之作用。新咳、久咳、虚喘、实喘均可用。款冬花能缓解支气管痉挛，扶助呼吸肌之动作力，使呼吸深长，痰液分泌容易，对肺脏衰弱，祛痰无力者有效（《汉药新觉》）。如此，紫菀祛痰不拘新久，冬花“扶助呼吸肌之动作力”，可加强排痰。两药合用则相得益彰。

二十二、夏枯草、半夏

夏枯草苦、辛、寒，归肝、胆经。功可清肝火、散郁结、降血压。具有冬至萌苗，夏至干枯之生长特点。半夏辛温，归脾、胃、肺经。功可燥湿化痰、降逆止呕、消痞散结。其生长特点为夏至而生。从四季二十四节气阴阳变化来看，冬至一阳生，夏至一阴生，冬至与夏至是自然界阴阳二气盛衰开始转变之时。《医学秘旨》云：“半夏得阴而生，夏枯草得至阳而长，是阴阳配合之妙也。”二者相伍，清热化痰，并取其生长之特性，临证用治痰火扰神之失眠，可使痰火清，阴阳和，睡眠佳，方用温胆汤加夏枯草。

二十三、佛手、香橼

二药辛、苦、温，归肝、脾、胃、肺经。均具疏肝解郁、理气和中、燥湿化痰之功。相对而言，香橼虽功同佛手，但效力较逊。由于二药气味芳香醒脾，理气作用平和。本人常将二药作为对药用治肝气犯胃之胃脘胀痛或嗳气频作，收效较著。此经验最早得益于已故全国名老中医董建华教授和柴浩然先生的传授，希望大家继续验证传承。另外，全国名中医陈宝贵先生治疗胃脘胀痛时，不论虚实，均用二药。并言胃痛宜香橼，胀甚配佛手，痛甚配延胡索。但非常遗憾，本人未进行验证。希望大家以后临床时予以验证和承扬。另外，现代药理研究证实，佛手提取物具有抗组胺、5-羟色胺以及乙酰胆碱的作用，进而抑制胃肠蠕动，故可缓解一些胃肠道疾病引起的腹痛、腹泻等症状；而香橼皮提取物则具有促进胃肠道蠕动的作用，故可缓解功能性消化不良等胃肠疾病引起的腹胀、纳呆等症。临证时，若能将中药药性和现代药理相结合，则会取得更好的疗效，大家不妨一试。

二十四、玫瑰花、橘叶

玫瑰花甘、微苦、温，归肝经。本品芳香行气，味苦疏泄，善疏肝解郁，调经解郁胀，治肝气郁结之月经不调、经前乳房胀痛效著。正如《本草正义》所云："玫瑰花，香气最浓，清而不浊，和而不猛，柔肝醒胃，流气活血，宜通窒滞而绝无辛温刚燥之弊，断推气分药之中，最有捷效而最为驯良者，芳香诸品，殆无其匹。"橘叶辛苦平，归肝经。功可疏肝行气，散结消肿。临证可用于胁肋作痛、乳痈、乳房结块等。本人常将二者作为药对治疗妇女经前乳房胀痛，轻者可用二者各6g，开水泡当茶饮；稍重者可用二者之茶剂送服逍遥丸；胀痛甚者，可将二者加入柴胡疏肝散加减治疗。三种情况疗效皆可，大家可以予以验证。

二十五、如何理解黄连"久服令人不忘"

黄连大苦大寒，功可清热燥湿，泻火解毒。现行教材在其"使用注意"项特别强调"本品大苦大寒，过服久服易伤脾胃"，而《神农本草经》又言"久服令人不忘"，我们如何理解和运用呢？现浅述如下。

1. 黄连确有"令人不忘"之功　根据本人临床观察，有不少高血压或高脂血症患者往往有健忘之症，上午头昏头沉较甚，下午较为清醒，口黏口腻，大便不畅，舌红，苔白腻或黄腻，脉弦滑。此乃湿热内阻或痰热内阻，清阳失升所为。予以连朴饮或黄连温胆汤加减治疗，药后大多头脑清醒，口不黏腻，大便通畅，舌苔逐渐变薄。尤其是随着头昏头沉症状消失，记忆力也就提高了，这正是用黄连剂"久服令人不忘"的具体表现。现代药理研究提示：黄连有良好的镇静、镇惊、安神作用，对失眠烦躁、焦虑、注意力不集中等症，在辨证基础上使用黄连，能明显提高疗效，注意力不集中消失后，则有利于提高记忆力。

2. "久服"乃病证决定　临床上所治的"健忘"实证多与湿热或痰热蒙窍有关，而湿性黏腻不易速除，病程相对较长，故需"久服"。

3. 药证相合，用量精准　大苦之药，小量健胃，大量易败胃。黄连为大苦大寒之品，应用时一定要辨证准确，精准用量。如印会河教授常用黄连1~3g或龙胆草1~3g苦味健胃；而仝小林教授治糖尿病时，为了防止大量黄连（常用至30g以上）败胃，常配适量干姜或肉桂。总之，临床上要正确理解和运用黄连的"久服令人不忘"之功效。

二十六、女贞子、墨旱莲

女贞子为木犀科植物女贞的成熟果实。性味甘、苦，凉。归肝、肾经。功可滋补肝肾，乌须明目。为平补之品，具有滋而不腻、凉而不寒特点。本人常用治既有肝肾阴虚，又有脾胃虚弱者，以避生地、熟地碍脾腻胃之弊；用治须发早白，以代首乌之功。首乌治须发早白虽然被历代医家所推崇，但现在临床观察发现约有1/3的人，因体质原因服后出现肝毒性，故逐渐退出补益肝肾主要药物之行列。当然，也有一些未知者，仍在盲目大量运用。用治放疗患者，该类患者大多阴虚，且白细胞低下，而女贞子既能滋阴，又能升高白细胞数目及抗肿瘤，可谓一举三得也！

墨旱莲甘、酸、寒，归肝、肾经。功可滋补肝肾，凉血止血。亦为平补之品，由于其性较寒，且可凉血止血，故常用于肝肾阴虚、阴虚内热及阴虚血热出血证。虽然现行《中药学》教材未述其生发乌须功效，但前人早有记载，如《新修本草》载"汁涂发眉，生速而繁"，《本草正义》亦云"入肾补阴而生长毛发"。现代药理研究也提示其有"促进毛发生长，使头发变黑"的作用。故临证用于阴虚血热之脱发及须发早白有可靠疗效。

女贞子、墨旱莲二药均为平补肝肾之品，寒而不滞，滋而不腻，相合成对，组成二至丸，用治肝肾阴虚，或阴虚内热皆不甚，或脾胃功能差又不能峻补者。如用二至丸加味治疗更年期综合征而见烘热汗出者效佳；以中成药二至丸治疗须发早白者或阴虚血热之脱发，效果不逊于七宝美髯丹。七宝美髯丹中有何首乌，服用者约有 1/3 会出现肝损害，不宜久服。女贞子主要成分齐墩果酸不易溶于水，久服者用二至丸中成药最好。

二十七、紫苏、杏仁

紫苏辛温，归肺、脾经。功可解表散寒、止咳化痰、行气宽中。本人运用经验：第一，在治疗风寒咳嗽要用麻黄而不能用时（如患者宿有心血管及高血压疾病，虽然前人有“有故无殒，故无殒”及“有是证，用是药”之论，但从用药安全角度考虑，最好不用），则以紫苏叶代替，一则可以解表散寒、宣发肺气，二则可以止咳化痰，此一举两得也！第二，用治胃肠型感冒属风寒者。因其既可发散风寒，又可宽中除胀、和胃止呕，表里兼顾也！第三，用治妊娠风寒感冒。因其发汗解表散寒之力较为和缓，又有安胎作用，此祛邪而又安胎也！现代药理研究提示：本品有缓和的解热作用；有促进消化液分泌，增进胃肠蠕动的作用；能减少支气管分泌，缓解支气管痉挛。杏仁苦、微温，有小毒。主入肺经，味苦降泄，肃降肺气而止咳平喘，为治咳喘之要药，临床随证配伍可治多种咳喘病证；质润多脂，味苦下气，又入大肠经，故能润肠通便。二药相伍，可宣散风寒、肃降肺气、止咳化痰，用治风寒咳嗽效佳。尤宜于风寒咳嗽要用麻黄而又不能用者，如素有心脏病、高血压的风寒咳嗽者。

二十八、牡蛎、海螵蛸

牡蛎为牡蛎科动物长牡蛎、大连湾牡蛎或近江牡蛎的贝壳。性味咸，微寒。归肝、胆、肾经。功可重镇安神，平肝潜阳，软坚散结，收敛固涩，制酸止痛。临床主要用于心神不安，惊悸失眠；肝阳上亢，头晕目眩；痰核，瘰疬，瘿瘤，癥瘕积聚；滑脱诸证及胃痛反酸。海螵蛸为乌贼科动物无针乌贼或金乌贼的内壳。性味咸、涩，微温，归肝、肾经。功可固精止带，收敛止血，制酸止痛，收湿敛疮。临床主要用于遗精，带下；崩漏，吐血，便血及外伤出血；胃痛反酸；湿疮，湿疹，溃疡不敛。

南师临证除用两药治疗上症外，常将两药作为对药治疗口咸症。咸为肾之味，乃“肾液上乘”所致。其病机为肾阳不足，不能温化水液，肾中咸水上泛；或肾阴亏虚，阴虚内热，虚火上炎。肾阳不足者，以金匮肾气丸或济生肾气丸加煅牡蛎 30g、海螵蛸 20g；肾阴不足或阴虚内热者，以六味地黄丸或知柏地黄丸加上两味药都能收到较好疗效。另外，尚有部分患者就诊时，口咸只为兼症，亦无其他肾虚之表现，此时当围绕主症进行辨证遣方，最后佐以煅牡蛎及海螵蛸则可，此药症相应也！一般都能收效。如曾诊陈某，男，59 岁。2021 年 5 月 14 日初诊。胃脘胀满时作 1 年余。伴口苦、口咸，偶烧心反酸，时咽痛咽痒，食欲不振，舌质偏红，苔白厚腻，脉弦滑。证属肝郁化火，湿阻中焦。遣以柴平煎加减。柴胡、黄芩、半夏、苍术、厚朴、佛手各 9g，茯苓、陈皮各 12g，防风、蝉衣各 6g，炒麦芽、炒谷芽各 15g，煅牡蛎 24g，海螵蛸 15g。6 剂，水煎服。2021 年 5 月 21 日复诊，诸症明显减轻，继服 6 剂后愈。之所以选煅牡蛎及海螵蛸治口咸，乃因二药皆味咸、性涩、归肾经。咸者肾之味，以咸治咸，入肾固精敛液，使肾液不得上乘，口咸之症自除。

二十九、“后重”用药心得

后重系临床常见症，主要表现为便后又欲大便，而又难以下行。最早记载于《难经·五十七难》。如“大瘕泄者里急后重，数至圊而不能便，茎中痛”。而针对其症用药者乃先师张仲景也！如在《伤寒论》第 318 条四逆散方后云：“……泄利下重者，先以水五升，煮薤白三升，煮取三升，去滓，以散三方寸匕，内汤中，煮取一升半。分温再服。”《素问病机气宜保命集》的芍药汤主治证，明确提出“调气则后重除”治则。此后，医家多遵循该原则遣药。南师根据自己的临床经验多从以下方面用药，获得了较好疗效。

1. 湿阻气机　临床以后重、舌淡苔白腻、脉濡或滑为特征。治当除湿行气。药用杏仁宣利上焦肺气，以应“盖肺主一身之气，气化则湿亦化”之理，且肺与大肠相表里，肺肃则肠降；蔻仁芳香化湿，行气宽中；炒薏米利湿健脾；木香辛行苦降，善行大肠之滞气，枳实善破气行滞，二药相合为治后重之要药；白术健脾燥湿，为治本之药。若舌红苔黄腻，脉滑数者，则合用葛根芩连汤；若后重甚者，则加槟榔消积导滞，缓通大便；若舌苔厚兼有食积者，加炒莱菔子消食化积、行气导滞。

2. 肝脾不调　临床以便前腹痛或肠鸣，泄利后重，脉弦为特征。方药以四逆散合痛泻要方加青皮、木香多能收效。若后重较甚者，则遵仲景意，加薤白以增强行气导滞之力。

3. 中气不足　临床以后重，排便无力，精神倦怠，脉细为特征。方药以补中益气汤加重剂炒枳壳（15~30g）可收效。

总之，治疗后重当以调气为法，再“观其脉证，知犯何逆，随证治之”。

三十、半夏可否用于妊娠恶阻

现在临床上一些医师还在给妊娠妇女运用半夏，可用吗？安全吗？在此，我予以解答。半夏辛温，有毒，归脾、胃、肺经。功可燥湿化痰，降逆止呕，消痞散结，由于其止呕作用明显，现行《中药学》教材载“各种原因的呕吐，皆可随证配伍用之”。本人对此持有异议，尤其是反对用于妊娠呕吐。原因有二：一，半夏为有毒之品，且现代药理研究也提示半夏蛋白有明显的抗早孕活性，对动物遗传物质具有损害作用；二，半夏可能有活血化瘀和堕胎作用。如《本草从新·半夏》载“能散血，故破伤扑打皆主之”；《本草衍义补遗》指出半夏“诸血证禁用，孕妇不可用”；《名医别录》载“消痈肿，堕胎”。因此，本人主张随着时代的发展变迁，对“有故无殒，故无殒”及“有是证，用是药”之旨，要灵活理解和运用，以确保临床用药安全。

三十一、浅谈三七在脾胃病中的运用

三七为五加科植物三七的干燥根。性味甘、微苦、温。归肝、胃经。功可化瘀止血、活血定痛，本人在治疗脾胃病中常用于以下三方面。

1. 治疗食管炎的胸骨后灼热疼痛，遵循辨病辨证相结合原则，每遇胸骨后灼热疼痛，饮热或纳食辛辣刺激食物则尤剧者，常遣以三七粉 1.5g，掺入适量纯藕粉（超市购买）中，用开水冲拌至糊状，在饭后半小时取左侧和右侧卧位各服用一半，平躺休息半小时左右，日服 2 次。能起到抗炎镇痛作用。过去，常用庆大霉素注射液 8 万单位加至稠面汤中服用，效果亦佳。不过自强调规范使用抗生素后，就不用该方法了。

2. 用于消化道出血　三七功擅止血，又能化瘀生新，有止血不留瘀，化瘀不伤正的特点，对人体内外各种出血，无论有无瘀滞，均可应用，尤以有瘀滞者为宜。正如现代药理研究提示，本品能缩短出血和凝血时间，具有抗血小板聚集及溶栓作用。单味内服外用均有良效。若用于上消化道出血可遣以三七粉1.5g、白及粉1.5g、生大黄粉1.5g。开水或米汤汁调服，日二次。有较好的止血作用，且血止而不留瘀。

3. 用治萎缩性胃炎及伴有不典型增生和肠上皮化生者　萎缩性胃炎病程长，不易治愈，病程中会出现不典型增生及肠上皮化生病理变化，甚至癌变。从中医角度讲，久病入络，可用三七活血化瘀；从西医学方面看，三七能够明显治疗大鼠胃黏膜的萎缩性病变，并能逆转腺上皮的不典型增生和肠上皮化生，具有预防肿瘤的作用。由此可见，三七确实为治疗萎缩性胃炎之佳品，临证宜宏观辨证和微观辨证相结合，守正而创新，提高临床疗效。

三十二、羌活新知

在前面的用药心得散讲谈对药羌活和独活时，曾言羌活有透过血脑屏障作用，治疗脑病时，在辨证论治的基础上，可适量加入，以起到“引经”作用。同时也谈到本人治疗头沉、头昏、头闷时，若舌苔白腻，就可加至“半夏白术菖蒲汤”中，发挥风可胜湿作用，提高临床疗效，颠顶之上唯风药可达也！近日学习又获知羌活确有治疗脑血栓作用，现分享如下：药理实验表明羌活有抗血栓、纤维蛋白血栓形成的作用，对于血栓增长速度有显著抑制作用，提示本品对改善血液高凝倾向、抑制血栓形成有一定意义。羌活还有抗心肌缺血和抗心律失常作用，也有解热、镇痛、抗炎作用和抗过敏作用，羌活挥发油对皮肤真菌有抑制作用。由上不难看出，羌活除了传统应用于治疗风寒感冒及风湿病外，在防治脑血栓中风及心脏病等方面也将有广阔前景，大家在临床上可辨病辨证相结合，药性药理相结合予以探索运用。

三十三、治阴汗巧用风药

阴汗，指阴部汗出较甚，多属下焦湿热所为。本人常用龙胆泻肝汤或四妙散加减，治疗效果较为满意。因足厥阴肝经绕阴器，故阴汗伴口苦、易怒、舌红、苔黄腻、脉弦滑或弦数时，则用龙胆泻肝汤加减；若无肝郁化火之表现，则用四妙散加味。后来在温习傅青主的完带汤时，受黑芥穗“祛风胜湿止带”之启发，遵循《张氏医通》中“阴汗，阴间有汗，属下焦湿热。龙胆泻肝汤加风药一二味，风能胜湿也”之旨，在治疗阴汗时，常加入防风、独活二药以提高临床疗效。防风，辛、甘，微温。归膀胱、肝、脾经。一可祛风胜湿，二可顺应肝木之性，使其畅达，一举两得也！独活，可祛风湿，主入肾经，性善下行，直达病所。

三十四、关节晨僵用药经验

类风湿性关节炎（中医称尪痹）出现晨僵表现，乃患者在睡眠或活动减少时，受累关节周围组织渗液或充血水肿，引起关节周围组织紧张，而使关节肿痛或晨僵。本人根据其病理变化，在辨证论治的基础上，选加木瓜、伸筋草以舒筋活络，增白芍、炙甘草以缓解其肌肉组织紧张，配薏苡仁渗湿除痹、缓和拘挛，伍路路通既能祛风湿，又能舒筋络，通经脉，活血利水。如此，则能有效缓解关节之晨僵。

三十五、为何治疗复发性口腔溃疡用重剂生甘草

首先要说明的是该经验源于贵州中医药大学第二附属医院石恩骏老师的“滋肾解毒汤”。该方由熟地黄 15g、山药 15g、山茱萸 9g、牡丹皮 6g、茯苓 12g、干姜 3g、熟附子 3g、生甘草 30g 组成。功可养阴清热，引火归元。主治复发性口腔溃疡。用法：每日 1 剂，分 3 次服。本人认为用重剂生甘草基于以下原因：甘草甘平，可补脾益气，因复发性口腔溃疡多为屡服凉药使中焦土虚而不愈者；甘草味甘，可缓口疮之疼痛；甘草性平，但可清热解毒，虽重剂亦不伤脾损胃；现代药理研究提示，甘草有抗溃疡及类似肾上腺皮质激素样作用，故有利于溃疡黏膜之恢复。但具体运用时需注意两点：一，湿盛和水肿之人不宜用，因甘草有助湿之弊；二，重剂久服可致水钠潴留，引起浮肿，临证可伍以利水之品。另外，黄煌教授亦言：黏膜病变要用甘草，且量要大，但不能持续服用，要进三停二。

三十六、抑杀幽门螺杆菌中药拾零

数年来，本人在药性和药理相结合的治学思想指导下，搜集和整理了部分具有抑杀幽门螺杆菌作用的中药，供大家临证时选用。

1. 清热解毒类　金银花、忍冬藤、蒲公英、白花蛇舌草、黄连、甘草。
2. 温中散寒或通阳散寒类　高良姜、吴茱萸、桂枝。
3. 行气消痞除胀类　枳实、厚朴。
4. 补益类　黄芪、白芍、石斛。
5. 清热化痰和胃　竹茹。
6. 利湿解毒药　土茯苓。

三十七、石斛、土茯苓新识

石斛甘、微寒，归胃、肾经。传统功效为益胃生津，滋阴清热。现代药理研究示石斛能促进胃液的分泌而助消化，使胃肠蠕动亢进而通便；能增强胃肠黏膜的屏障功能，对幽门螺杆菌有较好的抑制作用。故石斛具有抑制幽门螺杆菌和滋阴通便功效，但临证治疗阴虚便秘时用量不宜过大，否则反使肠肌麻痹。其实所谓的新功效先祖早有认识。如《神农本草经》载“主伤中，除痹，下气，补五脏虚劳羸瘦，强阴，久服厚肠胃”。

土茯苓甘、淡、平，归肝、胃经。功可解毒，除湿，通利关节。主治：杨梅毒疮，肢体拘挛；淋浊带下，湿疹瘙痒；痈肿疮毒。现代药理研究认为其内含生物碱和甾醇，可杀灭幽门螺杆菌，有明显的抗胃及十二指肠溃疡和较好的镇痛效果。现临床可治疗消化性溃疡，无论寒热均可使用。另外，该药可止头痛。如《先醒斋医学广笔记》载一头痛方，其中土茯苓用至四两，传说一妇人患头痛甚，欲自缢，服2剂，数年不发。孟文瑞《春脚集》载有立愈汤，治一切头痛，其中土茯苓为一两。现凡头痛，苔黄腻者，即可运用，但用量需较大。再者，该药可除湿通利关节，且有良好的镇痛作用，已故国医大师朱良春先生用土茯苓伍威灵仙、萆薢等治疗痛风效果显著，大家不妨一试。总之，土茯苓平淡而神奇。

第二节　对一些药物作用的探讨

一、对生白术通便作用的探讨

生白术，苦甘温，专入脾、胃二经。功可燥湿利水、固表止汗。近年来又广泛用于治疗便秘，效者居多，不效者亦不乏其例，为了能充分发挥其通便功能，掌握其适应证，南晋生老师对其作用机制进行了探讨。

（一）应用生白术通便渊源

最早运用生白术通便的医家当属张仲景，如《伤寒论》第174条云："伤寒八九日，风湿相搏，身体疼烦，不能自转侧，不呕不渴，脉浮虚而涩者，桂枝附子汤主之；若其人大便硬，小便自利者，去桂加白术汤主之。"且白术用量为四两，为《伤寒论》含有白术的10首方剂中最大用量，根据张仲景的"观其脉证，知犯何逆，随证治之"原则，这充分体现了白术具有通便作用。那么，这里所用的白术是否为现代的生白术？据有关医籍记载，白术炮制的使用，约从唐宋开始，故原方白术未注明用法，当属生用无疑。此后医家鲜有运用或文献记载，直到1978年北京名老中医魏龙骧在《医话四则》中提出"白术通便秘"，并在《新医药学杂志》刊登后，才引起众医重视，效仿运用。其后又有临床运用经验陆续报道，如国医大师王绵之及曹志群等教授运用白术调肠通便皆得心应手，效如桴鼓。

（二）作用机制探析

1. 历代医家对生白术的认识　生白术，苦、甘、温，功以燥湿利水见长，怎么又具良好的通便功能呢？历代医家有如下认识，可供现代医者参考。《本草求真》谓之"既能燥湿实脾，复能缓脾生津。且性最温，服之能以健脾消谷，为脾脏补气第一药也"。《医学启源》载白术"除湿益燥，和中益气"，"和胃、生津液"。《陈修园医书》谓"白术之功在燥，而所以妙处在于多脂"。《本草正义》记载其"能振动脾阳，而又疏通经络，然又最富脂膏，虽苦温能燥，而亦滋津液，且以气胜者流行迅利，本能致津液通气也"。《本草崇原》亦谓"白术气味甘温，质多脂液，乃调和脾土之药也……白术作煎饵，则燥而能润，温而能和，此先圣教人之苦心，学者所当体会也”。《本草通玄》则云：“补脾胃之药，更无出其右者，土旺则清气若升，而精微上逢；浊气苦降，而糟粕下输。”《本经逢原》亦认为“白术甘温味厚，阳中之阴，可升可降，入脾、胃二经……补脾胃药以之为君，脾土旺则清气升而精微上，浊气降而糟粕输”。由上不难看出生白术既健脾益气、升清降浊、滋生津液、不通便而便自通，又质润多脂，无伤阴之弊，故为通便之良药。

2. 现代药理研究概况　生白术通便，不仅有中医的理论基础和临床效验，而且也得到现代药理研究支持。如《常用中药药理研究与临床新用》一书载：“大剂量白术水煎能促进小鼠的胃肠运动，通过胆碱能受体介导，与α受体有关。较少剂量对离体豚鼠回肠平滑肌收缩有轻度抑制，较大剂量则增强回肠平滑肌的收缩，呈量效反应关系，白术煎剂有明显促进小鼠胃排空及小肠推动功能作用。”以上充分说明白术有通便与止泻双向调节功能。

（三）生白术通便的药证及用量

生白术具有通便作用，并非适合一切便秘之症，笔者根据生白术的性味、功效特点，认为其只适于气虚便秘或脾虚湿阻、腑气不通之便秘。此仲景在《伤寒论》中已有列举。如上第174条载。不难看出，桂枝附子汤所治之证为风湿留着肌肉证，若风祛湿存，且大便干结，小便通利者，则无须桂枝通阳化气、达表祛风，而加白术健脾燥湿，使脾运化水湿功能恢复正常，外合附子除湿止痛，内则升清为胃行其津液，加之生白术有质润多脂之特性，故湿祛津达，肠道自润，其便自通。由此认为，生白术通便之关键，在于能使脾运水湿的功能恢复正常，能为胃行津达液，再加其自身质润多脂，虽苦温但不伤津耗液。

关于生白术通便时剂量问题，现大多趋于重用，如魏龙骧老中医的经验是少则一二两，重则四五两。《百味草药妙方》及《常见中药效验新用》皆载生白术通便时的量为30~60g。

总之，运用白术通便，一要生用，二要重用，三要辨证而用，四要对部分顽固性便秘“对症”试用。

（详见《中国民间疗法》2009年12月第17卷第12期第3页）

二、含铁类药物可治疗肾虚耳鸣

根据西医学研究，缺铁可能为肾虚型感觉神经性耳鸣发病因素之一，缺铁导致耳蜗含铁酶活性降低，致使耳蜗功能下降，故南晋生老师临证时，在补肾基础上，重用含铁类药物，诸如磁石、代赭石、生铁落、阳起石等，以提高疗效。但需注意两点：一，该类药物属矿石之品，重用久服易伤脾胃，宜时时护卫；二，非肾阳虚者，不得加用阳起石。另外，现代药理研究提示磁石、铁落及代赭石尚有补血作用，故对脾虚贫血型耳鸣，也可探索运用，但该类药质重下沉，与脾主升清之功相悖，临证宜在健脾益气基础上，重点解决升与降之关系。

（详见《实用中医药杂志》1998 年第 14 卷第 4 期第 38 页）

三、蜈蚣可“兴阳”

蜈蚣祛风镇痉之功，向为古今医家熟谙，但用其治阳痿，谓之“兴阳”，以示与“壮阳”区别。蜈蚣可“兴阳”，古今文献鲜有载述。其“兴阳”机制，一是蜈蚣主入肝经，盖阳物所居，乃肝经循行所属；且肝主筋，阴器又为筋脉所聚之处；二是蜈蚣辛温燥烈，搜剔走窜，内通脏腑，外达经络，凡气血凝聚皆能疏畅，非草木之品所能为功。故对肝失条达，气血郁滞，或痰湿阻络，阳郁不伸所致阳痿确有一定疗效。由于阳痿病机以虚实夹杂为多，临床使用应在辨证处方的基础上，酌情配合蜈蚣“兴阳”方能奏效。

（详见《四川中医》1989 年第 10 期第 28-29 页）

四、对银翘散中金银花作用新解

金银花，性味甘寒，主入肺、胃、大肠经，清热解毒功著，在治疗外感风热及温热病时向来被医家所重，故正确阐明金银花在方剂中的作用，对理解和应用方剂具有重要意义。对其在某些方剂中的作用，如银翘散、新加香薷饮等，近代方书如现行高校《方剂学》教材均解释为“辛凉透邪”，南晋生老师认为此说法和药性不符，就以银翘散为例，做出了新解。

银翘散方出《温病条辨》，由金银花一两、连翘一两、苦桔梗六钱、竹叶四钱、生甘草五钱、荆芥穗四钱、淡豆豉五钱、牛蒡子六钱、薄荷六钱及芦根组成，主治“太阴风温、温热、温疫、冬温……但热不恶寒而渴者”及“太阴温病，恶风寒，服桂枝汤已，恶寒解，余病不解者”。组方时遵《黄帝内经》“风淫于内，治以辛凉，佐以苦甘”之训，又宗喻嘉言芳香逐秽之说，用东垣清心凉膈散，辛凉苦甘。病初起，且去入里之黄芩，勿犯中焦；加金银花辛凉，荆芥穗芳香，散热解毒；牛蒡子辛平润肺，解热散结，除风利咽，皆手太阴药也。由此推测，持“辛凉透邪”之说可能是受吴氏观点所束。对此，南师不予苟同。原因有三：①历代医家对金银花性味持有异议。如《滇南本草》言其“性寒、味苦”，持“辛凉”之说唯有吴氏，言甘寒者众多，如《本草正》谓其“味甘、气平，其性微寒”，现行高校中医教材《中药学》《中药大辞典》《简明中医辞典》等皆认为其属甘寒之品。②辛主发散，寒凉清热，辛凉相合难以有补益之功。而甘可补益。与寒相伍，可养阴生津。倘若金银花性味辛凉，就不可能言补，但历代医家对其补益作用却有记述。如《本草通玄》谓“金银花，主胀满下痢、消痈散毒，补虚疗风，世人但知其消毒之功，昧其胀利风虚之用，余于诸症中用之，屡屡见效”。《本经逢原》亦言“金银花，解毒去脓，泻中有补……但气虚脓清，食少便泻者勿用”。《本草备要》又载其有“养血止渴”之功。由上不难看出，金银花性味当属甘寒。③从吴氏强调“但热不恶寒”或“服桂枝汤已，恶寒解，余症不解者”才使用银翘散来看，似乎解表无须强力，倘若银花、连翘（《方剂学》亦认为属辛凉）性味辛凉，再加上辛凉之薄荷、牛蒡子相助，则不必加辛温平剂芥穗、淡豆豉解表发汗，尽管二药发汗力弱，但必为辛温之剂，要知温病大师是轻易不投用辛温之品的，既然选加，说明重剂之银花、连翘无辛散解表之功，那么吴氏为何又言银花辛凉呢？因为金银花质体轻清，气味芬芳，加之性寒，又入肺经，在治疗温病或外感风热时，既能直清热毒，又能透热于外，且可芳香辟秽，故吴氏误将这种“轻透”之功归结为辛凉，以符合“风淫于内，治以辛凉”之则，其实《黄帝内经》所谓“治以辛凉”并非强调主药必须是辛凉，而是看全方的主要功能，如仲景麻黄杏仁甘草石膏汤即是先例。在某种程度上，南师同意《中医方剂的药理与应用》一书对银翘散方义的阐述，该书认为“本方为表热证之代表方。以薄荷、荆芥、淡豆豉等疏风辛凉解表为君；金银花、连翘、淡竹叶等清热解毒为臣……”。秦伯未老师在《谦斋医学讲稿》中亦言：“银翘散的主病是风温，风温是一个外感病，外邪初期都应解表，所以银翘散的根据是

‘风淫于内，治以辛凉，佐以苦甘’，称为辛凉解表法。这样，它的组成就应该以豆豉、荆芥、薄荷疏风解表为君，因系温病，用银翘、竹叶为臣，又因邪在肺，再用牛蒡、桔梗开宣上焦，最后加生甘草清热解毒，以鲜芦根清热止渴。处方时以此排列，似乎比较恰当。”二者虽然将金银花、连翘放至臣位，违背了吴氏之本意，也未直接明确否定银花辛凉之说，但其意已含在其中，间接起到纠正金银花“辛凉透邪”之误。另外，从现代药理分析来看，辛凉解表药大多具有不同程度发汗和解热之功，诸如薄荷、牛蒡子、菊花、蔓荆子、葛根及升麻等，而银花有良好的抗菌作用，却没有发汗和解热之作用。由此亦说明银花难归于辛凉之列。

综上所述，金银花性味当属甘寒，在银翘散中所起作用有三：①清热解毒；②芳香辟秽；③质轻透热。

（详见《中国中药杂志》第 25 卷第 4 期 2000 年 4 月第 246 页）

五、刍议归脾汤中木香之作用

归脾汤为治疗心脾两虚的名方，方中在益气补脾、养心安神的用药基础上，佐用了木香，对木香在方中的作用，《方剂学》教材多释义为理气醒脾，以防益气补血药滋腻滞气，使其补而不滞。但本人通过查阅资料和临床验证后认为其义涵盖不全。倘若如教材所述，那用辛苦温、气味芳香之陈皮就可，为何独选木香呢？因《神农本草经》言“木香主邪气……强志……久服不梦寤魇寐”。由此可知，木香在方中尚有芳香醒脾、强志除梦的作用。临床上也有医者用木香为主药，伍琥珀，以蜜为丸治疗噩梦缭绕失眠之经验介绍，大家不妨予以验证。

第六章

经验方选摘

南晋生老师临证近40年，勤于临床，善于总结，不断积累自己的用方经验，逐渐形成治疗一些病证的经验专方，现将收集整理出的部分验方介绍如下，以供参考。

第一节　半夏厚朴射干汤

组成：半夏 9g　厚朴 9g　射干 9g　茯苓 12g
陈皮 12g　白术 12g　香附 9g　连翘 15g
赤芍 10g　桔梗 9g　甘草 6g

功效：理气化痰，利咽消核，疏肝健脾。

主治：梅核气。咽中如有物阻，吞之不下，吐之不出，或胸胁满闷，或善叹息，舌淡红，苔白腻，脉弦滑。咽部黯红。

方解：《金匮要略·妇人杂病脉证并治》曰："妇人咽中如有炙脔，半夏厚朴汤主之。"因其系咽中痰凝气滞所为，后世人称为"梅核气"，并沿用半夏厚朴汤治疗，效者居多，不效者亦不乏其例。南老师通过长期临床探索总结，认为该病肝郁是气滞之由，痰生乃脾虚失运所为，且病久易夹瘀化热，故对半夏厚朴汤进行化裁，形成自己的经验方。方中半夏最善化痰散结，用为君药，厚朴下气消痰，如《本草汇言》："凡气滞于中，郁而不散……湿痰聚而不清，用厚朴之温可以燥湿，辛可以清痰，苦可以下气也。"射干清热解毒，祛痰利咽，既能消除蕴积咽喉之热毒，又可制约他药之燥热之性；陈皮理气化痰，三者共为臣药。佐白术、茯苓健脾除湿以绝生痰之源，香附疏肝理气，以除气滞之由，连翘、桔梗清热解毒、祛痰利咽，且桔梗可引诸药达其病所，赤芍活血凉血，以消久病之瘀。甘草清热祛痰，调和诸药为佐使也！诸药合用，痰消，气顺，脾健，瘀热除。

加减：咽干者，加麦冬、青果养阴润肺利咽；气郁甚者，加柴胡、枳壳升降并行，解郁理气；瘀象明显者（如咽部黯红明显，或咽后壁有滤泡增生），加丹参、红花活血化瘀散结；痰结较久者，加生牡蛎、浙贝母消痰散结。

第二节　半夏白术菖蒲汤

组成：半夏 9g　白术 9g　苍术 9g　菖蒲 9g　荷叶 9g　羌活 6g　陈皮 12g　茯苓 12g　炒枳壳 12g

功效：燥湿健脾，升举清阳。

主治：湿阻头闷。症见头闷头沉，心下痞满，肢困便溏，舌淡苔白腻，脉滑。

方解：脾主运化水湿，若脾失健运，湿邪凝聚，阻于中焦，则气机阻滞，清阳失升，故头闷头沉，心下痞满；湿邪下注，则大便稀溏。方中半夏燥湿消痞为君；白术健脾燥湿，苍术燥湿运脾，菖蒲芳香化湿、上醒脑窍，共为臣药；陈皮燥湿化痰、理气消痞，炒枳壳行气宽中除痞，茯苓淡渗除湿健脾，荷叶利湿升阳，羌活气味雄烈，善于升散，取“巅顶之上，惟风可到”及“风可胜湿”之意。诸药相伍，湿除，脾健，清阳升，则诸症皆消。

加减：乏力明显者，加黄芪益气升阳；伴头晕者，加天麻平肝息风；便溏次频者，加葛根升阳止泻，炒薏米渗湿健脾。

第三节　半夏消痞Ⅰ号方

组成：半夏 9g　黄芩 6g　黄连 6g　干姜 6g　党参 9g　陈皮 15g　炒枳实 12g　柴胡 9g

功效：辛开苦降，和胃消痞。

主治：寒热互结之心下痞。症见心下痞满，干呕或呕吐，肠鸣下利，舌苔薄黄而腻，脉弦滑。

方解：半夏泻心汤为治寒热互结心下痞之千古名方，但南老师在临床运用中发现该方重在寒热并用、辛开苦降而调理气机，且用人参、甘草、大枣益气补虚，可谓治本有余，治标不足。故结合《金匮要略·胸痹心痛短气病脉证治》"胸痹，胸中气塞，短气……橘枳姜汤亦主之"之条文，认为"气塞"道明橘枳姜汤证之病机，此方可用于调中理气，消痞散结。故将仲景两方合用化裁，而形成自己的经验方，此师古而不泥古也！方中以辛温之半夏消痞散结、和胃降逆，苦寒之黄芩、黄连清降胃热，辛热之干姜开结散寒，陈皮、枳实行气消痞散结，柴胡《神农本草经》言"主心腹肠胃结气"，且升肝而助脾升也，与枳实相伍，一升一降，调理气机，有助于消痞。党参益气补虚。如此，则寒热并用，辛开苦降，行气消痞，补泻兼施，标本兼顾，方简而效宏。

加减：舌苔厚腻，兼有食滞者，加炒麦芽、炒谷芽、焦山楂以消食化滞；烧心反酸者，去干姜，加辛苦热之吴茱萸，取左金丸之意，既能制酸，又不失寒热并用、辛开苦降之意；嗳气者，加旋覆花、代赭石以增强降逆胃气之功。

第四节 半夏消痞Ⅱ号方

组成：半夏 9g　黄芩 6g　黄连 6g　干姜 4g
苍术 9g　生薏米 30g　白豆蔻 9g　陈皮 15g
炒枳壳 12g　柴胡 9g　芦根 20g

功效：清热除湿，和胃消痞。

主治：湿热中阻之心下痞。症见心下痞闷，或嘈杂不适，恶心呕吐，口干不欲饮，纳食减少，舌红苔黄腻，脉滑数。

方解：此方系半夏泻心汤与橘枳姜汤加减而成，半夏泻心汤本系仲景治疗寒热互结心下痞之名方，但根据相关资料显示，自清代以后半夏泻心汤用来治疗湿热中阻证约占 50%。南老师经过临床验证确效，并将其与治疗"胸中气塞"的橘枳姜汤相合，再增以除湿之品，其效更彰。方中以半夏燥湿消痞和胃；黄芩、黄连苦寒清热燥湿，小量干姜温振脾阳，以助运化水湿，且防黄芩、黄连苦寒伤胃，三者相合，可谓寒热并用，辛开苦降，散结消痞；苍术燥湿，生薏米利湿清热，白豆蔻芳香化湿；陈皮、枳壳行气宽中消痞，以除湿阻气滞之证；柴胡《神农本草经》言“主心腹肠胃结气”，且升肝而助脾升也，与枳壳相伍，一升一降，有助于脾升胃降而消痞；芦根清热利水，和胃止呕，生津而防除湿诸药伤阴。诸药相伍，寒热并用，清热除湿；辛开苦降，和胃消痞。

加减：恶心呕吐甚者，加竹茹以清热和胃止呕；纳呆不食者，加炒麦芽、炒谷芽、鸡内金开胃导滞；嘈杂不适者，加海螵蛸、炒白芍制酸缓急；大便溏者，加炒白扁豆以健脾除湿。

第五节　清肝利胆和胃汤

组成：柴胡 9g　黄芩 9g　半夏 9g　川楝子 9g
延胡索 15g　茵陈 15g　金钱草 15g　炒枳壳 12g
炒白芍 20g　甘草 6g　丹参 15g　赤芍 12g
干姜 4g　焦山楂 15g　炒莱菔子 12g

功效：清肝利胆和胃。

主治：胁痛、胃痛而属肝胆湿热、肝胃不和者，尤其是慢性胆囊炎而症见胁肋胀痛、胃脘痞闷、口干口苦、心烦时呕、大便黏滞不畅、舌苔黄腻或舌质红、苔白腻、脉弦滑者。

方解：该方由小柴胡汤、金铃子散及四逆散化裁而成。方中柴胡、川楝子、炒枳壳、延胡索疏肝理气止痛；茵陈、金钱草清热利湿，并可增加胆汁分泌；丹参、赤芍活血化瘀，以应久病多瘀之说；炒白芍、甘草益阴柔肝、缓急止痛，能缓解胆道括约肌的痉挛，有助于胆汁分泌；黄芩苦寒直折，清热燥湿；半夏燥湿化痰，消痞散结，和胃降逆；炒莱菔子、焦山楂消积导滞、降气消胀，以应“六腑以通为用”之理，干姜辛热，少量反佐，以防寒凉冰伏及苦寒伤胃之弊。诸药合用，肝胆利，湿热除，胃气和，诸症当除。

加减：胁痛或胃痛甚者，重用炒白芍及甘草，以增强缓急止痛作用；大便干结者，去炒莱菔子，加大黄以通腑利胆；苔腻较甚者，加砂仁芳香化湿和胃。

第六节　健脾通便汤

组成：生白术 30~60g　炒枳壳 15~30g
荷叶 10g　冬瓜子 15~30g

功效：健脾升清，降浊通便。

主治：脾虚湿阻之便秘。症见大便干硬，或大便并不干硬，虽有便意，但排便困难，所排大便黏滞黏马桶，舌淡苔白腻，脉细。

方解：随着现代生活的不断提高，人们的饮食多偏于肥甘厚腻，或恣食生冷，或饮酒有过，皆可碍胃伤脾，滋生湿浊，蕴结肠腑，气阻便滞。治宜健脾除湿，升清降浊，宽肠通便。方中以重剂生白术健脾益气，燥湿通便；配炒枳壳宽肠下气，伍荷叶升举清阳、兼可利水，二者相伍有欲降先升之理，又合中焦脾升胃降之机；佐冬瓜子清利肠中积蕴之湿浊。诸药相合，脾健，清升，浊降，便通。

加减：若舌苔厚腻者，加炒莱菔子以消积导滞；若大便不干，但无力排便者，加黄芪以补中益气；若湿邪较盛，加炒杏仁、白豆蔻、生薏苡仁，以宣上、畅中、渗下增强除湿之力，且肺与大肠相表里，用杏仁宣肃肺气、润肠通便，一举两得也！对部分顽固性便秘，可“对症”试用本方。

第七节　苍耳玉屏通鼻方

组成：苍耳子 9g　辛夷 9g（包煎）　白芷 9g　黄芪 15~30g
白术 10~15g　防风 9g　连翘 15g　蝉衣 9~15g
五味子 9g　银柴胡 9g　乌梅 6~9g　甘草 6~9g

功效：祛风利窍，益气抗敏。

主治：过敏性鼻炎而属风热者。鼻塞，鼻痒，鼻流清涕，喷嚏频作，舌边尖红，苔薄白润，脉浮数。鼻黏膜多发红。

方解：过敏性鼻炎属中医鼻鼽范畴，从发病季节看，多为春秋，外邪或感于风寒，或受之于风热，但一定是风邪为诱因。该类患者体质为特禀质，故在诊治时一定要辨病辨证相结合，予以益气抗敏之剂。本方主治为外感风热之过敏性鼻炎，故以苍耳子、辛夷、白芷、防风、连翘、蝉衣疏散风热、通利鼻窍；以黄芪、白术益气固表，增强机体抗御外邪能力；以防风、蝉衣、五味子、银柴胡、乌梅、甘草合而抗敏，此病证结合，专病专方之体现。

加减：鼻塞甚者，加细辛 3g 辛散通鼻；鼻流黄涕者，加黄芩 6~9g，浙贝母 9g 以清热祛痰；兼有目痒者，加木贼疏散风热；兼有咽痛者，加桔梗 9g 合甘草清利咽喉。

第八节 鼻渊效方

组成：苍耳子 9g　辛夷 9g（包煎）　白芷 9g　桔梗 9g
生甘草 6g　黄芩 9g　鱼腥草 15g　芦根 15~30g
生薏苡仁 30g　浙贝母 9g　路路通 10g

功效：清热排脓，通利鼻窍。

主治：鼻渊。症见鼻塞不通，黄色浊涕，前额头痛，头面部闷胀，反复发作者，多影响记忆力，舌红苔腻，脉浮滑或弦滑。

方解：鼻渊乃临证常见病、多发病，多因外感风热邪毒，或风寒侵袭，久而化热，邪热循经上蒸，犯及鼻窍；或胆经之火，随经上犯，移热于脑，蒸灼鼻窍；或脾胃湿热，循胃经上蒸等引起。方中以苍耳子、辛夷、白芷通利鼻窍，以除前额头痛及头面部闷胀之症；桔梗、甘草清热排脓，黄芩苦寒泄肺热、清胆火，鱼腥草最善清泄肺热、解毒排脓，生薏苡仁清热利湿排脓，芦根清热生津排脓，浙贝母清热、化痰、散结以除晨起鼻后滴漏之痰，路路通活血、通络、利水，有助鼻窍之开通，且西医学研究示鼻部在急慢性炎症时血流变多有异常，此宏观辨证与微观辨证相结合也。诸药合用，鼻窍通，热毒除，脓涕排，自当收功。

加减：鼻塞甚者，加细辛 3g 以辛散通鼻；反复发作或久治难愈者，加黄芪 15~30g 补肺、健脾、实卫，增强机体防御外邪之力，与清热通窍药相合，且能起到托里透脓排浊作用；舌黯红明显者，加败酱草 15~30g 清热解毒、活血化瘀；涕中夹血者，加白茅根 30g 清热凉血止血；鼻痒、打喷嚏者，加防风 9g、蝉衣 9g 祛风抗敏；兼热伤阴津，黄涕黏稠难出者，加知母 9g 清热滋阴，天花粉 9g 清热生津，化痰排脓；若兼肝胆气郁者，加柴胡 9g 疏肝利胆。

第九节 止 嗳 汤

组成：旋覆花 9g（包煎） 代赭石 15g（先煎） 半夏 9g

太子参 12g 佛手 9g 香橼 9g

炒白芍 15g 炙甘草 6g 炒麦芽 15g

生姜 9g

功效：降逆止嗳，理气和中。

主治：肝气犯胃、痰湿中阻之嗳气（噫气）。症见嗳气频作，心下胀满，或两胁部不适，舌淡苔白腻，脉弦滑。

方解：嗳气乃胃气上逆之表现，其发病多与食滞中脘、肝气犯胃、痰湿中阻、脾胃虚寒、胃火上逆等有关。本方系南老师根据自己的临床经验，专为肝气犯胃及痰湿中阻之嗳气而设。方中旋覆花既能降气化痰，又善降胃气而止噫；伍以重镇沉降之代赭石止噫，共为君药。半夏既可燥湿化痰，又以和降胃气见长；配生姜既助半夏和胃、降逆、止噫，又防苦寒重坠之代赭石伤胃；佛手、香橼最善舒肝和胃、理气化痰以消心下胀满或两胁不适；炒白芍柔肝缓急而缓噫之频发，同为臣药。见肝之病，知肝传脾，故佐以太子参益气健脾；炒麦芽消食健胃，除重镇矿石药难消之弊；合而为佐。炙甘草一配炒白芍缓噫频发之急，二可调和诸药，佐使也。诸药合用，肝气舒，痰湿除，胃气和，噫气除。

加减：舌质红者，加竹茹 15g 或黄连清胃降逆；苔白厚腻者，加砂仁 9g、苍术 9g 燥湿化湿；舌淡苔白滑或食凉饮冷则加剧者，加丁香 6g、砂仁 9g 温胃散寒，降逆止噫；烧心反酸者，加海螵蛸 20g、浙贝母 9g 或黄连 6g、吴茱萸 2g 制酸和胃；便秘者，加通便药，务必保持大便通畅；肝郁甚者，加柴胡 9g 或香附 9g 增强疏肝解郁之力。另外，若嗳气难愈，诸法不效，可从心论治。如清代张志聪《黄帝内经素问集注》曰："阴气而上走于阳明，阳明络属心，故上走心为噫，盖此因胃气上逆于心，故为噫。"故临证中，若碰到上述情况时，可加入百合清心、合欢皮或合欢花悦心、石菖蒲或茯苓（茯神）宁心等品，而从心论治，该经验源于全国名中医刘启泉教授。

第十节　利咽抗敏止咳汤

组成：甘草 6g　　桔梗 9g　　荆芥 9g　　防风 9g
蝉衣 9g　　僵蚕 9g　　炒白芍 20g　　夜交藤 30g
当归 10g　　枇杷叶 9g

功效：疏风止痒，利咽止咳。

主治：喉源性咳嗽。症见咽痒难忍，刺激性咳嗽，有痰或无痰，呈阵发性，多由于外界刺激或过敏原因引起，发病有一定的季节性，咽部多无明显充血。舌淡红，苔薄白润，脉浮。

方解：喉源性咳嗽，病位在喉，病脏在肺，因喉为肺之门户。若受六淫之邪外侵（主要以风邪为主，因风为百病之长），或吸入烟尘、异味气体，或感过敏之物，皆可先袭于喉，而影响肺之宣发肃降，出现咳嗽。尽管引起喉源性咳嗽的原因有诸端，但临证其咽痒为其主症之一，故在辨治时，疏风止痒、利咽止咳即为基本治法，再与辨病辨证相结合，其抗敏止咳之法亦在运用之中。方中荆芥、防风、蝉衣、僵蚕疏风止痒，尤其是虫类药蝉衣、僵蚕擅长祛风解痉，具有抗过敏作用；夜交藤一可祛风止痒，二可养血益阴；当归既“主咳逆上气”，又养血活血，与夜交藤相伍，又有“治风先治血”之意。甘草、桔梗清利咽喉；炒白芍合甘草，缓急解痉止咳；枇杷叶肃降肺气，止咳化痰。诸药相伍，共奏疏风止痒，利咽止咳之功。

加减：属风寒者，加麻黄 6~9g 或紫苏叶 6~9g 宣肺、散寒、止咳；属风热者，加连翘 15g、射干 9g 清热、解毒、利咽；肺燥咽干者，加麦冬 10g、沙参 10g、乌梅 9g 养阴润燥；痉咳甚者，加炒白芍至 30g、甘草至 9g，增强缓急解痉之力，或选加全蝎 5g、蜈蚣 1 条搜风、解痉、止咳；有痰者，白痰加紫菀 10g、款冬花 10g、陈皮 12g；黄痰加浙贝母 9g、瓜蒌 12g、鱼腥草 15g、陈皮 12g。

第十一节　过敏性鼻炎食疗方7则

一、抗敏粥

乌梅、五味子、白芍、银柴胡、防风、苍耳子各9g，粳米100g，大枣8枚。先将乌梅、五味子、白芍、银柴胡、防风、苍耳子洗净并浸泡半小时，大火煮沸后改小火煮15分钟，去渣取汁；将粳米、大枣洗净，加入药汁中，再酌加清水共煮至米烂即成。每日1剂，分2次服食。适用于过敏性鼻炎发作期。

二、过敏康茶

黄芪、百合各15g，牡丹皮10g，辛夷、生姜各9g，乌梅、黄芩、生甘草各6g，大枣4枚。将以上9味药洗净(辛夷以纱布包)，同放入砂锅内，加适量水浸泡半小时，大火煮沸后改小火煮20分钟，连煎两遍，将头煎、二煎药汁混匀即成。每日1剂，以药汁代茶饮。适用于过敏性鼻炎属卫表不固、肺经蕴热者服。

三、屏风粥

黄芪30g，防风9g，大枣8枚，粳米100g。将黄芪、防风洗净，水煎去渣取汁备用；将大枣、粳米洗净，同置锅中，加入药汁及适量水，共煮至米烂粥成。每日1剂，分2次服食。适用于素有过敏性鼻炎病史，体质为肺气不足型者，缓解期服用。

四、灵芝红枣鹌鹑蛋汤

灵芝15g，红枣10枚，鹌鹑蛋5个，冰糖适量。将鹌鹑蛋煮熟去皮；灵芝洗净切碎；红枣去核，同放入锅中加水，烧开后加入冰糖，小火炖30分钟即成。每日1剂，晨起或睡前服。适用于素有过敏性鼻炎病史，体质为气血两虚型者，缓解期服用。

五、灵芝粥

灵芝20g,大枣60g,粳米50g,蜂蜜适量。将大枣洗净去核;粳米淘洗净;灵芝洗净切碎用纱布包好,同放入锅中共煮至米烂粥成,去药包,调入蜂蜜即可。每日1剂,空腹顿服。适用于素有过敏性鼻炎病史,体质为气血两虚型者,缓解期服用。

六、百合大枣粥

百合30g,大枣8枚,粳米50g,冰糖适量。百合、大枣、粳米淘洗净,同放入砂锅中,加适量水,共煮成粥,调入冰糖,稍煮即可。每日1剂,顿服。适用于素有过敏性鼻炎患者,入秋前后服食。

七、黄芩炖猪肚

黄芩15g,猪肚250g,葱段、生姜片、酱油、食盐、味精各适量。将猪肚洗净、切丝;黄芩洗净并包纱布,与葱段、生姜片、酱油共放入砂锅中,加适量水,共炖至猪肚烂熟,去药包,调入食盐、味精即成。佐餐食用,每周2次。适用于过敏性鼻炎而有肺火征象者。

(详见《中国中医药报》2008年9月9日)

第七章

专病论治及医话集萃

第一节　脾胃系病证

南晋生老师重视经典著作学习，广纳诸家经验，精于方药配伍，师古而不泥古。临证以汤方辨证为基础，善将宏观辨证与微观辨证相结合、中药药性与现代药理相结合，在辨治脾胃系病证方面积累了丰富的临床经验，现举要如下。

一、胃下垂辨治三法

胃下垂的治疗，以补中益气汤益气升阳拟成定法定方，但验之临床，却不能尽收其效，特别是对胃下垂胃内潴留液较多，或造成十二指肠壅滞证者，尚有加重之弊。南师临证时，根据不同病情，对胃下垂分别采用"补中益气、降逆除满"、"益气升阳、消滞导浊"及"健脾和胃、疏肝解郁"法进行治疗，收效较著，现述如下，以供参考。

(一) 补中益气、降逆除满

本法适用于经 X 线片诊为胃下垂，胃内无明显潴留液者。症见：身疲乏力，不思饮食，食后腹胀，头晕心悸，舌淡、苔薄白润，脉沉细。方用补中益气汤加炒枳壳。

王某，女，29 岁，1986 年 10 月 5 日诊。患者产后月余过劳，渐感头晕心悸、乏力自汗，继则饮食不振，食后脘腹胀满，乳汁减少。查：形体消瘦，舌淡、苔薄白润，脉沉细。上消化道造影提示：轻度胃下垂。证属产后体虚、劳作过早，中气耗伤。治宜补中益气、降逆消满，佐以养血。投以补中益气汤加味：黄芪 30g，党参、白术、炒枳壳各 15g，当归、龙眼肉、阿胶（烊化）各 9g，陈皮、炙甘草、炒鸡内金各 6g，柴胡、升麻各 5g。药服 5 剂病减，20 剂症除。上消化道造影提示胃复其位。

（二）益气升阳、消滞导浊

本法适用于胃下垂胃内潴留液较多，或伴十二指肠壅滞症者。症见：消瘦乏力，脘腹胀闷而痛，不思饮食，嗳气呕吐，头闷痛，心慌气短，大便或秘或溏，腹部可有振水音，舌淡、苔白腻、脉沉细或濡细。方用自拟升清导浊汤：黄芪 30g，炒枳壳、茯苓、白术各 15g，升麻、柴胡、槟榔、莪术各 6g，三棱 3g，半夏 9g，麦芽 10g。

李某，女，40 岁，1988 年 3 月 15 日诊。1 年多来，自觉脘腹憋满，沉重下坠，食后益甚，伴乏力心慌，不思饮食，嗳气时作，大便干结，2 日一行。经某院 X 线片检查，诊为中度胃下垂。曾服补中益气丸及人参健脾丸月余无效。查：面色萎黄，神情倦怠，形体消瘦，舌淡、苔薄白腻，脉濡细，坐立时下腹部突出，有轻度压痛，振水音明显。证属脾虚气陷、湿浊潴留、腑气失通。治宜益气升阳、导浊通腑。投以升清导浊汤加味：黄芪、炒枳壳各 30g，白术、猪苓、茯苓、当归各 15g，升麻、柴胡、槟榔、莪术各 6g，三棱 3g，半夏 9g，麦芽 10g。3 剂后，大便通畅，饮食有增，脘腹憋满症减，但振水音仍明显。上方去当归加桂枝 6g，继服 6 剂，诸症皆轻；又守方出入 40 剂后，诸症皆失，X 线检查提示：胃已上复其位。

（三）健脾和胃、疏肝解郁

凡胃下垂之病，脘腹胀满，嗳气恶心等症与情志抑郁有关的，或经上述二法治疗不效的，皆可采用本法治之。方用自拟健脾疏肝复位汤：香附、陈皮、半夏、柴胡、白芍各 9g，砂仁 5g，黄芪、白术、炒枳壳各 15g，茯苓 10g，炙甘草 6g。

张某，女，35 岁，1987 年 11 月 12 日诊。患者 1 年前因乏力纳呆，食后腹胀，经 X 线检查诊为轻度胃下垂，服补中益气丸而症减。二周前心忧过劳，自感乏力纳呆加重，嗳气频作，心烦易怒，经 X 线片复查仍诊为胃下垂，又予补中益气丸治疗，药后三天，前症未减，又增胸闷口苦等症。查：舌质偏红，苔白腻，脉细弦。循健脾和胃、疏肝理气、佐以清热之法。投健脾疏肝复位汤加味：香附、陈皮、半夏、柴胡、白芍各 9g，砂仁 5g，黄芪、白术、炒枳壳各 15g，茯苓 10g，炙甘草 6g，炒栀子 6g。药服 20 剂，诸症悉平，X 线检查提示胃复常位。

按：胃下垂的治疗，既要升提，又要升中有降，以顺脾胃升降之性；既要补虚，又要导浊，因有形之浊得逐，补气功速，则升胃无阻；既要健脾和胃，又要疏肝理气，因滞气开，则甘补升提无虑。如此，才能效速功宏。

（详见《四川中医》1992 年第 11 期第 22 页）

二、慢性腹泻从肺论治临床心得

慢性腹泻之治疗，历代医家多遵循“久泻多虚，治从脾肾”之原则，但久治不愈，或反复发作者，亦不鲜见。对此南师常从肺入手，分别采用“温养气阳，敛肺固肠”，“养阴润躁，清肺安肠”及“涤痰除浊，复肺宣肃”三法治疗，每获良效，现简述如下，以供参考。

（一）温养气阳，敛肺固肠

本法适用于大便溏薄次频，无恶臭味，伴面色少华，少气懒言，语声前重后轻，甚至难以接续、胸闷不适，形寒肢冷，舌淡苔薄白，脉虚弱。方用自拟温肺固肠汤：炙甘草、干姜、党参、黄芪、五味子、煨诃子、川朴。

李某，女，45 岁，1993 年 1 月 15 日诊。患者 3 个月前因感寒而咳嗽胸闷，便溏次频，服用数种抗生素，其效不著。刻诊：面色少华，言语无力，胸闷咳嗽，咳甚则小便遗。大便作，需不时更换内裤，便溏无臭，日行 10 余次，舌淡苔薄白滑，脉沉细。证属肺气虚寒，累及肠腑。治宜温养气阳、敛肺固肠。投以温肺固肠汤加味：炙甘草、干姜、五味子、益智仁、煨诃子、川厚朴各 9g，党参、黄芪各 15g，炙麻黄 6g。5 剂后，胸闷症除，咳嗽减轻，且咳而无便遗，大便渐实，日行 3~4 次，上方去益智仁，继服 10 剂而愈。

（二）养阴润燥，清肺安肠

本法适用于大便久不成形，次频而黏滞不爽，矢气多且臭而不畅，伴干咳少痰，鼻咽干燥，手心灼热，舌质多红而少苔，脉浮细数。方用自拟清燥救肺安肠汤：霜桑叶、沙参、川贝母、芦根、花粉、黄芩、白扁豆、地骨皮。

郭某，男，52 岁，1992 年 10 月 2 日诊。泄泻 4 月余。4 个多月前，过饮冷饮，腹泻随作，未予介意，数日后仍不止，始就医诊治，屡用西药抗菌类及中药附子理中丸之属多剂无效。大便呈糊状，次频而黏滞，矢气多且臭而不畅，伴口咽干燥，咳而无痰，鼻衄时作，舌质偏红而苔少，脉浮细数。证属寒凉损伤脾胃，久延渐而化热，误治屡用辛热，肺胃阴津伤耗，燥热下迫大肠。治当养阴（只宜轻清濡润，不可过于滋腻）润燥，清肺安肠。方用清燥救肺安肠汤加减：霜桑叶、百部、百合各9g，沙参、白茅根、芦根、花粉各30g，黄芩、陈皮各6g。药用6剂，鼻衄未作，咳泻减半，又进6剂诸症悉除。

（三）涤痰除浊，复肺宣肃

本法适用于既有腹泻，又有咳嗽痰盛者，临床以慢性支气管炎、肺气肿患者多见。症见大便溏稀，一日数行，咳嗽痰多，胸憋气喘，面色及口唇青紫，舌质多黯，苔浊厚腻，脉浮滑或浮滑数。方用加味葶苈大枣泻肺汤：葶苈子、大枣、桑白皮、川厚朴、丹参、陈皮、茯苓、半夏、焦三仙。

张某，男，69岁，1994年11月11日诊。咳喘伴腹泻时作10年。10年来，每于冬季则咳嗽气喘，便溏次频，曾诊为喘息性支气管炎，予以中西药治疗，病情时轻时重。现大便溏稀，日行4~5次，咳嗽吐痰，色白质稠，胸憋气喘，口唇青紫，夜难平卧，舌质紫黯，苔白厚腻，脉浮滑。证属痰浊瘀血阻胸，郁遏宣降气机。治宜涤痰化瘀除浊，复肺宣肃止泻。投加味葶苈大枣泻肺汤：葶苈子、桑白皮、炙麻黄、半夏、陈皮各9g，川厚朴、丹参、茯苓各15g，大枣4枚。药服5剂，痰量减少，咳喘减轻；夜能平卧，大便次数减至日2次，但仍不成形。上方减葶苈子为6g、川厚朴为9g，继服5剂，大便调，胸憋咳喘亦明显好转。

（四）体会

肺为华盖，下与大肠相表里，故肠腑之变化传导与肺之宣肃功能关系密切。临证时，若久调脾、肾、肝而腹泻如故者，不妨审其虚实，转治于肺，以收其效。至于其中之理，前人早有论述。如喻嘉言所言："至若秋月伤肺者，伤肺之燥也，与秋伤于燥，冬生咳嗽同是一病。但在肺则咳嗽，在大肠则飧泄，所谓肺移热于大肠，久为肠澼也。但使肺热不传于大肠，则飧泄自止。惟务止泄，以燥益燥者多矣"。赵养葵亦指出："治积痰在肺，致其所合大肠之气不固者，涌出上焦之痰，则肺气下降，而大肠之虚自复。"

（详见《实用中医药杂志》1997年6期第30页）

三、治五更泻五法

(一) 温补脾肾,涩肠止泻

适用于五更泄泻,不思饮食,腰酸肢冷,神疲乏力,舌淡苔白润,脉沉细。方用四神丸加味:肉豆蔻,补骨脂,五味子,吴茱萸,炒山药,炒薏苡仁,鹿角霜。(常治之法,案例从略)。

(二) 暖肝散寒,理气止泻

适用于五更泄泻,腹部喜暖,小腹胀痛(多为左侧),舌淡苔白润,脉沉弦。方用暖肝煎加减:山萸肉,枸杞子,肉桂,小茴香,乌药,沉香,茯苓,生姜,柴胡。

例 1:女,45 岁,1994 年 11 月 11 日诊。患者 3 个多月来,腹部怕凉,五更泄泻,泻前左侧小腹胀痛,素双目遇风则冷泪长流,舌淡苔白润,脉沉弦细。诊为五更泻,证属肝气虚寒,阳失升发。治宜暖肝理气,升阳止泻。投以暖肝煎加减:山萸肉、枸杞子、茯苓各 15g,小茴香、木贼、乌药、生姜、柴胡各 9g,肉桂、沉香各 3g(研末分冲)。药服 6 剂,腹部觉暖,胀痛大减,大便成形,上方去沉香,继进 6 剂,药后泻止病愈。

按:根据中医学时辰与五脏六腑相配之理论,五更之时,当由肝木所主,肝气虚寒,木难升发,阳气无以用事,寒湿自盛而下行,故小腹胀痛而泻作。因肝肾同源,相互影响,所以五更泻由肝肾同寒所致者临证亦不少见。对此,以四神丸合暖肝煎治疗效佳。

(三) 祛风胜湿、升阳止泻

适用于黎明左脐腹部疼痛,肠鸣如雷,急欲登厕,泄后如常,伴肢体困重,倦怠嗜卧,舌淡,体胖大,苔白腻,脉弦滑或濡软。方用自拟祛风胜湿止泻汤:苍术,炒扁豆,陈皮,防风,白芍,炙甘草,柴胡,羌活,葛根。

例 2:男,50 岁,1990 年 3 月 10 日初诊。黎明泄泻 10 余年。晨起左脐腹部隐痛,肠鸣频频,急欲登厕,便溏无臭,泻后觉舒。素形体肥胖,倦怠嗜卧,纳谷不香。舌淡,体胖大,苔白腻,脉弦细滑。经多方检查,诊为慢性结肠炎。证属脾虚湿盛,气郁阳陷。治宜祛风胜湿,升阳止泻。投以祛风胜湿止泻汤:炒扁豆、炒薏苡仁各 30g,苍术、陈皮、防风、柴胡、羌活各 9g,葛根、白芍各 15g,炙甘草 6g。药服 5 剂,药毕周身微微汗出,自觉神爽,腹痛症除,肠鸣大减,如厕不急，但大便仍不成形。上方加炒白术 15g，再服 5 剂，大便渐成形，纳谷亦香。继进 6 剂，以资巩固。

按：湿为阴邪，阻碍阳气，五更卯时，肝木当旺，阳气上行，但脾虚湿盛，气机失畅，阳遏肝郁，故腹痛肠鸣，晨泻随作，治重除湿，以风胜之，肝脾双顾，效宏功速。

（四）调抑肝气，缓急止泻

适用于平素体质较强，但每遇情绪不畅则五更脐腹部（以左为主）疼痛不适，肠鸣腹泻，脉多呈弦。其中，泻而通畅者，方用痛泻要方加味；泻而不畅者，药投四逆散加味。

例 3：男，28 岁，1986 年 9 月 15 日诊。患者素体强健。但近 3 个多月来，每于情绪不畅时，则晨起左小腹不适，急欲登厕，但泻而不畅，泻毕连续矢气数次，又如常人。舌淡苔白润，脉弦有力。诊为五更泻，证属肝脾不调，气机失畅。治宜调抑肝气，缓急止泻。投以四逆散加味：柴胡、炒枳壳各 9g，炒白芍、白茯苓各 15g，合欢皮 12g，木香、炙甘草各 6g。药服 6 剂，诸症悉除。以逍遥丸善后巩固。

按：素体强健，情志失畅，五更肝旺，横克于脾，故泻可作。此类晨泻，易辨易治，收效最捷。

（五）温养气阳，敛肺固肠

适用于大便溏薄，黎明而作，伴少气懒言，胸闷不适，或咳或喘，舌淡苔薄白，脉虚弱。方用自拟温肺固肠汤：炙甘草，干姜，党参，黄芪，五味子，煨诃子，川厚朴。

（详见《危重病常见病与多发病临床诊治》1998 年上册 274~275 页）

四、萎缩性胃炎辨治六法

（一）清热燥湿，理气和胃，佐以甘润

本法适用于经胃镜诊为萎缩性胃炎，且多感染幽门螺杆菌者。症见：心下痞满，嗳气时作，不思饮食，大便清稀、行而不畅，舌质红、体胖大、苔黄腻，脉濡数或滑数。方以自拟解毒祛湿消菌汤。药用：厚朴 15g，黄连 6~9g，菖蒲、半夏各 9g，芦根、土茯苓、白花蛇舌草各 15~30g。方中以厚朴行气化湿；黄连、土茯苓、白花蛇舌草清热解毒除湿，且对幽门螺旋菌有灭杀作用，并能抑制或消除肠腺上皮化生；菖蒲芳香化湿而悦脾；半夏燥湿和胃、消痞散结、芦根清热利湿、和胃生津。全方既治标、又顾本。

（二）疏肝理气，和胃降逆，辛行忌烈

本法适用于萎缩性胃炎而病情与情绪波动密切相关者。症见：饮食不振，胃脘胀满，嗳气频作，矢气较多，大便不畅，舌淡红、苔薄白润，脉弦细。方以自拟二香苏佛汤。药用香附 9g，苏梗 12g，陈皮 10g，炙甘草 6g，佛手、香橼各 6~9g，太子参、炒麦芽各 15~30g。方中香附、苏梗、佛手、香橼、陈皮疏肝理气，和胃降逆；太子参、炙甘草补气生津，以顾其本；麦芽消食和胃，兼疏肝气，一举两得。另外，本型患者亦多合并幽门螺旋菌感染，故临证时，可适当选加蒲公英、白花蛇舌草之品。

（三）清热祛湿，滋阴养胃，甘寒忌腻

本法适用于初起湿热内蕴，过用清利，阴津损伤，或病久不愈，正气渐耗，而形成阴虚夹湿之证。症见：形体消瘦，胃脘隐痛，灼热嘈杂，胀满纳呆，食后益甚，大便溏薄，舌嫩红、苔黄腻，脉濡细而数。方以自拟祛湿益阴汤。药用：藿荷梗（各）9g，佛手、玉竹各 9g，生薏苡仁 30g，怀山药、土茯苓、炒白芍、谷麦芽各 15g，炙甘草 6g。方中生薏苡仁、土茯苓清热利湿，且皆可抑制或消除肠腺上皮化生；藿荷梗升发脾胃清阳，清化湿邪，兼以理气和中；佛手理气消胀、不伤气津；山药、玉竹滋阴益胃而不呆腻；白芍、甘草酸甘化阴，谷麦芽助胃消食。该方法祛湿不伤阴，滋阴不助湿。

（四）理气和中，益阴养胃，酸敛柔肝

本法适用于肝气犯胃，化火伤阴，或气郁之病而过用辛香走窜之品，以致肝胃阴伤。症见：形体消瘦，两胁攻胀，烦躁易怒，不思饮食，胃脘烧灼胀满，大便干结，舌红苔少，脉弦细数。方以自拟加减一贯煎。药用：麦冬、当归、川楝子、乌梅、佛手、香橼各 9g，沙参、玉竹、炒白芍各 15g，炙甘草 6g。该方麦冬、沙参、玉竹滋阴养胃；当归、白芍和血柔肝；乌梅、甘草酸甘化阴；川楝子、香橼、佛手疏肝理气、消胀和胃，行而不散，津液不耗。

（五）滋阴养胃，活血化瘀，柔中佐刚

该法适用于久治不愈，气病及血，胃酸严重缺乏，病变部位主要在胃窦部者。症见：不思饮食，食后痞满，疼痛兼作，口干舌燥，大便干结，舌质黯红，苔少，脉细涩。方以自拟加减沙参麦冬汤。药用：沙参、玉竹、花粉、白芍各15g，麦冬、延胡索、乌梅、陈皮各9g，三七粉3g(分冲)，炙甘草6g。方中沙参、麦冬、玉竹、花粉滋阴养胃；白芍、乌梅、甘草酸甘化阴，缓急止痛；延胡索、三七粉活血、理气、止痛；三七尚可抑杀幽门螺杆菌，改善胃黏膜微循环，加速萎缩、肠化或增生组织病理逆转，陈皮理气和胃。如此配伍，柔中有刚，滋而不腻。

（六）温运脾胃，益阴顾本，刚中配柔

该法适用于久病阳虚，病变部位以胃体部为主者。症见：心下痞满，不思饮食，身乏无力，胃脘凉痛，大便溏稀，舌淡、苔白润，脉沉细。方用自拟加减附子理中丸，药用：炮附子、干姜、砂仁各6~9g，太子参、炒山药各30g，山楂、白芍各15g，乌梅9g，炙甘草6g。方中附子、干姜、砂仁温中理气，对改善腹胀、胃脘凉痛作用明显；太子参、山药健脾益气、养阴生津；生山楂、乌梅、白芍、甘草酸甘化阴，生津消导，缓急止痛。如此配伍，既散寒又益阴，病证兼顾，一举两得，与西医学之理亦不相悖。

（七）结语

萎缩性胃炎是慢性胃炎中最顽固的一种，由于胃腺体萎缩，胃酸及胃蛋白酶分泌减少，甚至完全无游离酸。这与中医胃阴不足、津液缺乏实相类似，故众多医者，就倍受其束，从病（西医之病）避证，动辄投用养阴生津之剂，诸如附子、干姜、砂仁等品，更视为蛇蝎之物，避而不用，其结果往往适得其反。笔者认为，临证当病（西医之病）证相合，分清标本缓急，灵活论治。该病本为阴津亏乏，标有湿热内阻、气滞血瘀，治当权衡。做到治标顾本，治本兼标，主次有别。除此之外，尚需注意地域差异及气候特点，因我国地域宽阔，南北有别，如南方雨多湿盛，气温偏高，证属湿热者居多；北方地高温低，雨少气燥，证属胃阴不足及脾胃虚寒者多见。治疗时若能相参细辨，疗效会更为显著。

（详见《江苏中医》1999年中青年专辑第6~7页）

五、经方治疗胃食管反流性疾病验案举隅

（一）痰热内盛，阻胸滞胃

李某，男，45岁。素嗜烟酒，近1个月来，食后胸脘满闷，胸骨后烧灼，嗳

气反酸，大便不畅。胃镜检查示：①反流性食管炎；②糜烂性胃炎。舌质红，苔黄厚腻，脉弦滑。诊为小结胸，属痰热阻胸滞脘，气机郁结逆上。治以清化痰热、宽胸理气、和胃降逆。小陷胸汤加味：全瓜蒌 15g，黄连 6g，制半夏 9g，炒枳壳 12g，厚朴，旋覆花 9g（包煎），海螵蛸 15g。药服 3 剂，大便通畅，日行 1 次，胸脘满闷及嗳气反酸明显减轻，胸骨后烧灼稍有缓解，上方去厚朴，加竹茹 10g，蒲公英 10g，继服 5 剂。三诊时，诸症皆除，唯大便偏溏，易全瓜蒌为瓜蒌皮 10g，继 3 剂，以资巩固。

患者素嗜烟酒，熏灼食管，伤肺损胃，内生痰热，阻胸滞胃，气机失畅，胃失和降。小陷胸汤清热化痰，宽胸散结，佐以炒枳壳、厚朴行气燥湿，化痰除满，配以旋覆花肃降肺胃，消痰理气，加海螵蛸制酸止痛。

（二）中虚痰阻，肺胃失降

刘某，男，55 岁。半年来，纳食后心下饱胀，嗳气反酸，夜卧时阵发性咳嗽、胸闷，甚时气喘，起坐后缓解，反复发作，时轻时重。伴饮食减少，神疲乏力，大便溏稀，舌淡，苔白腻，脉细滑。胃镜示：①慢性食管炎；②慢性浅表性炎。证属中虚痰阻，肺胃失降。治以健脾化痰，肃降肺胃。旋覆代赭石汤加减：旋覆花 10g（包煎），代赭石 24g（先煎），制半夏 10g，生姜 15g，党参 10g，白术 10g，炙甘草 3g，砂仁 6g（后下），海螵蛸 15g，茯苓 15g，陈皮 15g，苏梗 9g，炒麦芽 15g。药服 7 剂，心下饱胀及嗳气反酸明显减轻，夜间咳喘、胸闷发作次数亦减少，后以上方加减调治 20 剂而愈。

中医学认为，肺主肃降，胃主通降，肺胃相关，若肺不肃降，则可影响胃之和降，临床上除咳喘外，尚可见呕吐、嗳气、呃逆等症；若胃失通降，则可病及肺气，导致肺气上逆而见咳喘，故在辨治胃食管反流性疾病时，尤当注意肺胃同治，以提高临床疗效。本案中虚痰阻，胃病及肺，临证自当肺胃同治。旋覆代赭石汤既可和胃降逆，又可化痰行气，治痰气痞阻，肺胃并逆。加味投之，效宏功速。可谓把握病机，古方新用。

（三）肝胆气郁，化热犯胃

王某，女，45 岁。烧心伴胸骨后灼痛时作 1 个月，每于情志不畅或进食辛辣时则胃脘部灼热，胸骨后中下段烧灼样疼痛。伴口干口苦，嗳气反酸，急躁易怒，夜难入寐，身乏无力，大便质不干，但 2~3 日一行。舌质红，苔薄黄，脉弦细数。胃镜示：①食管炎；②胆汁反流性胃炎。证属肝胆气郁，化热犯胃。治以疏肝利胆，清热和胃。小柴胡汤加减：柴胡 9g，黄芩 9g，制半夏 9g，太子参 10g，香附 10g，佛手 9g，海螵蛸 15g，牡蛎 30g，芦根 15g，合欢皮 15g。药服 5 剂。三诊时；诸症皆平，予以小柴胡汤颗粒冲剂善后。

仲景云："伤寒中风，有柴胡证，但见一证便是，不必悉具。"本患者发病与情志不畅关系密切，且有肝胆气郁、化火上炎之口苦心烦等表现，证属肝胆气郁、化热犯胃。小柴胡汤功可疏泄少阳、益气和胃，加香附、佛手、合欢皮疏肝解郁、和胃安神，配海螵蛸、牡蛎制酸止痛、重镇安神，增芦根清热生津、和胃降逆。既紧扣病机，循仲景法则，又灵活加减而收功。

（详见《中国中医药报》2008 年 4 月 24 日第 4 版）

六、浅论"补脾"与"运脾"

"补脾"是针对脾气虚弱和脾阴不足所采取的治法。其中脾气虚弱时症见面色萎黄、身乏无力、不思饮食、大便溏稀、舌淡胖苔薄白腻、脉细。方用四君子汤加味。药以甘温之党参、白术、黄芪之辈为主。而脾阴不足时症见口干唇燥、甚或唇裂、不思饮食、轻度乏力、大便干结、舌红苔少、脉细弱。所用方药以甘寒为主，诸如太子参、麦冬、黄精、生山药等。"运脾"一名，首见于张隐庵《本草崇原》，曰"凡欲补脾，则用白术；凡欲运脾，则用苍术"。后又有同仁提出"脾贵在运而不在健"之说，江育仁教授也有"脾健不在补贵在运"之论。那么何为"运脾"之法呢？南师认为只要能消除引起脾失健运的病理因素，使脾恢复其运化功能的治法就是"运脾"。如因饮食失宜导致湿浊中阻、脾失健运而出现心下痞闷、不思饮食、大便黏滞、舌苔厚腻者，则宜除湿为主。药用芳香化湿之藿香、佩兰、砂仁等；用燥湿之苍术、草果等；用淡渗利湿之茯苓、薏苡仁、泽泻等；用行气除湿之厚朴、陈皮等。诸药相合则湿去脾健，这就是"运脾"；再如对痰湿内盛用二陈汤加味治疗，亦是"运脾"之法；又如对饮食积滞出现的脘腹胀满、不思饮食、恶心呕吐、舌苔厚、脉滑者，投之以保和丸消食导滞，也是"运脾"之举。总之，"运脾"以祛邪消除引起脾失健运的病理因素为主，"补脾"以补益脾气或滋养脾阴为主。但临证时，两种治法不是孤立的、对立的，可结合而用，只不过要分清主次，采取以补为主、以运为辅或以运为主、佐以补脾之法。

七、治脾胃病用药宜精简灵动

脾胃是人体的气血生化之源，为后天之本，又是治病时药物吸收和发挥作用的场所及保障，因此临床用药以精简灵动，防重剂伤胃，防庞杂壅滞。要顾护胃气放至首位，做到脾胃失健时以调理脾胃为先，脾胃无病者以防伤胃为务，另外切记病重用重剂治病，病轻用重剂伤胃。时下，用重剂治病者愈来愈多，我们当谨慎对之，不要盲从。

八、腹胀辨治琐谈

腹胀是脾胃病中常见症、多发症，虽然现行《中医内科学》教材未将其纳入，但早在《黄帝内经》的《阴阳应象大论》中就有"清气在下，则生飧泄；浊气在上，则生䐜胀"之记载，到东汉时期，仲景在《伤寒论》中对腹胀论述就更为详要，并载有相应的方药，且一直延用至今，仍功宏效著。可是近期不时有同仁和我交流为何使用一些经方并加入大剂量行气消胀药而效不显著呢？对此，我认为做好以下几点，方能提高临床疗效。

1. 明确病位　若与饮食有关，多为脾胃失调引起的腹胀。一般运用和中消食、健脾助运或辛开苦降法可收效。若与饮食无关，病位应在肝，首当疏肝理气，从临床上看肝脾不调是腹胀的重要成因之一。对此，要注意肝体阴而用阳的特性，初发之病，可短期使用辛香疏肝理气之剂；久病者，要顾阴而疏肝。病程时长、腹胀顽固者，病位多在血分。正如《临证指南医案》云"胀久不愈，当从肝经络脉治法"。方用血府逐瘀汤加减。

2. 分清虚实　凡有邪而滞胀者，属实；无物无滞而胀者，属虚。上午腹胀轻，午后腹胀重者，多为虚中夹实（脾虚夹实）。《金匮要略》云"病者腹满，按之不痛为虚，痛者为实"，"腹满时减，复如故，此为寒，当与温药"，"腹满不减，减不足言，当须下之"也指出了腹满属虚属实辨证的要点。其实，腹胀最难用药的是虚中夹实证，因要根据病情辨出虚实兼夹的程度，而酌定所遣方药中的消补药之比例，做到补而不滞，消而不伐。否则，补之有过，便助满生湿；行消有过，便损脾耗气。如李克绍教授所言"消食宽胀药，只有在胃肠消化功能还不算虚情况下，才能发挥消化饮食的作用。如胃肠虚弱的程度已很重，那只能先健补脾胃”。如何治疗虚实兼夹之腹胀，医圣张仲景已示后人以法药。如《伤寒论》第66条云“发汗后，腹胀满者，厚朴生姜半夏甘草人参汤主之。”本条文主要指不当发汗而发汗，或发汗太过，徒伤气阳津液，而使脾气受损。脾司运化转输而主腹。汗后脾虚，运输无权，或生痰湿，使气机壅滞，则腹部胀满。治当消补并举，健脾温运，宽中除满。药用：厚朴半斤、生姜半斤、半夏半升、炙甘草二两、人参一两。方中重用厚朴下气燥湿，宽中消满；重剂生姜温中散饮；半夏燥湿化痰，降逆开结；小剂人参、炙甘草补脾益气而助运化。诸药相伍，补而不滞，消而不伐，为治疗虚实兼夹之腹胀的代表方，后世人称“七消三补法”。当然，我们临证时，可师其法而不泥其方，运用香砂六君子汤加减治疗亦可取效。

3. 细辨寒热　从临床观察发现，腹胀患者假寒者多，多数病人称肚子凉，不敢吃凉东西，甚至连水果都不敢吃，但经四诊合参后并非阳虚寒凝气滞之证。患者之所以不敢食凉饮冷是一种自我保护意识。还有一种情况是“阳郁”造成的。如湿阻中焦、饮食积滞、瘀血阻络等都可使阳气郁阻不达而失其温煦。正如《金匮翼》云“恶寒有阳虚阳郁之异，阳虚者宜补而温之，阳郁者宜开发上焦，以开阳明之气”，叶天士谓“除胀以通阳为务”。但通阳不同于温阳，如对于湿阻者，则强调“通阳不在温，而在利小便”；而对于瘀血阻络者，则强调“通阳不在温，而在活血通络”。

九、治口苦七步曲

第一步：疏解少阳。小柴胡汤加栀子。其中，柴胡疏畅少阳气机、外散内郁之火，黄芩苦寒直折肝胆之火，栀子苦寒清肝胆、导火从小便而出。

第二步：清利肝胆。方用龙胆泻肝汤加减。

第三步：疏清肝胆、镇潜逆火。方用其他同仁之验方。柴胡9g、龙胆草6~9g（味苦甚于黄连，必须强调饭后服用）、生牡蛎30g（先煎、咸寒重镇、下潜上炎之火）。

第四步：清泻为主，反佐辛热，相反相成。如黄芩、龙胆草与干姜相伍，一则防苦寒伤胃，二则可防寒凝冰伏、火郁不得外发。

第五步：滋养肝木。症轻者，单用重剂枸杞子（其他同仁之验，我曾试用，确效）；症重者，投用一贯煎。

第六步：清心泻火。苦为心之味，口苦不仅与肝、胆、胃有关，也与心火上炎密不可分。如《张氏医通·七窍门下》云："心热则口苦。"若心经有热者，口苦口渴，心胸烦热，口舌生疮，小便赤涩，舌红脉数，方用泻心汤合导赤散加减。

第七步：和胃降逆、佐以疏肝。口苦未必火所致。口苦从火论治有效者居多，不效者也不乏其例。究其原因，患者本身肝胆无火，只因胃气上逆较甚，迫使胆汁上泛而出现口苦，此时患者虽口苦但舌不红、苔不黄，治疗重在和胃降逆，方用旋覆代赭石汤加减。临证时本人多加入柴胡、香橼、佛手以提高临床疗效。因本病多由生气引起或加重，使肝失疏泄，横犯脾胃，则胃气上逆。可见临证遇到口苦要详审细辨，不可动辄投用苦寒清泻之剂，徒伤脾胃之阳。

十、从虚、郁、湿论治泄泻型肠易激综合征之经验

肠易激综合征是临床上最常见的一种胃肠道功能紊乱性疾患，是一组包括腹痛，腹胀不适，以大便习惯改变为主要特征，并伴大便性状异常，持续存在或间歇发作，而又缺乏形态学和生物化学异常改变等可用器质性疾病解释的临床症状。

根据肠易激综合征的临床表现，可将其归属于中医学"腹痛""泄泻""腹胀满""便秘"等病症范畴。南晋生老师通过近40年的临床经验总结，认为泄泻型易激综合征多与虚、郁、湿关系密切。而虚主要涉及脾、肾两脏。脾主运化水谷，若脾虚失运，则水湿内生，升清降浊功能失调，水湿下注大肠而为泄泻。正如《素问·阴阳应象大论》曰："清气在下，则生飧泄。"《景岳全书》曰："泄泻之本，无不由于脾胃。"若泄泻久作不愈，则由脾及肾，使肾阳受损，不能温煦脾土，酿成脾肾两阳皆虚，致清阳不升，食谷不化，下走大肠。而郁主要责之于肝。据临床观察，肠易激综合征的发生与情志失调密切相关。肝主疏泄，肝主情志，其性属木喜条达；脾属土主运化，其功能正常发挥有赖于肝主疏泄，正如《素问·宝命全形论》所云"土得木而达"。若情志失畅，肝失疏泄，气机郁滞，横逆克土，则致脾失健运，泄泻遂作。而湿为泄泻型肠易激综合征的主要病理因素。如《医宗必读》有"无湿不成泻"之说。此处所论之湿，

主要指由脾虚不运而生湿，或他脏及脾，如肝木克脾，或肾虚火不暖脾，水谷不化而致。总之，泄泻型肠易激综合征发病的病因病理以虚、郁、湿为特点，但在疾病的发展过程中尚可夹痰、夹瘀、热化或寒化。临证要观其脉证，知犯何逆，随证治之。现将其常用的基本方介绍如下。

（一）疏肝健脾止泻方

1. 组成　炒白术 15g，炒白芍 15g，陈皮 12g，防风 6g，炙甘草 6g，柴胡 9g，木香 9g，茯苓 12g，炒薏苡仁 24g，炒白扁豆 15g。

2. 功效　疏肝理气，健脾除湿。

3. 主治　泄泻肠鸣，腹痛窜作，矢气频频，泻后或排气后觉舒，每因抑郁恼怒，或情绪紧张易发，舌淡红，苔薄白腻，脉细弦。

4. 方解　方中以炒白术、炒白扁豆、炒薏苡仁、茯苓健脾除湿。柴胡疏肝理气，白芍益阴柔肝，二者相伍，疏柔结合。加炙甘草合芍药取芍药甘草汤意，以缓急止痛。木香、陈皮疏理脾胃之气。防风一可芳香悦脾，升发清阳；二可入肝脾之经，辛散温通，舒畅肝脾气机；三为风药，风可胜湿，但用量不宜大，一般 6g 左右即可，否则量大走表，治泻效差。整个组方配伍精当，虚、郁、湿兼顾，确为疏肝柔肝，健脾止泻之良剂。

5. 加减　若大便不畅者，加炒枳壳、槟榔以行气导滞；若便次较多者，加石榴皮以涩肠止泻；若乏力者，加黄芪、党参、鸡内金益气、健脾、开胃；若纳呆、大便溏稀、手足不温者，加干姜以温振中阳；若便下夹有黏液、舌苔黄腻者，加葛根、车前子、黄芩、易炒薏苡仁为生薏苡仁以清热除湿、升发清阳；若腹痛日久，舌质紫黯或有瘀点瘀斑者，加五灵脂、生蒲黄、丹参等以活血、化瘀、止痛；若舌苔厚腻、湿浊较盛者，加苍术、砂仁以燥湿化湿。

（二）温肾暖脾疏肝方

1. 组成　补骨脂 10~15g，鹿角霜 15~30g，炮姜 9g，炒白术 15g，炒山药 15~30g，炒薏苡仁 30g，炒白芍 15g，陈皮 12g，防风 6g，炙甘草 6g，石榴皮 9g，柴胡 9g。

2. 功效　温肾、暖脾、疏肝，除湿、固肠、止泻。

3. 主治　腹泻日久，经年不愈，大便溏稀，夹有完谷，腹部喜暖，身乏无力，饮食不振，或黎明前脐腹作痛，肠鸣即泻，泻后则安，舌淡苔白，脉沉细。

4. 方解 久泻由脾及肾者，世医多以四神丸加味温肾暖脾、固肠止泻，效者居多，不效者亦不乏其例。对此，南师常合以痛泻要方加减，收效较著。究其原因有二，一者其师从全国老中医药专家畅达主任医师，临证倡导汤方辨证，故见“脐腹作痛，肠鸣即泻，泻后则安”者，则予以痛泻要方；二者其根据祖国时间医学理论，在辨治内科慢性病时，参照十二时辰与五脏六腑关系，认为黎明泄泻，多在寅卯而作，而寅卯之时正由胆肝所主，故遣以痛泻要方加味。方中以补骨脂补肾壮阳、温脾止泻，但其性质温燥，易伤阴耗津，故配重剂炒山药，既可健脾补肾固涩，又可养阴生津，以除温燥助火剂伤阴耗津之弊；鹿角霜温补肾阳，作用平和，且具收敛之性，标本兼顾；炮姜性温，善暖脾胃，温中止痛止泻，南师认为，其炭剂具有收敛之性，有助止泻，且可保护胃肠之黏膜；痛泻要方配柴胡、炙甘草，功可疏肝健脾，升发清阳，缓急止痛；炒薏苡仁利水渗湿，健脾止泻；石榴皮性味酸涩温，涩肠止泻效佳。诸药合用，标本兼顾，自当收效。

5. 加减 若脐腹冷痛明显者，加附子补火助阳，散寒止痛；若久泻小腹下坠甚或脱肛者，加黄芪、党参、升麻益气升阳。

十一、嘈杂治验

嘈杂，是指胃脘部似痛非痛，似饥非饥，莫名难受，时作时止的一种症状。正如《景岳全书》中记载：“嘈杂一证，或作或止，其为病也，则腹中空空，若无一物，似饥非饥，似辣非辣，似痛非痛，而胸膈懊侬，莫可名状，或得食而暂止，或食已而复嘈，或兼恶心，而渐见胃脘作痛。”该症常见于西医胃及十二指肠溃疡、功能性消化不良、慢性胃炎等疾病中。患者常常因胃脘部嘈杂不适多次就医，西医仅对症治疗，反复发作，中医在治疗方面有其独特的优势。南晋生名中医总结多年临床经验，将嘈杂分为五型治疗，现述如下。

（一）痰热阻胃

临床表现：嘈杂时兼恶心，心下痞闷，不思饮食，或胸闷痰多，似饥非饥，舌质红，苔黄腻或白腻，脉弦滑。

治法：燥湿化痰，清热和胃。

方药：连翘温胆汤（经验方）加减。方中以甘而微寒之竹茹清热化痰、和胃降逆；连翘一清痰蕴之热，二止恶心呕吐（现代药理研究其煎剂有镇吐作用）；半夏燥湿化痰、降逆和胃，二者相伍，清热化痰，降逆和胃功具；枳实理气化痰除痞；陈皮理气燥湿化痰，二者相合，气顺痰消；茯苓渗湿健脾，以杜生痰之源；炒麦芽、炒谷芽消食助运。诸药合用，痰热清，胃气和，诸症当除。

加减：嘈杂较甚，难以名状，坐卧难宁者，加芍药甘草汤缓急止嘈；烧心反酸者，合用乌贝散清热、化痰、制酸；腹胀者，加厚朴行气、燥湿、除胀；舌苔厚腻湿重者，加苍术、砂仁燥湿化湿。

（二）脾胃气虚

临床表现：嘈杂多于空腹时易作，饮食不振，食后腹胀，午后倦怠，神疲乏力，舌质淡，苔白略厚腻，脉细滑。

治法：补益脾胃，佐以理气化湿。

方药：经验方香砂四君子汤加味。方中党参、白术、茯苓、炙甘草补中气、健脾胃，木香行气健脾，砂仁化湿行气。诸药合用，补而不滞，标本兼顾。

加减：若嘈杂于空腹较甚者，加炒白芍、炙甘草、海螵蛸制酸缓急安胃；腹胀较甚者，加厚朴行气消胀；大便偏溏者，加炒白扁豆健脾除湿。

（三）脾虚胃热

临床表现：嘈杂，易饥但纳后心下痞胀，身乏无力，口干欲饮，时恶心或干呕，舌质红，苔薄白润，脉细偏数。

治法：健脾益气，清热和胃。

方药：橘皮竹茹汤合芍药甘草汤加减。方中以竹茹清胃热，止呕逆；党参、炙甘草益气健脾，橘皮理气调中，降气和胃，如《名医别录》曰“下气止呕咳”，《本草纲目》“疗呕哕反胃嘈杂”；炒白芍、炙甘草缓其嘈杂易饥；芦根清热生津，和胃降逆，如此则胃气健，胃热清，诸症除。

加减：胃热呕甚者，重用竹茹、芦根，必要时加连翘以增强其清热止呕作用；口干而乏力不甚者，易党参为太子参或西洋参养阴益气；心下痞胀较著者，加炒枳壳行气宽中消痞。

（四）脾胃虚寒

临床表现：嘈杂，纳少腹胀，身乏无力，手足不温，泛吐清水或酸水，大便稀溏，舌淡苔白，脉细弱。

治法：温中健脾，理气和胃。

方药：经验方香砂理中丸加味。方中以党参、干姜、白术、炙甘草温中祛寒，补气健脾；砂仁温中理气，且助白术除湿健脾；木香行气消胀健脾；炒薏苡仁、炒白扁豆健脾渗湿。

加减：泛吐清水多者，加桂枝、茯苓通阳、化饮、利水，益智仁温脾、开胃、摄津；吐酸水多者，加海螵蛸以制酸。

（五）胃阴不足

临床表现：嘈杂时作时止，饥而不欲食，食则心下痞胀，口舌易干，大便干结，舌质红，苔少或无苔，脉细或细数。

治法：滋阴养胃。

方药：沙参麦冬汤加减。方中以沙参、麦冬、玉竹、石斛甘寒滋养胃阴，且石斛《神农本草经》载有“下气”和久服“厚肠胃”之功，现代药理亦示“促进胃液的分泌而助消化，使其蠕动亢进而通便”；陈皮、砂仁理气、健脾、开胃，以防诸甘寒之药腻胃碍脾。诸药合用，柔中有刚，滋而不腻，胃阴得复，嘈杂自止。

加减：若胃脘胀满，嗳气频作者，加佛手、香橼、绿萼梅疏肝理气，和胃降逆，要尽量选一些温而不燥，理气不伤阴之品；大便干结甚者，加火麻仁、玄参润肠通便。

现附痰热阻胃、胃阴不足型验案两则，以供参考。

周某，女，52岁，主因“胃脘嘈杂不适1周”于2021年7月26日初诊，诉伴有食后恶心时作，自觉舌边摩擦牙齿，纳可，寐欠佳，二便调。舌偏黯红，体胖大，边有齿痕，苔微黄厚腻，脉弦滑。开具方药如下：

姜竹茹 12g	枳壳 12g	清半夏 9g	陈皮 12g
茯苓 12g	连翘 15g	苍术 9g	厚朴 9g
砂仁 9g	薏苡仁 30g	夜交藤 30g	炒麦芽 15g
炒谷芽 15g			

6剂，日1剂，水煎400ml，早晚温服。

2021年8月2日二诊：服药后诸症减轻，纳可，睡眠稍欠佳，大便偏干，舌质黯红，边有齿痕，苔微黄厚腻，脉弦滑，仍循前法，加莱菔子12g降气化痰，消食通腑，继服 6 剂。

2021 年 8 月 9 日三诊：二诊服药后患者胃脘嘈杂、食后恶心症状消除，睡眠明显好转，大便正常，日一行。自述平素易感冒，故在上方基础上加黄芪 15g，白术 12g，防风 6g 益气固表，巩固治疗。

按语：本案四诊合参，辨为痰热阻胃扰神之证，取温胆汤清化痰热、和胃安神。加连翘协竹茹清热止呕，此南师治疗胃热恶心呕吐之常用药对，连翘可清热止呕，但不知者不乏其人，因我国历代本草无此记载，该功效首见于日本汤本求真的《皇汉医学》。现代药理研究亦提示其煎剂有镇吐作用。加苍术、砂仁、薏苡仁以燥湿、化湿、渗湿；配厚朴行气燥湿，取气化湿亦化之意；伍麦芽、谷芽消食助运，夜交藤养血安神助眠；二诊时患者大便偏干，舌苔仍厚，故加炒莱菔子降气化痰，消食通腑。南师常用该药轻通腑气，消食导浊，除大便不畅或厚重之感，或积食苔厚等症。

张某某，女，51 岁，主因“胃脘部嘈杂不适半年”于 2020 年 10 月 12 日初诊，诉半年来胃脘部似痛非痛，似饥非饥，莫名难受，时作时止，饥饿不欲食，食后心下痞胀，时有反酸烧心，寐欠佳，二便调。舌质红，少苔，脉细。开具方药如下：

沙参 15g	玉竹 10g	麦冬 10g	炙甘草 6g
芦根 15g	白芍 15g	海螵蛸 20g	浙贝母 9g
陈皮 12g	厚朴 10g	枳壳 12g	

6 剂，日 1 剂，水煎 400ml，早晚温服。

2020 年 10 月 19 日二诊：服上方后胃脘部不适感均减轻，补述：身乏无力，舌质红，苔少，脉细，在 10 月 12 日方基础上加太子参 12g，山药 15g，继服 6 剂。

2020 年 10 月 26 日三诊：药后反酸烧心未发作，嘈杂不适及乏力明显缓解，胃脘部时有胀气，嗳气后觉舒，舌质红，苔薄白，脉细弦，上方去海螵蛸、浙贝母，加佛手 10g、香橼 10g，继服 6 剂。

按语：南师强调本案系胃阴不足兼有气滞，临证时一定要做到柔中有刚，推荐选用沙参麦冬汤，不主张使用益胃汤，因益胃汤中之生地黄过于甘寒滋腻，易碍胃腻膈。如本案以沙参麦冬汤合陈皮、厚朴、枳壳、佛手、香橼既滋养胃阴,又行气消胀,柔中有刚,标本兼顾。若气阴两虚者,可选用太子参、生山药、西洋参等;另外,南师在临证时配以芍药甘草汤,一取其酸甘化阴,二取其缓嘈杂不适之感,一举两得也。

十二、口疮治验

(一) 口疮的定义

口疮也称“口糜”“口疳”,是以唇、颊、舌、上颚等处黏膜发生黄白色溃烂点,周围明显红肿或兼有不同程度的发热为主要特征的病症,又称口腔溃疡。大小可从米粒至黄豆大小,呈圆形或卵圆形,溃疡面为凹、周围充血,可因刺激性食物引发疼痛,可自愈。复发性口腔溃疡是指常易反复发作或久治不愈的黏膜溃疡。

(二) 病因病机

口疮诱因可能是局部创伤、精神紧张、药物、激素水平改变及维生素或微量元素缺乏。

中医理论认为口疮是口腔黏膜的局部病损与人体脏腑功能失调的反应,是全身疾病的局部表现。病因与心脾积热、外感六淫、内伤七情、饮食失节、思虑过度、劳倦久病、脾胃气虚等因素有关,病情常因烦躁、失眠、疲劳等加剧或反复发作。

(三) 辨证分型

1. 脾胃积热证

临床表现:①局部病变特点,溃疡面基底呈鲜红色,周围黏膜充血,灼热疼痛;②病程,起病急,病程短;③整体状况,口干口渴或烦渴易饥,小便色黄,大便多干结,舌红,苔黄,脉数。

治法:清泻脾胃,导热下行。

方药:竹叶石膏汤加减。方中以甘、淡、寒之淡竹叶清泻心胃实火,导上炎之火从小便而出;栀子清热泻火,凉血解毒,且协同淡竹叶引热下行,为治实火口疮之佳品;石膏辛甘大寒,清胃力胜,且清中有散,甘寒生津。三药相合,清上彻下,相得益彰。麦冬养阴生津;甘草补脾和中,清热解毒,其味甘平,清热解毒不伤脾损胃,味甘可缓口疮之疼痛。现代药理研究提示,其有抗溃疡及类似肾上腺糖皮质激素样作用,故有利于溃疡黏膜之恢复。诸药相合,清上彻下,养阴和中,袪邪不伤正,消除口疮快捷。

加减:若大便干结者,加大黄泻热通便;若口疮伴口唇燥干较甚者,宜合用泻黄散,以除脾胃之伏火。具体运用时,因取“火郁发之”之理,故部分患者初服药后会出现溃疡点数增多,貌似加重,再服以清泻收功,服药前可向患者说明情况。

2. 脾胃湿热证

临床表现:①局部病变特点,口疮好发于口唇,溃疡点面色黄,由少渐多,由小渐大,疼痛较著;②病程,病程较长,易反复发作;③整体状况,脘腹痞闷,不欲饮食,口黏口苦,口渴不欲饮,身体困重,便溏不畅,小便色黄,舌质红,苔黄腻,脉滑数。

治法:清热除湿。

方药:经验方二根三仁汤。方中以重剂甘寒质轻之芦根、白茅根清热生津,利水除湿,一气一血,生津不腻胃,清热不伤脾,利水不伤阴;杏仁宣利上焦肺气,以应“肺主一身之气,气化则湿亦化”;白豆蔻芳香化湿、行气宽中,厚朴行气燥湿,二药合用,共畅中焦之气;生薏苡仁、通草、茵陈、滑石清热利湿,竹叶性寒能清心胃实火,甘淡能渗湿利尿、导热下行。诸药合用清热生津,宣上畅中渗下,使气顺湿消,则诸症自除。

加减:呕恶者,加藿香芳香化湿,降逆止呕;口苦、口疮周围充血明显者,加黄芩清热燥湿,栀子泻火利水,导热下行;口渴欲饮者,加麦冬、天冬养阴生津。

体会:对于脾胃湿热之口疮,众医多选用甘露饮(由生地黄、熟地黄、麦冬、天冬、石斛、炙甘草、黄芩、枇杷叶、枳壳、茵陈组成)治疗,但方中生地黄、熟地黄、麦冬、天冬虽滋阴生津,但滋腻碍脾,不利于除湿和脾之运化,故取其意,自拟二根三仁汤以除其弊,临床收效较著,此师古而不泥古之体现。

3. 脾虚湿阻型

临床表现:①局部病变特点,溃疡基底呈灰白色,周围黏膜充血不明显,疼痛但灼热感不强;②病程,病程相对较长;③整体状况,全身乏力,饮食不振,纳后心下胀满,大便偏溏,舌淡,体胖大,边有齿痕,苔白腻,脉濡滑。

治法：健脾除湿。

方药：七味白术散加减。方中以黄芪补气健脾，利水除湿，托毒外出，生肌敛疮；白术健脾燥湿；茯苓渗湿健脾；甘草补中益气，缓急止痛，可促使溃疡黏膜愈合；木香行气消胀，芳香健脾；藿香芳香化湿；葛根升举清阳；薏苡仁渗湿健脾，排脓愈疮。诸药合用，标本兼治，口疮当愈。

加减：溃疡周围充血者，加金银花或连翘清热解毒而不伤及脾阳；病程长者，加当归或丹参养血活血，与补气剂相合，气血并治，有助疮疡愈合。

4. 阴虚火旺型

临床表现：①局部病变特点，溃疡散发于口腔，疮面中央凹陷处呈灰白色，周围黏膜轻度红肿，灼热疼痛，昼轻夜重；②病程，反复发作，病程较长；③整体状况，口干咽干，夜卧尤甚，心烦失眠，手足心热，小便短黄，大便多干，舌红苔少，脉细数。

治法：滋阴泻火。

方药：经验方知柏二冬二至丸加味。方中麦冬养阴生津，清心除烦；天冬滋养肺肾之阴，清降上炎之虚火；女贞子、旱莲草性味甘寒，滋补肾阴，且旱莲草尚可凉血；知母清热泻火，滋阴生津，黄柏善泻肾经相火，且可泻火解毒，二者为伍，标本兼治；丹参养血活血，清热安神。诸药合用，滋养清热，泻火凉血，诸症当除。

加减：口疮疼痛明显者，加黄连、细辛泻火止痛；心烦失眠甚者，加莲子心，夜交藤清心养阴安神。

5. 寒热错杂型

临床表现：①局部病变特点，口疮中央凹陷色白，周围充血，疼痛较著；②病程，病程长，有屡服泻火解毒药的病史；③整体状况，食用辛香辣燥温热之品易发，但亦不耐寒凉食物及药剂，身乏无力，口渴欲饮热，大便溏稀，舌质红，苔薄白润或薄白腻，脉细。

治法：寒热并用，补气生肌。

方药：甘草泻心汤加减。方中以生、炙甘草补中益气，清热解毒，缓其疼痛，愈其溃疡；黄芩、黄连苦寒直折，清热解毒；干姜温中散寒，以除寒凉伤脾之弊，与甘草、大枣味甘之品相伍，辛甘化阳，共振脾胃生化之机，旺其气血，生肌愈疮；黄芪补气健脾，托毒生肌。诸药相合，寒热并用，补泻兼施，诸症自除。

加减：若生、炙甘草同用，且时长量大，宜配茯苓利水健脾，陈皮理气消满，以防甘草滞中助湿而出现胃脘痞满，面目甚或手足肿胀；根据寒热轻重，调整黄芩、黄连和干姜用量，必要时可用肉桂或附子。

案一

刘某，女，45 岁，2020 年 3 月 2 日初诊。口腔溃疡反复发作 2 年余。患者两年多来，口腔溃疡反复发作，此伏彼起，缠绵难愈，时常影响饮食，痛苦不堪，曾服维生素 B_1、善存片及清热泻火类中药，外用冰硼散及口腔溃疡黏膜贴，效果均不理想，经他人介绍遂来我处就诊。刻诊：口腔右侧面有绿豆大小溃疡两个，溃疡基底部呈灰白色，周边黏膜红肿，灼热疼痛，口渴欲饮热，时咽痛，口淡无味，食欲不振，神情倦怠，大便溏稀，日行 1 次，舌淡红，苔白润，脉细。西医诊断：复发性口腔溃疡。中医诊断：口疮。证属寒热错杂，脾气不足。治以清热温脾，补气生肌。遣以甘草泻心汤加减。具体方药：生甘草 10g，炙甘草 12g，黄芩 6g，黄连 3g，太子参 10g，黄芪 15g，干姜 10g，茯苓 12g，陈皮 12g，炒麦芽 15g，鸡内金 10g。6 剂，水煎服，日 1 剂。

2020 年 3 月 9 日二诊：诉服用 3 剂后疼痛缓解，5 剂后疼痛完全消除，6 剂后溃疡面基本愈合，饮食增，精神振，大便调，上方继服 6 剂以资巩固。后随访半年未复发。

按语：患者口腔溃疡，周边充血、灼热疼痛、咽痛均为上热表现，而口渴欲饮热、口淡无味、食欲不振、精神倦怠、大便稀溏乃屡用清热泻火之剂损伤脾阳所为，此上热脾寒也。予以甘草泻心汤寒热并用，补气生肌。方中生、炙甘草共用，取其补中益气，清热解毒，甘缓止痛，促愈溃疡之功。同时亦是药性药理相结合运用之体现，因现代药理研究提示，甘草有抗溃疡及类似肾上腺皮质激素样作用，利于溃疡黏膜之恢复，诚为治疗黏膜病变之佳品。黄芩、黄连苦寒直折，清热泻火；干姜温中散寒，与甘草等甘味甘之品相伍，辛甘化阳，共振脾胃生化之机；黄芪补气健脾，托毒生肌；太子参益气生津，防其苦寒化燥及辛热伤津；茯苓渗湿健脾，陈皮理气和胃，二药相合，除其重剂甘草滞中助湿之弊；炒麦芽、鸡内金消食助运。诸药相伍，寒热并用，补泻兼施，药性药理相结合，取效甚捷。

甘草泻心汤为仲景治疗脾胃气虚，痞利俱甚之名方，根据汤机相应之理，药证相合之则，用治口疮，此异病同治，古方新用，是守正创新之体现。

案二

杨某，女，66岁，2019年3月8日初诊。反复口腔溃疡3年余，再发1周。患者近3年反复发作口疮，此伏彼起，缠绵难愈，此次1周前饮食偏油腻后再发，现右侧舌边尖有2处绿豆大小溃疡面，边缘黏膜红肿，溃疡基底部有一层白色脓苔，疼痛明显，脘腹痞闷，口黏，身体困重，便溏不畅，舌红苔白厚腻，脉滑略数。西医诊断：复发性口腔溃疡。中医诊断：口疮。证属脾胃湿热。治以清热除湿。遣以：黄连5g，竹叶9g，灯心草3g，白豆蔻9g（后下），通草6g，白术15g，生薏苡仁30g，车前子15g（包煎），肉桂2g（后下），怀牛膝15g，丹参15g。4剂，水煎服，日1剂。

2019年3月11日二诊：诉服用3剂后疼痛缓解，未再新发，大便较前通畅，脘腹痞满减轻，口干、口渴，舌红苔白腻，脉滑略数。仍循前法，遣以：黄连5g，竹叶9g，芦根20g，白茅根15g，白豆蔻9g（后下），通草6g，白术15g，生薏苡仁30g，车前子15g（包煎），肉桂2g（后下），怀牛膝15g，丹参15g。6剂，水煎服，日1剂。6剂后溃疡面基本愈合，饮食正常，大便调，嘱其清淡饮食，上方继服6剂以资巩固。后随访半年未复发。

按语：患者口腔溃疡，边缘黏膜红肿，溃疡基底部有一层白色脓苔，脘腹痞闷，口黏，身体困重，便溏不畅为脾胃湿热之表现。方中以黄连清心泻火，配竹叶导心火从小便而出，以小量肉桂引火归元，伍牛膝引热下行。白豆蔻芳香化湿、行气宽中；生薏苡仁、通草、竹叶甘寒淡渗导湿热从小便而去。丹参养血、活血、凉血，以应久病入络之理。二诊加入芦根、白茅根。芦根、白茅根甘寒质轻，清热生津，利水除湿，一气一血，生津不腻胃，清热不伤脾，利水不伤阴。诸药合用清热生津，畅中渗下，气血兼顾，诸症自除。

十三、运用经方治疗幽门螺杆菌感染性胃病的体会

幽门螺杆菌（Hp）是一种革兰氏阴性菌，主要分布在胃黏膜及十二指肠球部的一种螺旋状细菌。我国自然人群Hp感染率约55.6%，属高感染国家。

（一）Hp 与胃病的关系

Hp 是慢性浅表性胃炎、慢性萎缩性胃炎不伴有或伴有肠上皮化生、不典型增生或炎性增生及消化性溃疡、胃腺癌等疾病的主要致病因素。此外，还会引起特发性血小板减少性紫癜、缺铁性贫血以及口臭。大量研究表明，超过 90% 的十二指肠溃疡和 80% 左右的胃溃疡都是 Hp 所导致的。

（二）西医学治疗 Hp 的境况

杀菌效果显著，但也存在困境，现简要介绍西医治疗的方案和治疗困境。

1. 广泛应用形成共识的四联疗法

（1）常用抗菌药物联用方案

第一组：阿莫西林 1g，2 次 /d；克拉霉素 0.5g，2 次 /d。

第二组：阿莫西林 1g，2 次 /d；呋喃唑酮 0.1g，2 次 /d。

第三组：阿莫西林 1g，2 次 /d；甲硝唑 0.4g，3~4 次 /d。

第四组：阿莫西林 1g，2 次 /d；四环素 0.5g，3~4 次 /d。

第五组：四环素 0.5g，3~4 次 /d；甲硝唑 0.4g，3~4 次 /d。

第六组：四环素 0.5g，3~4 次 /d；呋喃唑酮 0.1g，2 次 /d。

第七组：阿莫西林 1g，2 次 /d；左氧氟沙星 0.5g，1 次 /d 或 0.2g，2 次 /d。

第五组、第六组适用于青霉素过敏者；第七组左氧氟沙星耐药率高，非首选方案。

（2）抑酸剂：埃索美拉唑 20mg，雷贝拉唑 10~20mg，奥美拉唑 20mg，兰索拉唑 30mg，泮托拉唑 40mg，艾普拉唑 5mg。选取一种，每日 2 次，饭前 30 分钟服。

（3）铋剂：枸橼酸铋钾 220mg，胶体果胶 200mg。选取一种，每日 2 次，饭前 30 分钟服。

根据病情，组成四联药，疗程是 10~14 天。少于 10 天，则有可能不能完全根除 Hp，但多于 14 天也无必要，徒增费用及副作用。

2. 目前面临的困境　随着抗生素的广泛运用和时间的变迁，Hp 对常用抗生素的耐药率逐步增加，如我国 Hp 对甲硝唑的耐药率平均为 73.3%，克拉霉素为 23.9%。同时还发现，在抗生素治疗后的慢性胃炎患者的胃黏膜组织中存在大量球形 Hp，而这种球形 Hp 对抗生素不敏感，即使启动后续疗程，效果亦不会显著。因而导致根除率逐步下降。以前的成功率为 80%~90%，最新的数据显示为 50%~90%。

（三）中医药治疗 Hp 胃病

Hp 对抗生素耐药率不断增加导致 Hp 根除率随之下降。在没有更新的适宜选用的抗生素出现的情况下，只能提高治疗剂量和增加疗程，但每一个疗程之间又有一定的间歇期。故一些专家认为，如果治疗失败，需要再次治疗的患者，不宜立即进行，应间隔 3 个月（也有专家认为，间隔 6 个月以上，再次根除的成功率会增加）以使细菌恢复对抗菌药物的敏感性。但在此期间，患者往往不会坐以等待下个疗程，而会转求中医治疗，也就是说，Hp 根除失败者愈多，寻求中医治疗的人数就不断增加。如此，则大大提高了中医药治疗 Hp 胃病的可能，也成为未来根除 Hp 的一种选择。

（四）中医对 Hp 的认识

Hp 感染是胃病的主要原因。属于中医“外邪”范畴。正邪相争，必然会发病。虽然 Hp 的属性（如寒、热、毒、湿等）难以界定。但根据冯莲军等临床观察发现：实证多见，中焦湿热的患者 Hp 感染较高，表明脾胃湿热者有利于 Hp 的侵入、定居及繁殖，而 Hp 的感染又可促进脾胃湿热的形成，二者互滋互长。

（五）浅谈本人对 Hp 感染性胃病的辨治思路和方法

1. 采用宏观辨证和微观辨证相结合　传统的中医辨证，即是宏观辨证。宏观辨证是中医之根，中医之本，临床必须坚守，这是作为一名中医的底线。但随着时代的发展，科技的进步，运用先进的医疗设备对人体进行必要的检查，是对中医望诊的延伸和扩展，有利于提高中医对一些疾病病理的认识，进而采取一些针对性较强的治法和方药，而这一做法即是所谓的微观辨证。这一辨证方法是对宏观辨证的补充。如此则能及时发现患者尚无不适而通过体检才发现的“病前之病”，和一些临床治愈的“病后之病”；如在治疗慢性萎缩性胃炎伴肠上皮化生或异型增生时，则在宏观辨证的基础上加入清热解毒及活血散结等抗瘤药物，有效阻止或抑制或逆转患者的病理变化，做到近效与远功兼顾；又如在治疗胃病时，若胃镜提示“胃黏膜糜烂”时，则在宏观辨证方中加入活血凉血、护膜敛疮之丹参、白及等品，确能收到佳效。

2. 遣方用药时，药性和药理相结合　作为一名现代中医，不但要对中药的传统药性（包括性味、归经、功效）了然于胸，应用自如，做到“有是证，用是药”；还要尽可能多掌握一些中药的现代药理研究成果，以利于在辨证用药的基础上，配入能切中西医学病理的药，以进一步提高临床疗效。此也是辨病辨证之举，药性与药理相结合之体现。但这并非“中药西用”，在具体运用时要掌握以下三点：一者在与辨证结果一致的情况下，直用不疑。如在治疗 Hp 感染相关胃病时，属湿热中阻的，则可直接选用黄连、黄芩、竹茹等，既可清热燥湿化痰，又具抑杀 Hp 作用；若属脾胃虚寒的，则可选用高良姜、桂枝等，既能温胃、通阳、散寒，又可抑制 Hp，皆一举两得也。二者在与辨证结果不一致，但亦不矛盾的情况下，可在辨证遣方的基础上加用该药。三者在与辨证结果相矛盾时，则不宜选用。若需用，亦需佐以与之药性相反之品。如临床中在治疗萎缩性胃炎伴肠上皮化生或异型增生时，亦出现脾胃虚寒，则不宜选用具有清热解毒抗瘤作用的白花蛇舌草、半枝莲等。若尚需用其增强抗瘤之效，则需配伍适量的干姜，以除苦寒伤脾之弊，增强抗瘤作用（现代药理研究表明，温中健脾中药能显著提高免疫细胞的数目，并具有抗肿瘤的作用）。

（六）具有抗 Hp 作用的中药拾零

数年来，本人在药性和药理相结合的治学思想指导下，搜集和整理了部分具有抗 Hp 作用的中药，供大家临床时选用：清热解毒类：金银花、忍冬藤、蒲公英、白花蛇舌草、黄连、黄芩、黄柏、甘草、土茯苓；温中散寒或通阳散寒类：高良姜、吴茱萸、桂枝；行气消痞除胀类：枳实、厚朴；补益类：黄芪、石斛、白芍；清热化痰和胃：竹茹；泻下类：大黄。

（七）顽固性 Hp 感染胃病分型证治

1. 湿热中阻

临床表现：脘腹痞闷或嘈杂不舒，恶心或呕吐，口干不欲饮，口苦或兼口臭，饮食不振，舌红苔黄腻，脉滑或滑数。经西药（四联用药）规范治疗一个疗程后，Hp 仍呈阳性。

治法：清热除湿，理气和胃。

方药：三仁黄连温胆汤（经验方）。方由杏仁、蔻仁、生薏苡仁、黄连、枳实、竹茹、半夏、陈皮、土茯苓组成。方中以杏仁宣利上焦肺气，“盖肺主一身之气，气化则湿亦化”；以蔻仁芳香化湿、行气宽中；半夏燥湿消痞、和胃降逆，枳实、陈皮理气宽中消痞，共畅中焦之气；以黄连苦寒清热燥湿，竹茹清热化痰，合半夏降逆止呕，生薏苡仁利湿清热健脾，土茯苓利湿解毒，导湿热从小便而去。诸药相合，芳化、苦燥，淡渗、寒清、畅中并行，则湿热当除。尤其是方中黄连、竹茹、枳实、土茯苓既符合传统的中医辨证用药，又具有抗 Hp 作用，此“药性与药理相结合”之体现也。

体会：湿热为病，其来为渐，其去亦缓，病势缠绵。这一证型，在反复发作、难以根除的 Hp 感染胃病中首当其冲。大家要高度重视，耐心调治，坚守芳香苦辛、清宣淡渗之法，利湿清热，宣畅气机，方可收功。

2. 寒热错杂

临床表现：心下痞满，干呕或呕吐，口干口渴，欲食凉饮冷，但纳食后胃脘不适加重，肠鸣便溏，舌苔薄黄而腻，脉弦滑。经西药四联剂规范治疗后，Hp 仍呈阳性。

治法：寒热并用，辛开苦降。

方药：半夏泻心汤加减方（经验方）。方由半夏、黄连、吴茱萸、黄芩、高良姜、党参、陈皮、枳实、柴胡组成。方中以辛温之半夏消痞散结、和胃降逆，苦寒之黄芩、黄连清降胃热，辛热之高良姜、吴茱萸开结温胃散寒，陈皮、枳实行气消痞，《神农本草经》言柴胡“主心腹肠胃结气”，且升肝而助脾升，与枳实相伍，一升一降，调理气机，以助脾升胃降功能恢复，党参益气补虚。尤其是方中黄连、黄芩、高良姜、吴茱萸、枳实既符合传统中医的“药证相合”理论，又具有抗 Hp 作用。如此，则寒热并用、辛开苦降、补泻兼施、标本兼顾，药性药理相合，药简而效宏。

体会：凡用西药四联剂数次杀菌者，易损伤脾胃，而出现寒热虚实并见之证。临床用药要寒热并调，补泻同施，标本兼顾，牢记“正气存内，邪不可干；邪之所凑，其气必虚”之旨，治疗时要酌加健脾、运脾之品，如黄芪、党参、白术、砂仁等，以应“扶正即祛邪”之理。

3. 肝热脾寒（肝胆郁热，脾阳不振）

临床表现：胃脘或痛或胀满，两胁不适，嗳气频作，口干口苦喜热饮，心烦易怒，纳呆便溏，身乏无力，舌质红，苔薄白腻，脉弦细。Hp 阳性反复发作。

治法：疏泄肝热，温振脾阳。

方药：柴胡桂枝干姜汤加减。柴胡、黄芩、桂枝、高良姜、天花粉、半夏、佛手、党参、白术、茯苓、白芍、炙甘草。方中柴胡、黄芩疏泄肝火，桂枝、高良姜、炙甘草合用振奋中阳，党参、白术、茯苓、炙甘草健脾益气，半夏配佛手疏肝和胃，天花粉清热生津，白芍与甘草相合，缓肝之急。诸药合用，共奏疏泄肝热、温振脾阳、健脾益气之功。且方中黄芩、桂枝、高良姜、白芍、甘草具有抗 Hp 作用，药性药理并取，相得益彰，疗效定显。

体会：本人认为脾失健运、肝气郁结为现代疑难病的发病机制之一。临证辨治时，当重视健脾运脾、疏肝解郁。因中医理论认为“忧思伤脾”“肝主情志”，如临床上有一部分 Hp 阳性的慢性萎缩性胃炎患者，尤其是伴有肠上皮化生或异型增生者，由于 Hp 阳性难以根除，症状长期反复出现，又通过网络查询对病情有一定了解，却又没有整体上的把握，总担心病情会恶化，导致过度恐慌，忧愁焦虑，而出现情绪低落，心烦易怒，不思饮食等，这一切都是忧思伤脾和气结肝郁所为。这种担忧和焦虑会加重原发病症状或加速原发病的发展，形成恶性循环。我们不但要及时把握病机，准确遣方用药，而且还要对患者进行心理疏导。

总之，对于 Hp 感染性胃病，临证时要宏观辨证和微观辨证相结合，药性和药理相结合，不可以病代证、中药西用，更不可一味追求清热解毒杀菌而徒伤胃气，一定要以方(汤)证相符、药证相合为前提，以辨证施治为根本。

十四、从郁论治肠易激综合征体会

(一) 西医学对本病认识

肠易激综合征是一种以腹痛或腹部不适伴排便习惯改变为特征的功能性肠病，须经检查排除可引起这些症状的器质性疾病。

肠易激综合征的病因和发病机制尚不明确，与多种因素有关，目前认为其病理生理学基础主要是胃肠动力学异常和内脏感觉异常，而造成这些变化的机制尚未阐明。但肠道感染后和精神心理障碍是该病发病的重要因素。

肠易激综合征是临床最常见的一种功能性肠道疾病，以中青年居多，50 岁以后首次发病者较少，男女比例约为 1∶2。

（二）中医学对本病的认识

根据肠易激综合征的主要临床表现，中医学可将其归属于“腹痛”“泄泻”及“便秘”等病证范畴。其病虽表现在脾胃和肠，脾胃运化功能失常，肠道传导功能障碍是其主要病理变化。但从临床观察来看，该病多在素体虚弱基础上，除饮食所伤外，情志失调是致使肠易激综合征发病的主要因素。由于肝失疏泄，肝木乘脾，致使脾失健运而泄泻；或因气机失畅而腹痛，气机不畅或疏泄不及，则可使糟粕内停，久之形成便秘。故本人根据以上特点，辨治该病时，重视疏肝理气解郁，并针对其不同的主要临床表现，以“腹痛”“便秘”及“泄泻”之中医病证，分别从郁论治，获得较好疗效，现介绍如下，以供参考。

1. 腹痛

临床表现：腹胀腹痛，虽痛无定处，但以两胁肋、双侧脐腹部及两少腹部疼痛为主，且尤以左侧腹部痛作多见，时作时止，得嗳气或矢气后觉舒，每每于忧思恼怒则剧，或伴乏力、便溏，舌多偏红，苔薄白，脉弦或弦细。

证机概要：肝气郁结，气机不畅，疏泄失司，或伴木气克土。

治法：疏肝解郁，理气止痛，佐以健脾活血。

方药：香术四逆散（经验方）。

方中以柴胡、香附疏肝理气，且《神农本草经》言柴胡“主心腹肠胃结气”；枳壳宽肠下气，与柴胡相伍，一升一降，更使气机畅通，升降有序；木香气香醒脾，味辛能行，味苦主泄，走脾、胃、大肠、胆、三焦经，既能疏肝利胆健脾，又善行肠胃之气滞；芍药益阴柔肝，与甘草合用缓急止痛；延胡索活血行气止痛，以应气郁则血滞之理；白术健脾燥湿，以应“见肝之病，知肝传脾，当先实脾”之旨。诸药合用，肝气条达，肠腑畅通，气行血和，腹痛当除。

加减：若气滞较重，胸胁胀痛者，加川楝子、郁金，疏肝解郁、理气活血；若大便不畅者，重用枳壳宽肠下气，加槟榔行气导滞；若肝郁日久化热者，可选加黄芩、栀子清泻肝火；若便溏甚者，加茯苓、炒薏苡仁利水渗湿健脾；若腹痛遇暖减轻者，选加吴茱萸、小茴香、乌药暖肝散寒、行气止痛；若腹痛日久者，可合以失笑散活血止痛，以应“久病入络”之理。

案例

陈某，男，65 岁，农民，2021 年 5 月 17 日初诊。两少腹痛 2 年余。患者 2

年前不明原因出现两少腹胀痛，做纤维结肠镜、腹部彩超及腹部CT均未见异常，按肠易激综合征服西药治疗，效果不著，故要求服中药治疗。刻诊：两少腹胀痛，每遇受寒、饮食生冷或情绪不畅时则易发或加重，善叹息，大便干结，2~3日一行。查：面呈愁容，口唇紫黯，舌黯淡，苔薄黄润，脉沉弦。西医诊断：肠易激综合征。中医诊断：腹痛。证属寒凝肝经，气滞血瘀，久郁化热。治宜暖肝散寒，理气解郁，活血止痛，佐以清热。方用经验方香术四逆散加减。柴胡9g，炒枳壳12g，炒白芍20g，炙甘草9g，木香9g，香附9g，延胡索15g，乌药9g，小茴香9g，肉桂3g（后下），败酱草10g，当归15g。药服6剂，大便调，矢气多，胀满减，疼痛有所减轻。上方减当归为9g，加五灵脂6g，生蒲黄9g，继服6剂。药后两少腹痛明显缓解，效不更方，再进6剂，以收其功。1个月后，带其爱人来诊病，诉其腹痛再未发作。

按语：本案之腹痛，西医诊断为肠易激综合征，因其腹部胀痛发于两少腹部，且与情绪不畅有关，故以经验方香术四逆散为基础，行疏肝解郁、理气活血、缓急止痛之功。但对久病之腹痛，辨证时尚需注意以下三点：一，看是否为寒热错杂，且辨清寒热之轻重，予以寒热药并用。如《明医杂著》云："治心腹久痛，须于温散药内，加苦寒、咸寒之药，温治其标，寒治其本也。"本案两少腹胀痛，虽遇寒及饮冷则加重，但舌苔已呈黄象，说明有化热之征，故以败酱草清热活血止痛之品与小茴香、肉桂、乌药等散寒止痛相伍，各司其职，相得益彰。二，久病多入络，治当配入活血化瘀之剂，如本案口唇紫黯及舌质黯均为血瘀之征，故配入了延胡索、当归、五灵脂、蒲黄活血化瘀、理气止痛之品。尤其是蒲黄甘平，归肝心经，生用活血、行瘀、止痛效著，且味甘不伤气破血；五灵脂咸温，归肝经，散瘀止痛，二者作为对药治心腹诸痛而见舌有瘀点、瘀斑者功宏。正如《名医方论》言二药有"推陈致新之功，甘不伤脾，辛能散瘀，不觉诸症悉除，直可以一笑而置之矣"。三，辨是否虚实夹杂，治当补泻同施。

2. 便秘

临床表现：大便干结，或干结不甚，欲便不得出，或便而不爽，肠鸣矢气，腹胀腹痛，嗳气频作，胸胁痞满，纳食减少，舌苔薄白腻，脉弦或弦滑。

证机概要：气机郁滞，不能宣达，通降失常，糟粕内停。

治法：疏肝解郁，顺气导滞。

第一方：四逆散合香砂枳术（生白术）丸加减。

主治上症而见舌淡、苔白腻、脉弦滑者。方中以柴胡疏肝理气，除“心腹肠胃结气”，枳实辛行苦降、破气导滞，木香醒脾健脾，行肠胃之气滞，砂仁辛散温通、化湿行气，重用生白术健脾除湿而通便，重用芍药（20~40g）甘草（10~20g）汤意取其通腑作用，而非解痉止痛。其实早在《神农本草经读》中就有“芍药气平下降，味苦下泄而走血，为攻下之品，非补养之物也”之记载，而《本经疏证》更说芍药合甘草能“破肠胃之结”。

现代药理研究也表明芍药甘草汤有解痉止痛作用，对胃肠平滑肌似乎具有双向调节作用。现代一些医者经临床验证，称芍药甘草汤为通腑剂，称白芍为“小大黄”，亦有医者用其缓解肛门括约肌痉挛，从而治疗便秘。

加减：气滞较甚者，加槟榔行气导滞、缓泻通便；大便干结甚者，加当归养血润肠通便。

第二方：小柴胡汤加味。

主治上症而见口苦心烦、舌红苔黄、脉弦者。千古名方小柴胡汤为和解少阳、宣展枢机之剂，可疏利三焦，调达上下，和畅气机，使上焦气机得以宣通，除胁下痞满，津液得下，则大便自调；可疏泄肝郁之火，除口苦心烦等症；可和降胃气，除嗳气频作等胃气上逆之症；可益气健脾和中，应“见肝之病，知肝传脾，当先实脾”之理。仲景用其治便秘，最早见于《伤寒论》第 230 条，该条云：“阳明病，胁下硬满，不大便而呕，舌上白苔者，可与小柴胡汤。上焦得通，津液得下，胃气因和，身濈然汗出而解也。”

加减：若郁火较甚者，可加炒栀子清肝泻火；若腹胀、腹痛较剧者，可加枳实、厚朴或木香、槟榔等理气消胀以助便行；若郁火伤津，大便干结甚者，可加玄参、麦冬、炒白芍、石斛增水行舟，尤其是石斛可滋阴降气。

案例

任某，女，45 岁，2022 年 2 月 11 日初诊。便秘 1 年。患者 1 年来，大便干结，依泻药而行，屡用番泻叶、芦荟胶囊、麻仁丸等剂，皆初服效捷，再用效减，甚时倍量而服，经人介绍，来我门诊要求中药治疗。刻诊：大便干结，难以自行，需 3~4 日服泻药 1 次，伴口苦口干而喜热饮，食后心下痞满时反酸，身乏无力，平素情绪波动较大。舌质红，苔白略厚腻，脉细弦滑。诊断：便秘。证属肝郁化火伤津，中阳受损湿生。治宜疏泄肝火，益气温中，除湿化痰，润肠通便。遣以小柴胡汤合增液汤加减。柴胡 9g，黄芩 9g，干姜 5g，炒枳壳 12g，陈皮 15g，海螵蛸 20g，麦冬 15g，玄参 15g，生白术 30g，火麻仁 25g，当归 15g，郁李仁 9g，炒杏仁 9g，蜜紫菀 15g，黄芪 15g，生麦芽 30g。7 剂，日 1 剂水煎服。

2022 年 2 月 28 日二诊：患者初服 7 剂后，自觉效果较佳，故又照单取药 7 剂。现大便稍干，2 日一行，乏力症除，口苦口干减轻，反酸偶作，仍心下胀满，舌质红，苔薄白腻，脉细弦滑。上方去黄芪，加厚朴 9g，减干姜至 3g、黄芩至 8g，继服 7 剂。

2022 年 3 月 14 日三诊：药后大便已不干，日行 1 次，余症皆平，舌质偏红，苔薄白腻，脉细弦滑。上方加砂仁 6g，继服 7 剂，以资巩固。

按语：本案患者大便干结、口苦口干、情绪不畅、舌红脉弦，显系肝气失疏，化火伤津所为，当用疏泄肝木、畅通气机之剂，但屡用苦寒泻下之剂，使中阳受损、脾失运化、痰湿内生、气滞中阻，出现口干喜热饮、食后心下痞满、身乏无力、舌苔白厚腻等症。《伤寒论》第 230 条云："阳明病，胁下硬满，不大便而呕，舌上白苔者，可与小柴胡汤。上焦得通，津液得下，胃气因和，身濈然汗出而解也。"本人根据该条之意，遣柴胡、黄芩疏泄肝郁之火，且宣展枢机；又根据"肺与大肠相表里"及"上焦得通，津液得下"之理，配以杏仁、蜜紫菀宣肃肺气、润肠通便，蜜紫菀润肺降肺、化痰通便效佳，但需重用；又由于郁火耗伤阴津，故伍以麦冬、玄参、当归、火麻仁、郁李仁滋阴养血润肠，此"增水行舟"之意；患者中阳受损，故以干姜温振中阳，且与黄芩相合，辛开苦降，畅通中焦气机；中阳损则脾气虚，故遣黄芪补中益气，以重剂生白术健脾益气、燥湿通便；患者心下痞满，舌苔白腻，以陈皮、厚朴、砂仁、枳壳化痰除湿、理气消满，并除甘寒养阴腻胃及甘温补气滞中之弊；以海螵蛸制酸，重剂生麦芽一则疏肝理气，二则消食助运。诸药相伍，既疏泄郁火、益气温中、除湿化痰、润肠通便，又有辛开苦降、下病上取之寓意，自当收功快捷。

3. 泄泻

（1）肝郁脾虚

临床表现：泄泻肠鸣，腹痛窜作，矢气频频，泻后或排气后觉舒，每因抑郁恼怒，或情绪紧张易发，舌淡红，苔薄白腻，脉细弦。

证机概要：肝气不舒，横逆犯脾，脾失健运。

治法：疏肝理气解郁，健脾除湿止泻。

方药：疏肝健脾止泻方（经验方）。

方中以炒白术、炒白扁豆、炒薏苡仁、茯苓健脾除湿。柴胡疏肝理气，白芍益阴柔肝，二者相合，疏柔结合。加炙甘草合芍药取芍药甘草汤意，以缓急止痛。木香、陈皮疏理脾胃之气。防风一可芳香悦脾，升发清阳；二可入肝脾之经，辛散温通，舒畅肝脾气机；三为风药，风可胜湿，但用量不宜大，一般6g左右即可，否则量大走表，治泻效差。整个组方配伍精当，虚、郁、湿兼顾，确为疏肝柔肝，健脾止泻之良剂。

加减：若大便不畅者，加炒枳壳、槟榔以行气导滞；若便次较多者，加石榴皮以涩肠止泻；若乏力者，加黄芪、党参、鸡内金益气健脾开胃；若纳呆、大便溏稀、手足不温者，加干姜以温振中阳；若便中夹有黏液、舌苔黄腻者，加葛根、车前子、黄芩，易炒薏苡仁为生薏苡仁以清热除湿、升发清阳；若腹痛日久，舌质紫黯或有瘀点瘀斑者，加五灵脂、生蒲黄、丹参等以活血化瘀止痛；若舌苔厚腻、湿浊较盛者，加苍术、砂仁以燥湿化湿。

（2）阳虚肝郁

临床表现：腹泻日久，经年不愈，大便溏稀，夹有完谷，腹部喜暖，身乏无力，饮食不振，或黎明前脐腹作痛，肠鸣即泻，泻后则安，舌淡苔白，脉沉细。

证机概要：久病失治，一则日久伤肾、脾失温煦；二则土虚木乘，合而发病。

治法：温肾暖脾疏肝，除湿固肠止泻。

方药：温肾暖脾疏肝方（经验方）。

久泻由脾及肾者，世医多以四神丸加味温肾暖脾、固肠止泻，效者居多，不效者亦不乏其例。对此，本人常合以痛泻要方加减，收效较著。究其原因有二，一者师从全国老中医药专家畅达主任医师，临证倡导汤方辨证，故见“脐腹作痛，肠鸣即泻，泻后则安”者，则予以痛泻要方；二者根据清末医家张聿青《张聿青医案·林少筠太守》所载“肝病亦有至晨泻者，以寅卯属木，于旺时辄乘于土位也”，故遣以痛泻要方加味。方中以补骨脂补肾壮阳、温脾止泻，但其性质温燥，易伤阴耗津，故配重剂炒山药，既可健脾补肾固涩，又可养阴生津，以除温燥助火剂伤阴耗津之弊；鹿角霜温补肾阳，作用平和，且具收敛之性，标本兼顾；炮姜性温，善暖脾胃，温中止痛止泻，且其炭剂具有收敛之性，有助止泻，可保护胃肠之黏膜；痛泻要方配柴胡、炙甘草，功可疏肝健脾，升发清阳，缓急止痛；炒薏苡仁利水渗湿，健脾止泻：石榴皮性味酸涩温，涩肠止泻效佳。诸药合用，标本兼顾，自当收效。

加减：若脐腹冷痛明显者，加附子补火助阳，散寒止痛；若久泻小腹下坠甚或脱肛者，加黄芪、党参、升麻益气升阳。

总之，肠易激综合征与肝气郁结关系密切。辨治时，若以腹痛为主者，当予以疏肝解郁、理气止痛之剂；若以便秘为主者，当予以和解少阳、宣展枢机，或循“肝与大肠相通”之理，予以疏肝顺气，宽肠导滞之剂；若以泄泻为主者，当予以疏肝解郁、健脾除湿或温肾健脾止泻、佐以调肝之剂。

十五、从寒、热、虚、实、气、血辨治便秘

便秘是指粪便在肠内滞留过久，秘结不通，排便周期延长，或周期不长，但粪质干结，排出艰难，或粪质不硬，虽有便意，但便而不畅的病证。西医学中的功能性便秘，即属本病范畴，包括肠易激综合征、肠炎恢复期、直肠及肛门疾病所致之便秘，药物性便秘，肌力减退、内分泌及代谢性疾病所致的便秘等。

便秘的病因是多方面的，其中主要的有外感寒热之邪，内伤饮食情志，病后体虚，阴阳气血不足等。南师根据临床经验，主张从寒、热、虚、实、气、血辨治便秘。

（一）寒

临床表现：大便艰涩，腹痛拘急，手足厥逆，舌苔白腻，脉弦紧。

证机概要：阴寒凝滞，腑气失通。

治法：温里散寒，通便止痛。

方药：大黄附子汤。

方中附子大辛大热、以散寒凝，伍大黄苦寒通下，二者相反相成，共奏温下之功。佐辛散温通之细辛，协增附子散寒止痛之功。该方要义有二：一者附子用量必须大于大黄，以制大黄之寒；二者该方只用于寒积便秘而正气未虚者。

(二) 热

临床表现:大便干结,口干口臭,舌红苔黄,脉滑数。

证机概要:热结胃肠,津液受损。

治法:泻热通便。

方药:大承气汤、小承气汤或调胃承气汤。

以上三方为常用方,其方义不再赘述,在此,只强调芒硝的作用特点。该药咸寒,功可软坚泻下,是“肠管发汗剂”。芒硝进入肠道后,肠道呈高渗状态,肠外水分大量进入肠道,肠内水分大量增加,刺激肠壁蠕动增加,导致泻下。如不用芒硝,也可用咸、寒的玄参代替,但需大剂,因其只有滋阴、软坚、润肠作用。

温病中见热结便秘可用增液汤、增液承气汤。

(三) 虚

1. 气虚便秘

临床表现:排便困难,汗出短气,神疲乏力,舌淡苔白,脉细。

证机概要:肺脾气虚,推动无力。

治法:益气通便。

方药:当归补血汤合枳术丸。

方中重剂黄芪大补肺脾之气,当归养血润肠通便;以大剂生白术(用量最少要达到30g)健脾益气通便,枳壳宽肠下气,既可促其肠中糟粕下行,又可使其补而不滞。

2. 血虚便秘

临床表现:大便干结,面色无华,头晕气短,舌淡苔白,脉弱。

证机概要:血虚肠枯。

治法:养血、润燥、通便。

方药:枳壳麻仁四物汤(经验方)。

方中以熟地、当归、白芍、火麻仁滋阴养血润肠;少佐川芎活血理气,可使其滋而不滞;枳壳宽肠引气下行,以促通便。

食疗:平素可适量服食炒黑芝麻。

3. 阴虚便秘

临床表现:大便干结,心烦少眠,潮热盗汗,舌红少苔,脉细数。

证机概要：阴液亏损，无水舟停。

治法：滋阴通便，增水行舟。

方药：枳壳石斛增液汤（经验方）。

方中以生地黄、玄参、麦冬、石斛滋阴生津，尤其是石斛，《神农本草经》载其有“下气”作用，现代药理研究也表明其“能促进胃液的分泌而助消化，使其蠕动亢进而通便”，诚为阴虚便秘之佳品，但用量不宜太大，否则会出现肠肌麻痹；枳壳宽肠下气，促其通便。

4. 阳虚便秘

临床表现：大便困难，腹中冷痛，四肢不温，舌淡苔白，脉沉迟。

证机概要：阳气不足，寒凝便结。

治法：温阳通便。

方药：脾阳不足可用温脾汤加减。

方中以附子配大黄，温壮脾阳，解散寒凝，泻下冷积；伍干姜助附子温中散寒；以党参、炙甘草补益脾气，且炙甘草尚可调和诸药。

肾阳不足可用济川煎加减。

方中以肉苁蓉、锁阳温补肾阳、润肠通便，二药合用，具有温而不燥、滋而不腻的特点，为治阳虚便秘之要药；当归养血润肠，牛膝补肝肾、引药下行；升麻、泽泻合用可升清降浊；枳壳宽肠下气，促便下行。该方之妙，贵在降中有升，取“欲降先升”之理。

（四）实

1. 热结（前述，此略）

2. 气滞

临床表现：大便不爽，肠鸣矢气，腹胀嗳气，脉弦。

证机概要：气机阻滞，腑气不通。

治法：行气导滞。

方药：

第一方：主证见舌淡、苔白腻、脉弦滑者，以四逆散合香砂枳术（生白术）丸加减。

第二方：主证见舌红、苔黄、脉弦者，以小柴胡汤加味。

两方的组成及方义详见《从郁论治肠易激综合征体会》篇之“便秘”节。

3. 湿阻

临床表现：大便不畅，黏腻不爽，舌苔白而厚腻。

证机概要：湿气内阻，肠腑失通。

治法：化湿通便。

方药：三仁香砂枳术丸（经验方）。

方中杏仁味苦，归肺、大肠经，上可宣利肺气，以应“肺主一身之气，气化则湿亦化”之理，下可润肠通便；白豆蔻或砂仁芳香化湿，行气宽中；薏苡仁渗湿健脾；木香理肠胃之气，枳壳宽肠下气，二者合用，以促便行；重剂生白术既可燥湿健脾，又可通便，为标本兼顾之药。若大便干结者，可加郁李仁利水除湿，润肠通便，一举两得；若效果不显，可增以玄参、麦冬。

4. 痰食互结

临床表现：大便不畅，饮食不振，嗳腐吞酸，苔白厚腻，脉沉滑有力。

证机概要：痰食阻滞，腑气不通。

治法：化痰消食通便。

方药：槟榔紫菀保和丸（经验方）。

方中保和丸消食化痰和胃，重用紫菀 15~25g，润肺化痰，下气通便；槟榔消积导滞，缓泻通便；若有痰热，可加瓜蒌清热化痰，润肠通便。

（五）气、血

1. 治疗便秘时，尤其是顽固性便秘，要注意气的升降　肺气主降，肝气主升，降肺气用杏仁、紫菀，升肝气用柴胡；脾气主升，胃气主降，升脾气用荷叶、羌活，降胃气用枳壳、半夏。

2. 气为肠道运行的动力，气滞则肠道运行受阻，气虚则肠道运行无力，注重调气。

3. 久病多瘀，血络失和，阻滞气机而致便秘，临床应注重活血化瘀，可选用当归、桃仁等，既可活血化瘀，又可润肠通便。

（六）预防调护

1. 晨起喝 300~500ml 温开水，可喝蜂蜜水（糖尿病患者忌用）或淡盐水（高血压患者忌用）。

2. 多食粗纤维类青菜和水果(火龙果、香蕉等),勿过食辛辣厚味或饮酒无度。

3. 养成定时排便的习惯。

4. 腹部自我按摩,于睡前和晨起各 1 次,每次按顺时针方向按 36 圈。

5. 适度运动,促进胃肠蠕动。

6. 保持心情舒畅,防止因郁致秘。

十六、辨治消化性溃疡之体会

消化性溃疡是临床常见病多发病,属中医之“胃脘痛”“反酸”“痞满”等范畴,其中“胃脘痛”为主要表现形式。南晋生老师治疗该病时,采取辨病辨证、宏观微观辨证及药性药理相结合方法,进行分型论治,获效满意。

(一) 脾胃虚寒

临床表现:胃脘隐痛,喜温喜按,空腹时痛甚,进食后缓解,受寒、食凉后疼痛亦剧,身乏无力,大便溏薄,舌淡,苔白,脉细或迟缓。

治法:健脾和胃,温中止痛,制酸护膜。

方药:黄芪建中汤合乌贝散加减。方中以黄芪、白术益气健脾;桂枝、高良姜通阳温胃散寒;炒白芍、炙甘草、大枣缓急止痛;香附、延胡索理气活血止痛;海螵蛸、浙贝母、白及制酸止痛,敛疮护膜。

体会:本型患者临证以空腹疼痛、进食痛减、喜温喜按为特征,与西医学之十二指肠溃疡临床表现高度吻合,故南师认为脾胃虚寒为十二指肠溃疡的发病基础,常遣以黄芪建中汤加减治疗,并结合西医学对十二指肠溃疡发病机制的认识,将甘温补中缓急,但又易产酸及助湿壅中的饴糖易为炒白术,因脾主运化水湿,脾虚则湿生,炒白术既可健脾,又可燥湿,且有防治胃溃疡的作用。主症中虽无反酸烧心,但其以空腹疼痛为主,故当配以制酸护膜之剂,如民间验方乌贝散即为首选之品,方中海螵蛸制酸止痛作用良好,现代药理亦示其具有抗消化性溃疡作用,所含的碳酸钙能中和胃酸,降低胃蛋白酶活性,促进溃疡面愈合。另外,所含壳角质与胃中有机质、胃液作用后,可在溃疡面上形成保护膜,使出血趋于凝固。浙贝母其功虽为清热化痰、散结消痈,但现代药理研究表明其具有抗溃疡、镇痛、抑制胃酸分泌作用。二者相伍,确为治溃疡之佳剂。若再配以收敛止血、消肿生肌之白及，则疗效相得益彰。因白及对胃黏膜损伤有明显保护作用，溃疡抑制率可达 94.8%。溃疡之处往往有气机壅滞之机，故伍以香附、延胡索理气、活血、止痛，且延胡索尚有抗溃疡、抑制胃酸分泌的作用，同时现代研究亦表明一些活血化瘀药，可改善微循环，促进溃疡愈合。另外，消化性溃疡多与感染幽门螺杆菌有密切关系，而本方中黄芪、桂枝、高良姜、炒白芍、炙甘草均有抗幽门螺杆菌作用，可谓药性药理相结合，一举两得也。

（二）肝胃不和

临床表现：胃脘胀痛，嗳气时作，两胁疼痛，太息善怒，情志不畅则疼痛加重，嗳气或矢气后胀痛减轻，舌苔薄白，脉弦。

治法：疏肝理气，和胃止痛，护膜愈疡。

方药：加味四逆散。方中以柴胡、香附、佛手、香橼疏肝解郁、理气和中；枳壳行气宽中，与柴胡相伍一升一降，以助中焦气机畅通；炒白芍益阴柔肝，合炙甘草缓急止痛甚效；气郁则血滞，以延胡索活血、理气、止痛；海螵蛸、浙贝母制酸护膜；白及、凤凰衣生肌愈疡；太子参益气、健脾、生津，但又补而不滞，乃遵循仲景"见肝之病，知肝传脾，当先实脾"之旨体现也。

体会：南老师根据多年临床观察，认为消化性溃疡的发生与情志不畅关系密切，尤其是胃溃疡患者，肝胃不和者更为多见，疏肝和胃可作为其基本治法。古有叶氏"肝为起病之源，脾为传病之所"之说，今有西医学认为，疏肝调肝能够调整皮质下丘脑自主神经功能，有改善情绪之功，使兴奋的迷走神经得到抑制，抑制胃酸分泌，拮抗乙酰胆碱，改善平滑肌痉挛，起到镇痛止呕的作用，从而防止溃疡的生成，促进溃疡愈合。故临证中胃溃疡患者可以加味四逆散为基础方治疗。若肝郁化火，胃脘灼痛，烧心反酸，舌红苔黄，脉弦数，加黄连、吴茱萸、栀子清泻肝胃郁火。

（三）湿热中阻

临床表现：胃脘灼痛，心下痞闷，嘈杂反酸，口苦口黏，口渴不欲饮，大便黏滞不畅，舌红，苔黄腻，脉滑数。

治法：清化湿热，理气和胃，制酸止痛。

方药：半夏泻心汤合橘枳姜汤加减。方由半夏 9g，黄连 6g，黄芩 6g，干姜 2g，吴茱萸 2g，苍术 9g，生薏苡仁 30g，白豆蔻 9g，陈皮 15g，炒枳壳 12g，香附

9g，芦根 20g，败酱草 15g，浙贝母 9g 组成。以半夏燥湿、消痞、和胃；黄芩、黄连苦寒清热燥湿，少量干姜、吴茱萸温振脾阳，以助运化水湿，且防黄芩、黄连苦寒伤胃，四者相合，可谓寒热并用，辛开苦降，散结畅中；苍术燥湿，生薏苡仁利湿清热，白豆蔻芳香化湿；陈皮、枳壳、香附理气宽中止痛；芦根清热利水，生津止渴，且防除湿诸药伤阴；败酱草清热制酸，祛瘀止痛，且可抗幽门螺杆菌，此为邵冬珊老师经验，用于胃热或湿热所致之糜烂及溃疡效佳；浙贝母清热散结，具抗溃疡、镇痛、抑制胃酸作用。

体会：现大量研究表明，约 80%~90% 的消化性溃疡都是幽门螺杆菌所导致的。而临床观察又发现，中焦湿热的患者幽门螺杆菌感染较高，表明脾胃湿热者有利于幽门螺杆菌的侵入、定居及繁殖，而幽门螺杆菌感染又可促进脾胃湿热的形成，二者互相滋长。所以，在治疗消化性溃疡时，要高度重视对湿热证的辨治。其中以湿热证为主证时，则以上方治疗。半夏泻心汤本系仲景治疗寒热互结心下痞之名方，但根据资料显示，自清代以后用其治疗湿热中阻证的占 50%。南师经过临床验证确效，并将其与治疗“胸中气塞”的橘枳姜汤相合，再增以除湿之品，奇效更彰。具体运用于消化性溃疡时，强调苦寒辛热并用，要酌量巧配，中病即止，以防苦寒伤中，辛热耗津。选用制酸止痛愈疡之品时，不宜过早使用收敛生肌之品，如海螵蛸、白及等，以免闭门留寇。对此，南师选加败酱草、浙贝母清热散结、制酸止痛、活血愈疡，无敛邪之弊。若在其他证型治疗中，出现脾损湿生化热兼证时，则宜少佐清化湿热之品，如薏苡仁、茯苓、白扁豆，小量黄芩或黄连等。

（四）血瘀气滞

临床表现：胃脘胀痛，以痛为主，痛呈针刺样，部位相对固定，疼痛时间较长，夜间尤甚，进食后痛剧，舌质紫黯或有瘀点瘀斑，脉弦或细涩。

治法：活血化瘀，理气和胃。

方药：失笑散合金铃子散及芍药甘草汤加味。方中以蒲黄、五灵脂、三七粉活血化瘀止痛，且蒲黄、三七尚有止血作用，对溃疡伴出血者甚宜；川楝子、香附、延胡索理气活血止痛；白芍、炙甘草缓急止痛。

体会：“有是证，用是药”是中医治病的一大原则，但南师认为对于消化性溃疡属血瘀气滞者，用活血化瘀药时，当在平和中见功，慎用破血逐瘀之品，最好用活血化瘀药，具有化瘀及止血双效之功，如炒蒲黄、三七等；若血瘀较重，可酌加炙刺猬皮、制乳香、制没药，尽管制乳香、制没药既可活血止痛，又可生肌愈疡，但其对胃肠道有较强的刺激性，临证用量宜小，且饭后服用，胃弱者尤宜慎用。若已出现呕血或黑便，则宜化瘀止血并举，加用白及止血、消肿、生肌、敛疮。

（五）胃阴不足

临床表现：胃脘隐痛，时有灼热感，不欲饮食，咽干口燥，消瘦乏力，大便干结，舌红苔少，脉细数或细弦数。

治法：滋阴养胃，佐以活血止痛。

方药：沙参麦冬汤合芍药甘草汤加减。方中以太子参、麦冬、玉竹、石斛、山药滋阴养胃，兼以益气，以芍药甘草汤酸甘化阴，缓急止痛，以木香、延胡索理气活血止痛，以白及生肌愈疡。

体会：南老师通过长期临床观察，认为溃疡愈合期多见胃阴不足证。治疗时当注意三点：①滋阴养胃所选药物不得过于甘寒滋腻，以防腻胃碍脾，同时，需配入适量理气和胃之剂，如木香、陈皮之属，做到柔中有刚；②宜佐以益气健脾之剂，如太子参、山药、白扁豆，因溃疡病易反复发作，大多病程长，耗伤脾气；③阴虚胃脘灼热反酸者，宜配入二母丸。以知母清热滋阴，浙贝母清热制酸愈疡。

第二节 其他脏腑经络病证

一、“膀胱咳”辨治琐谈

“膀胱咳”之名首见于《素问·咳论》，篇中云：“五脏六腑皆令人咳，非独肺也。”又曰：“肾咳不已，则膀胱受之；膀胱咳状，咳而遗溺。”其临床表现“非独咳而遗溺”，打喷嚏或劳力有过时的遗尿亦属“膀胱咳”范畴。从治疗上看，历代医家各有千秋。本人主要从肺、脾、肾论治，现述如下。

（一）益气温肺、以上制下

肺为水之上源，若肺气不足或肺气虚冷，则无所制，而出现咳而遗尿。治宜益气温肺，以上制下。投以经验方“麻杏参芪甘姜汤”。方中麻黄为肺经专药，宣发肺气，且现代药理研究提示麻黄可增强膀胱括约肌收缩力，杏仁肃降肺气。二药相伍，宣肃并举止咳而治标。党参、黄芪、炙甘草甘温补益肺气，干姜辛热温肺散寒，辛甘相合化阳益气而治本。如此，诸药相伍，标本兼治，以上制下。

（二）补脾益气、以中摄下

脾为气血生化之源，脾主统摄。若脾气不足，统摄无力，则中不制下，出现尿频、遗尿（包括膀胱咳）等症。治宜补脾益气，以中摄下。方用补中益气汤加减。正如吴鞠通言“气虚下陷，门户不藏，加减补中益气汤主之”。

（三）宣肃肺气、补肾止遗

肾主二便，若肾虚不固，则咳而尿遗。治当宣肃肺气止咳治标，补肾固涩止遗治本。方用麻杏水陆二仙丹（经验方）加味。药用麻黄、杏仁、芡实、金樱子、五味子、益智仁、覆盆子、沙苑子、山萸肉。

总之，膀胱咳可从肺、脾、肾论治，根据临床实际，将三法分而独用，或合而为一、权衡主次，以收佳效。

二、治手足冰冷六法

（一）回阳救逆法

适用于阳衰阴盛。症见畏寒蜷卧、手足厥冷、下利清谷、小便清长或小便少、但欲寐、脉沉微或脉微欲绝等。方用四逆汤。

（二）疏肝理气，透达郁阳

适用于肝胃气滞或肝脾不调所致的阳郁致厥。症见手足不温、脘腹疼痛、泄利下重，情志不畅后诸症加重，脉弦。方用四逆散加味。

（三）温振中阳，益气健脾

适用于中阳不振证。症见手足不温、身乏无力、不思饮食、大便溏稀、舌淡、苔白润、脉细。方用理中汤加桂枝、鸡血藤。

（四）温肾暖脾

适用于脾肾阳虚证。症见手足不温、身乏无力、畏寒喜暖、五更泄泻、夜尿频、腰膝酸软等。方用附子理中丸加补骨脂、鸡血藤。

（五）养血散寒，温通经脉

适用于血虚寒凝致厥。临证多见于女性患者。症见手足不温，冬季尤甚，月经愆期而至，经来腹痛、量少血黯，舌淡或淡黯，苔白润，脉细弱。方用当归四逆汤加鸡血藤30g。不效加黄芪补气运血。

（六）温阳补血，散寒通脉

适用于肾阳不足、血虚寒凝、痰阻经脉证。症见手足不温、畏寒喜暖、腰膝酸软、女性月经愆期而至、量少色淡、形体多肥胖、舌淡苔白腻，脉细弱或细滑。方用阳和汤加鸡血藤30g、当归10g。本方重用熟地大补营血为君；鹿角胶生精补髓、养血温阳为臣；姜炭破阴和阳，肉桂温通经脉，炒白芥子化痰通络，麻黄辛温，散寒通滞调血脉，鸡血藤养血通络，共为佐药；甘草调和诸药。诸药和用，阳回阴消，血脉宣通，手足自温。根据本人经验，此方多在运用当归四逆汤不效后使用频次较高。

三、从脾论治腰痛

“腰为肾之府”，腰痛从肾论治为常法也！临证效者居多，不效者亦不鲜见。对此，本人常从脾论治，取得一定效果，现述如下，以飨同仁。

1. 腰脊与足太阴脾经关系密切。足太阴之经，起于大趾之端内侧，上结于内踝……循腹里，结于肋，散于胸中；其内者，着于脊。故脾失健运，湿浊内生，阻滞经脉，可见腰脊酸困重着，甚至牵引少腹。

2. 脾主肌肉，大凡机体肌肉病变，可从脾着眼。临床上常见的腰痛、腰困常为西医学所说的腰肌劳损，对此就可从脾论治。

3. 前人已开启了从脾论治腰痛之先河。早在东汉时期，张仲景《金匮要略》载“肾着之病，其人身体重，腰中冷，如坐水中”“……腰以下冷痛，腹重如带五千钱，甘姜苓术汤主之”。此后，历代医家每遇寒湿腰痛则多选用此方。该方即为温阳健脾、利水除湿之剂。若为湿热腰痛，后人则多用二妙散加味治疗，亦为清热燥湿健脾之剂。其实，历代医家治腰痛最擅用健脾之要药白术。如清代王旭高《医学刍言》载“陈修园治腰痛久不愈，用白术一两为主……据云神效”。陈士铎《辨证录》腰痛门，自制12方，无一方不用白术，最小量5钱，最多半斤，指出“白术善通腰脐之气”“必须多用乃神”。故本人现治久病或重症腰痛时,常在辨证遣方的基础上加入白术 30g 以求佳效。总之,治疗腰痛不必独求于肾,亦可从脾论治,尤其要知晓白术有治腰痛之妙用。

四、"背寒冷如掌大"如何辨治

《金匮要略》"夫心下有留饮,其人背寒冷如掌大",有症无方也。后人遵循"病痰饮者,当以温药和之"之治则,予以遣方用药。已故名老中医祝谌予领会"心下有痰饮,胸胁支满,目眩,苓桂术甘汤主之"条文之实质精神,临证将其两条文合二为一,皆处以苓桂术甘汤治之。本人在此基础上又加入治水饮背寒之"特效药"细辛,收效较著,请大家今后在临床上予以验证。

五、顽固性鼻窦炎辨治经验

鼻窦炎为鼻病科之常见多发病,一般采取"芳香通窍,祛风散热""清胆泻热,利湿通窍"及"清脾除热,泻湿祛浊"之法治疗多能奏效,但亦有部分患者病情顽固,缠绵难愈,严重影响工作和学习。对此,南师采用以下三法治疗,收效较著。

(一)益肺固卫,疏风通窍,活血化瘀

该法适用于鼻塞时轻时重,鼻涕白黏,嗅觉减退,前额闷胀,遇风受凉尤剧。伴气短乏力,记忆力下降,有反复感冒史,舌质淡,苔薄白,脉缓者。方用固金去渊汤(自拟):黄芪 15~30g,白术 10~15g,防风 6~9g,苍耳子 9g,辛夷 9g(包煎),白芷 6g,薄荷 6g,细辛 3g。日 1 剂,水煎服。若兼形寒肢冷者,加干姜 9g,炙甘草 6g;若兼鼻流黄涕者,加蒲公英、鱼腥草各 15g,天花粉 10g。同时予复方丹参片,1 次 3 片,日 3 次,口服。

张某,男,23 岁,2000 年 11 月 20 日来诊。患者 5 年来,鼻流浊涕,色白质黏,前额闷痛,低头尤剧,嗅觉减退,时轻时重,伴记忆力下降,倦怠乏力,反复感冒。拟按鼻窦炎屡用中西药治疗,病情时有减轻,但不得彻愈。查:双侧上颌窦部压痛阳性。瓦氏位(Water's view)X 线片示:双侧上颌窦腔内有少量积液。舌质黯淡,苔薄白,脉细缓。诊断:慢性鼻窦炎(鼻渊)。证属肺气不足,寒凝血滞。治宜益肺固卫,疏风散寒,活血通窍。遣以固金去渊汤加鹅不食草

5g，并予服复方丹参片，药服40剂而愈。随访1年未复发。

（二）健脾益气，除湿通窍，活血化瘀

该法适用于鼻涕白稠或黄稠，量较多，鼻塞重，嗅觉减退，伴肢困乏力，不思饮食，心下痞满，舌淡体胖大，苔白腻或黄腻，脉缓弱或细滑者。方用培土去渊汤（自拟）：党参10~15g，茯苓15~30g，白术10~12g，生薏苡仁15~30g，桔梗6~9g，甘草6g，藿香、苍耳子、辛夷（包煎）各9g，冬瓜仁15~30g。日1剂，水煎服。若黄涕著者，以土茯苓30g易白茯苓，并加鱼腥草30g。同时予服复方丹参片，1次3片，日3次，口服。

辛某，女，42岁，1999年7月20日来诊。患鼻窦炎3年，时鼻塞不通，涕黄质稠，嗅觉减退，纳谷不香，心下痞满，肢困乏力，常服抗炎药及呋麻滴鼻液滴鼻，疗效欠佳，近因纳凉受风，上症加剧。平素月经周期准，但色黯，血块较多，现经净10天，带下色黄白相间，量多质稠。舌质淡红，苔黄腻，脉细滑。诊断：鼻渊；带证。证属脾气虚弱，湿热内蕴，血瘀窍阻。治宜健脾除湿，清热活血，佐以通窍止带。方用培土去渊汤去白茯苓，加土茯苓30g，鱼腥草15g，陈皮20g，白果9g。并配服复方丹参片。药服7剂，鼻窍通，涕白量少，心下痞满减轻，饮食增加，带下症除。仍以原方去白果、鱼腥草，继进10剂而愈。后以参苓白术散合复方丹参片巩固服药半月。随访半年未见复发。

（三）活血化瘀，芳香通窍，益肺健脾

该法适用于诸法皆施，久病不愈，舌黯或舌下络脉迂曲增粗，或专科检查提示鼻甲肥大明显者。方用逐瘀去渊汤（自拟）：白芷6~9g，细辛3g，川芎、桃仁、红花、穿山甲各9g，赤芍、皂角刺各10~15g，老葱3根，败酱草15~30g，黄芪15g，天花粉10g。日1剂，水煎服。若黄涕较多者，加生薏苡仁15~30g，冬瓜仁15~30g，金银花30g。

周某，男，49岁，2000年9月11日来诊。鼻塞不闻香臭，涕黄难以排出，时夹黯红血丝，西医诊为慢性鼻窦炎。病发8年，屡治效差，2年前行部分鼻甲切除，虽得一时之快，但半年后诸症复作，遂来求治于中医。查：舌质黯红，舌下络脉增粗，苔薄黄，脉沉细涩。诊断：鼻渊。证属久病入络，瘀热滞窍。治宜活血化瘀，清热通窍，佐以益气。方用逐瘀去渊汤加金银花30g，浙贝母9g。药服30剂，诸症悉除。

（四）体会

以上三法所用方药，除内服外，皆以药蒸气熏鼻吸入（药液温度要适当，防止鼻黏膜烫伤），直达病所。由于顽固性鼻窦炎病程较长，证候兼夹，病机复合，临证时，宜紧扣本虚标实、久病入络之病机，灵活多变，分清主次，做到久病不忘扶正，扶正则卫强表固，抗邪力强，如案中黄芪、白术之属皆具此功；扶正不忘辛散除浊，以防闭门留寇，如案中辛夷、白芷、薏苡仁、桔梗之属；做到久病不忘活血，活血则病变部位血流畅通，外邪无寄宿内结之地，如案中所用复方丹参片、逐瘀去渊汤皆能活血开窍。且有关中医鼻病专家亦研究表明，凡炎性鼻病患者血液流变学皆存在着指标异常，且与中医血瘀证诊断标准的实验室指标基本一致，说明炎性鼻病与中医血瘀证有着共同的病理基础，提示了鼻病反复难愈的发病机制，亦与中医久病入络之理论相吻合。故治疗顽固性鼻窦炎时应在传统的辨证施治基础上配以活血化瘀法，以提高疗效，缩短病程。

（详见《四川中医》2004 年第 22 卷第 5 期第 11 页）

六、运用经方治疗排尿性昏厥经验

排尿性昏厥为排尿过程中或排尿终了时突然发生短暂意识丧失的一种病症。该病症虽发作时短，醒后如常，但发作突然，昏厥跌仆，常伴意外损伤，尤其反复发作者，恐惧之感长期伴随，严重影响着患者的身心健康，临证不得轻视，西医学对此无特殊疗法，南师根据仲景对有关疾病的论述，运用经方辨治，获效显著。兹举数案，并尾以管见，以飨同道。

（一）寒饮上蒙清窍

史某，男，26 岁，1999 年 7 月 20 日初诊。患者于 1 月前饮冷有过，夜卧受寒，黎明起床小溲，排尿未毕，头目眩晕，随即仆地，不省人事，约数分钟清醒。此后每周约发作 2~3 次，皆发于夜间。就诊时患者自诉无不适之感。查：形体消瘦，血压 16/10kPa，心肺听诊未见异常。心电图示：①窦性心律（68 次 /min）；②正常心电图范畴。舌淡，苔白滑，脉弦细滑。诊断：排尿性昏厥。证属寒饮损伤中阳，水邪上蒙清窍。治宜利水渗湿，温阳开窍。投以五苓散加味：茯苓、猪苓、泽泻各 15g，白术 10g，桂枝 12g，菖蒲 9g。药服 7 剂，夜尿昏厥发作 1 次。又进 7 剂，昏厥未作。随访 1 年，病情无复发。

按：仲景云："假令瘦人，脐下有悸，吐涎沫而癫眩，此水也，五苓散主之。"本患者虽无脐下悸动及吐涎沫之表现，但有贪凉饮冷损伤脾阳之病史，脾阳受损，水饮不化，夜间阴盛，天人相应，阴水上乘清阳之位，故眩仆昏作。异病同治，投以五苓散加菖蒲，利水渗湿，温阳开窍，药证合拍，效著功收。此后，笔者每遇夜尿晕厥者，皆投以五苓散加味，多能奏效。若年事较高，合用金匮肾气丸则收效更佳。

（二）阴亏痰（湿）热蒙窍

张某，男，35 岁，1998 年 8 月 16 日初诊。患者素嗜烟酒，有排尿昏厥病史。近 1 周来，排尿昏厥发作 3 次，每次约 3~5 分钟自醒，伴心烦口渴，手足心发热，小便黄赤量少，舌质红，苔稍黄略腻，脉滑细数。诊断：排尿性昏厥。证属湿热久蕴（热盛于湿），阴津亏损，火炼痰阻。治宜清热除湿，益阴生津，佐以涤痰开窍。方用加味百合地黄汤：百合、白茅根、芦根各 15g，生地黄 12g，生薏苡仁 24g，葛花 10g，淡竹叶 6g，菖蒲、胆南星、远志、知母各 9g。6 剂，日 1 剂，水煎服。并嘱其戒烟忌酒。二诊时，手足心发热症除，心烦口渴减轻，排尿昏厥未作。上方继进 6 剂，以资巩固。随访 1 年，病未复发。

按：《金匮要略》论述百合病有溺时头眩之记载，是谓阴虚内热，尿液排放，热邪乘虚而升，蒙窍而致。本案所述之病，虽不属百合病范畴，但病机有相似之处，所不同者，夹有痰湿也，故循仲景法药，配以除湿涤痰开窍之品而收功。可谓要师古而不泥古，临证才能应变自如。

（三）阳虚血亏，清窍失养

刘某，男，高三学生，2000 年 5 月 8 日初诊。排尿昏厥后半小时就诊。自诉头晕心悸，一周来排尿晕厥 2 次，每次发作约 1~2 分钟清醒，平素身乏无力，夜难入寐，寐则梦绕，记忆力下降。查：面色㿠白，神情倦怠，舌淡，苔薄白，脉细。双手不温，血压 12/8kPa，诊为排尿性昏厥。证属心阳不振，脾虚血亏。治宜温通心阳，健脾养血。投以炙甘草汤加减：炙甘草、阿胶（烊化）各 9g，桂枝 12g，党参、炒酸枣仁各 30g，熟地黄、合欢皮、荷叶、陈皮各 10g，龙眼肉 15g，菖蒲 6g。药服 3 剂，排尿昏厥未作，乏力减轻，双手渐温，仍难入寐。上方加炒酸枣仁至 45g，加夜交藤 15g。继服 6 剂，排尿昏厥未作，除夜寐梦多外，余症皆除，改服归脾丸，以资巩固。半年后从某大学来信咨询他疾，并述其原病无复发。

按：患者日近高考，心焦神抑，勤奋有过，心血暗耗，累及气阳；忧思伤脾，气血乏源。加之挤时加点，忍尿不排，排之则气阳随液外散，使机体之气阳更虚，清阳一时难以上达清窍，故尿毕晕作。炙甘草汤振心阳、益气血，佐以荷叶、菖蒲升阳与开窍共助，配以炒酸枣仁、合欢皮安神解郁，如此，标本兼顾，自当收功。

（四）体会

众多医家认为，排尿性昏厥无须特殊治疗，但南师认为对屡有发生者，必须根据患者之体质，予以中药调治，并要求患者避免劳累，不过量饮酒，睡醒后不要立即起床小便，小便时不要太用力。如此，方能有效防止复发，彻底治愈疾患。

（详见《四川中医》2003年第21卷第1期第47页）

七、对“肾为欠”的理解及临床运用

“肾为欠”为日常生活中和临床上常见的一种表现，是一些疾病的发病前兆及疾病发展过程中的一个重要指征。南师以《素问·宣明五气》所指出的“肾为欠”为依据，结合临床实践，以“肾脑同治法则”指导临床选方用药，使中医治未病思想在防治缺血性脑血管疾病、癫痫及偏头痛等方面得到充分体现。

（一）“肾为欠”的含义

“欠”有两种含义。一是证名，出自《灵枢·口问》。又称呵欠、欠伸、呼欠，有生理性和病理性之别，生理性多见于疲劳时的伸腰呼气；病理性则不拘时间，频频而作，称数欠。二是不足、短少之意。如《灵枢·经脉》：“小便数而欠。”那么病理性的“欠”又是如何产生的呢？《素问·宣明五气》明确指出“肾为欠”，《灵枢·九针论》亦载“肾主欠”。《金匮要略·腹满寒疝宿食病脉证治》篇则有“中寒家喜欠”之说。历代医家多沿此说，认为“呵欠”系阴盛阳衰、肾气不足所为。而从临床观察来看，病理性“呵欠”多见于缺血性脑血管疾病、癫痫及偏头痛发病前，病位定于“脑”似乎更为妥恰，此与《黄帝内经》所谓的“肾为欠”“肾主欠”理论亦不相悖。因为中医学认为，肾主骨生髓，脑为髓海，脑依于肾。但就病性而言，“呵欠”非独阴盛阳衰、肾气不充，脑络失养、脑络瘀阻、脑络痰滞及风火上扰之病理改变亦杂合而见，如缺血性脑血管疾病，既有呵欠频作之症，又有舌黯，或舌紫，或有瘀斑，或舌下络脉迂曲增粗及苔厚腻之征，其病机多为本虚标实，痰瘀滞络。总之，"肾为欠""肾主欠"的内涵当包括脑，即"肾脑为欠""肾脑主欠"，其病机当为肾虚脑络失养为本，痰瘀滞络、风火上扰为标。

（二）西医学对"欠"的认识

打呵欠是人类身体的一种有益生理性反应。引起呵欠的常见原因有过度疲劳、紧张、久坐、专心致志地做作业或阅读、腰带过紧、房间过热、通风不良等，人们通过自身反应性的打呵欠方式，呼出二氧化碳，吸入较平常为多的空气，改善大脑缺氧状态。

打呵欠是一些疾病的信号。呵欠频作的人很有可能是大脑温度调节系统出了问题，人们通过打呵欠而降低大脑温度。据美国探索频道报道，负责该研究的纽约州立宾汉姆顿大学的科学家安德鲁·盖洛普言："大脑就像电脑一样，温度适中时工作效率最高，我们的身体会最大限度地保持大脑凉爽。"并在实验中显示，处在不断升高温度环境中的鹦鹉，打哈欠次数是处在较低温度环境中鹦鹉的两倍。据临床观察，部分中风先兆及中风患者有呵欠频作表现，经治疗，当脑部缺血缺氧病理状态改善时，则呵欠逐渐消失，而癫痫患者及偏头痛患者在发病前也会不停地打呵欠。

（三）"欠"从"肾脑辨治"的临床应用

综上所述，呵欠的病位当属脑所主，但传统的中医理论又鲜有论述，亦无"归经入脑"的药物，而是将对脑有作用的药物归经于肾、心等，并作为临床选方用药的依据一直沿用至今。但根据"肾主骨生髓""脑为髓海"，从肾辨治"呵欠"亦无可非议。笔者认为，随着时代发展，治疗"呵欠"应结合现代药理研究及西医学对"呵欠"的认识，不拘泥于传统的中医理论——单从肾阳不足辨治，要有目的、有针对性地从"肾脑辨治"。

南师根据病理性"呵欠"常发于缺血性脑血管疾病、癫痫及偏头痛患者的特点，以谢海洲教授的健肾养脑汤为基础方进行加减治疗，临床疗效较为满意。现介绍如下，以供参考。

组成：紫河车 3g（研末分冲），桑椹 15g，熟地黄 9g，核桃仁 15g，赤芍 15g，炒白芍 15~30g，丹参 30g，当归 10g，郁金 15g，石菖蒲 9g，远志 9g，胆南星

6~9g，地龙 9~12g，茯苓 15g，川芎 10~15g。

用法：日 1 剂，水煎，分早晚服。

功效：健肾养脑，活血涤痰，清窍止欠。

适应证：缺血性脑血管疾病及癫痫、偏头痛患者而见呵欠频作。

方解：无论是缺血性脑血管疾病，还是久发之癫痫及偏头痛，本虚标实为其发病共同特点。本虚乃肝肾不足，脑络失养，肝肾同源，肾脑同源；标实无外乎痰瘀滞阻脑络，风火上攻外扰。方中紫河车、核桃仁益肾助阳健脑、温而不燥；桑椹、熟地黄、炒白芍补肾益肝养阴，且白芍可缓肝之急；赤芍、丹参、当归、川芎、郁金共奏养血凉血、活血理气之功；石菖蒲、远志、胆南星、地龙涤痰开窍，清热平肝；茯苓渗泄水湿，使痰无由生。现代药理研究证实，川芎、石菖蒲等能通过血脑屏障，引药入脑，扩张脑部血管，改善脑部缺血缺氧状态。

加减：舌苔厚腻者，去桑椹、熟地黄；癫痫病者，去桑椹、熟地黄，加钩藤、全蝎；肝火盛者，去紫河车、核桃仁，加龙胆草、夏枯草；偏头痛属风火上攻者，去紫河车、核桃仁，加黄芩、全蝎；偏头痛属气虚者，去桑椹、熟地黄，加黄芪、太子参。

总之，对“肾为欠”“肾主欠”要正确理解，临床运用时要标本兼顾，及早治疗，以达到未病先防、已病防变、病后及早康复的目的。

（详见《中国民间疗法》2009 年 7 月第 17 卷第 7 期第 9 页）

八、郁证治验

郁证是由于情志不舒、气机郁滞所致，以心情抑郁、情绪不宁、胸部满闷、胁肋胀痛，或易怒喜哭，或咽中如有异物梗塞等症为主要临床表现的一类病证。南晋生老师总结多年的临床经验，将其分为以下六型治疗。

（一）肝气郁结证

临床表现：精神抑郁，情绪不宁，胸部满闷，胁肋胀痛，脘闷纳呆，嗳气时作，大便不调，舌苔薄腻，脉弦。

证机概要：肝郁气滞，脾胃失和。

治法：疏肝解郁，理气和中。

方药：柴胡疏肝散加味。药用柴胡、香附、郁金、合欢皮疏肝解郁；枳壳、陈皮理气畅中；川芎理气活血；芍药、甘草柔肝缓急；太子参益气、生津、健脾。

加减：嗳气频作者，加半夏、佛手、香橼，不效者，再加旋覆花、代赭石；纳呆苔厚者，加重剂生麦芽（一般可用 30g），既可消食化滞，又可疏肝理气；腹痛便溏者，易陈皮为木香，加炒白术、茯苓；胸胁刺痛，舌有瘀点或瘀斑，加五灵脂、生蒲黄、丹参。

巧用对药：太子参配合欢皮。太子参补气健脾、生津润肺，其性略偏寒凉，为补气药中的清补之品。在此运用，既应"见肝之病，知肝传脾，当先实脾"之理，又除辛散理气药耗气伤津之弊；合欢皮性味甘平，善解肝郁，悦心安神，又兼活血。两者相伍，用于肝郁患者，解郁活血而不耗散，健脾益气而不壅滞，养阴生津而不滋腻，看似平淡，但气血津液兼顾而悦心，长服效佳。

（二）气郁化火证

临床表现：急躁易怒，胸胁胀满，口苦口干，夜难入寐，舌质红，苔黄，脉弦数。

证机概要：肝郁化火，火扰心神。

治法：疏肝解郁，清肝泻火。

方药：丹栀解郁汤（经验方）。药用柴胡、郁金、香附疏肝解郁，且郁金尚可清心；当归、白芍养血柔肝；太子参、茯神健脾宁心；牡丹皮、栀子清肝泻火；合欢皮解郁安神，酸枣仁养血安神。

加减：口苦甚者，加黄芩或龙胆草；胁肋疼痛者，加川楝子、延胡索；嘈杂吞酸者，加黄连、吴茱萸；头部胀痛者，加菊花，白蒺藜；失眠甚者，加夜交藤，生牡蛎；舌红少苔，脉细数者，加生地、麦冬。

巧用对药：

牡丹皮、栀子。牡丹皮苦、辛、微寒，归心、肝、肾经。苦寒可清心肝之热，辛寒可清透郁火；栀子苦寒清降，泻心火而除烦，清三焦之热，利小便导火下行。两药合用，既直清肝火，又外散下导，实为治肝郁化火之要药。

柴胡、郁金。柴胡辛行苦泄，善调肝气、疏肝解郁，其性微寒而升散，为疏散肝郁化火之佳品；郁金味辛能行能散，既能行气解郁，又能活血，同时性寒入心经而清心热，可收"实者泻其子"之功。两药合用，行气解郁，疏泻肝火，最宜于肝郁化火者。因郁金尚可活血止痛，故对肝郁化火、气滞血瘀者，用之亦佳。

（三）痰气郁结证（梅核气）

临床表现：咽中似有物阻，吞之不下，吐之不出，胸闷胁胀，舌苔白腻，脉弦滑。

证机概要：气郁痰凝，阻滞胸咽。

治法：行气开郁，化痰散结。

方药：半夏厚朴射干汤（经验方）。方由半夏 9g，厚朴 9g，射干 9g，茯苓 12g，陈皮 12g，白术 12g，香附 9g，连翘 15g，赤芍 10g，桔梗 9g，甘草 6g 组成。

《金匮要略·妇人杂病脉证并治》曰："妇人咽中如有炙脔，半夏厚朴汤主之。"因其系咽中痰凝气滞所为，《医宗金鉴·诸气治法》称为"梅核气"，并沿用半夏厚朴汤治疗，效者居多，不效者亦不乏其例。本人通过长期临床探索总结，认为该病肝郁是气滞之由，痰生乃脾虚失运所为，且病久易夹瘀化热，故对半夏厚朴汤进行化裁，形成自己的经验方。方中半夏最善化痰散结，用为君药。厚朴下气消痰，如《本草汇言》曰："凡气滞于中，郁而不散……湿痰聚而不清，用厚朴之温可以燥湿，辛可以清痰，苦可以下气也。"射干清热解毒，祛痰利咽，既能消除蕴积咽喉之热毒，又可制约他药之燥热之性；陈皮理气化痰，三者共为臣药。佐白术、茯苓健脾除湿以绝生痰之源，香附疏肝理气，以除气滞之由，连翘、桔梗清热解毒、祛痰利咽，且桔梗可引诸药达其病所，赤芍活血凉血，以消久病之瘀。甘草清热祛痰，调和诸药为佐使也。诸药合用，痰消，气顺，脾健，瘀热除。

加减：咽干者，加麦冬、青果养阴润肺利咽；气郁甚者，加柴胡、枳壳升降并行，解郁理气；瘀象明显者（如咽部黯红，或咽后壁有滤泡增生，舌质紫黯或有瘀点瘀斑），加丹参、红花活血化瘀散结；痰结较久者，加生牡蛎、浙贝母消痰散结。

验案

张某，女，67 岁，2020 年 12 月 7 日初诊。咽部似有物阻 2 个月。患者 2 个月前因情绪失畅后出现咽部似有物阻，咽之不下，咯之不出，胸膈满闷，心烦不安，纳可，寐欠佳，二便调。舌质偏红，苔白腻，脉弦滑。咽后壁充血。

西医诊断：慢性咽炎。

中医诊断：郁证（梅核气）。

证属：肝失疏泄，痰气交阻。

治宜：疏肝理气，化痰散结。

方药：半夏厚朴射干汤加减（经验方）。半夏 9g，厚朴 9g，射干 6g，茯苓 12g，苏叶 10g，白术 12g，陈皮 12g，连翘 15g，香附 10g，柴胡 10g，合欢皮 20g。6 剂，水煎服。

2020 年 12 月 14 日二诊：服药后咽部不适感明显减轻，咽后壁充血好转，情绪渐稳，夜寐已佳，仍觉胸膈满闷，舌质偏红，苔白腻，脉弦滑。上方加藿香 10g（后下）、砂仁 6g（后下）以化湿行气，继服 6 剂。

2020 年 12 月 21 日三诊：诸症皆平，偶有早醒，上方加夜交藤 20g，续服 6 剂，以资巩固。

（四）心神失养证（脏躁）

临床表现：精神恍惚，心神不宁，睡眠不安，悲忧善哭，喜怒无常，甚则言行失常，时时欠伸，舌质红苔少，脉细弦微数。

证机概要：营阴暗耗，心神失养。

治法：甘润缓急，养心安神。

方药：甘麦大枣加味方（经验方）。药用炙甘草 9~15g，小麦 30~60g，麦冬 10g，大枣 20g，酸枣仁 15~30g，太子参 15g，合欢花 10g，玫瑰花 9g，陈皮 6g，炒白芍 12g。

《金匮要略·妇人杂病脉证并治》曰："妇人脏躁，喜悲伤欲哭，象如神灵所作，数欠伸，甘麦大枣汤主之。"本人认为脏躁多由肝气久郁，化火伤阴，或思虑过度，暗耗营阴所为。且每次发病常因精神刺激而诱发，而甘麦大枣汤不具疏肝解郁之功，故结合自己的临床经验，形成甘麦大枣加味方，收效尚著。

方中以炙甘草、大枣甘润补中缓急；小麦养心液安心神；增甘寒之麦冬以加强小麦的养心阴作用；加酸枣仁养心阴、益肝血、安心神；炒白芍合炙甘草缓肝之急；太子参益气生津，健脾而不温燥；合欢花、玫瑰花气味芳香，悦心安神，疏肝解郁而无辛温刚燥之弊；伍小量陈皮理气和胃，以防诸药壅滞。

加减：若气虚明显者，易太子参为党参；失眠较重者，加夜交藤；神情抑郁较著者，加香附；心悸者，加生龙骨、琥珀；若处更年期，症伴烘热者，加女贞子、旱莲草；为防止重用甘草而出现全身浮肿，临证可加用茯苓利水宁神，减少其不良反应；若心烦易怒较甚者，合用丹栀逍遥散加减。

验案

闫某，女，32岁，2021年8月27日初诊。心烦易怒，悲伤欲哭2月余。患者2月前因工作压力大及家事不和而出现心烦易怒，时悲伤欲哭，夜难入寐，寐后易醒，乏力汗出。查：形体肥胖，舌质红，苔薄白腻，脉细弦滑。

西医诊断：抑郁焦虑状态。

中医诊断：郁证。

证属：忧思伤脾，肝郁化火，心神失养。

治宜：疏肝解郁，清肝泻火，健脾化痰，养心安神。

方药：丹栀逍遥散合甘麦大枣汤加减。药用牡丹皮9g，栀子9g，柴胡9g，当归9g，白术12g，白芍15g，茯苓12g，陈皮12g，半夏9g，合欢皮15g，炙甘草9g，浮小麦30g，大枣20g，夜交藤30g，炒酸枣仁15g。6剂，1次1袋，日2次，开水冲服。并嘱患者平素以玫瑰花9g开水泡当茶饮。

2021年9月3日二诊：药后心烦易怒减轻，睡眠质量明显改善，余症稳中见轻，食后心下胀满，舌质红象减，苔腻如前，脉细弦滑。上方去牡丹皮、炒酸枣仁，加香附9g、砂仁9g，6剂再服。

2021年9月10日三诊，除食后心下仍稍胀外，余症均明显缓解，上方加姜厚朴9g，6剂继服。

2021年10月8日四诊：现唯活动后汗出稍多，余症皆平，上方去大枣，加煅牡蛎30g，继进10剂，以资巩固。

（五）心脾两虚证

临床表现：多思善疑，头晕乏力，心悸胆怯，失眠健忘，饮食不振，面色不华，舌质淡，苔薄白，脉细。

证机概要：脾虚血亏，心失所养。

治法：健脾养心，益气补血。

方药：归脾汤加减。药用党参、黄芪、白术、炙甘草益气补脾；当归、龙眼肉补血养心；茯神、酸枣仁、远志宁心养心、涤痰开心气而安神；木香理气醒脾，以防甘补滞气；生姜、大枣调和脾胃，以资生化；香附疏肝解郁；合欢皮解郁安神。

加减：血虚明显者，加熟地、砂仁；不寐较重者，加夜交藤、柏子仁或生龙骨、生牡蛎；兼见纳呆舌苔腻者，加半夏、陈皮、砂仁、茯苓；心悸胆怯者，加柏子仁、琥珀；有胃炎及胃溃疡者，要慎用方中远志。

（六）心肾阴虚证

临床表现：情绪不宁，心悸，健忘，失眠，多梦，五心烦热，口咽干燥，夜卧尤甚，舌红苔少，脉细数。

证机概要：心肾阴亏血少，虚火内动。

治法：滋阴养血，补心安神。

方药：天王补心丹加减。药用生地黄、麦冬、天冬、玄参滋养心肾之阴；当归、丹参养血补血，且丹参尚可清热除烦安神；太子参、茯神、五味子、酸枣仁、柏子仁益心气，安心神；合欢花疏肝解郁，悦心安神；陈皮理气和中，以防甘寒滋阴之品腻胃碍脾。

加减：若心烦失眠、遗精或双足不温者，合用交泰丸（黄连、肉桂）交通心肾；五心烦热明显者，加知母、黄柏或银柴胡、地骨皮；心悸甚者，加琥珀或生龙齿。

结语：郁证主要由精神因素所引起，除上述药物治疗外，精神治疗对于本病具有重要意义。如《临证指南医案》所言“郁证全在病者能移情易性”。所以临证时医生要和患者充分沟通，和患者家属携手共同努力解除致病原因，使患者正确认识和对待自己的疾病，增强治愈疾病的信心，保持心情舒畅，避免不良的精神刺激，此对促进疾病的好转乃至痊愈甚有裨益。

郁证一般病程较长，用药不宜峻猛。在实证的治疗中，应注意理气而不耗气，活血而不破血，清热而不败胃，祛痰而不伤正；在虚证的治疗中，应注意补益心脾而不过燥，滋养肝肾而不过腻。正如《临证指南医案·郁》华岫云按语指出，治疗郁症“不重在攻补，而在乎用苦泄热而不损胃，用辛理气而不破气，用滑润濡燥涩而不滋腻气机，用宣通而不揠苗助长”。

郁证多症状繁杂，临证可根据具体病情配合针灸治疗，并进行必要的暗示、诱导，常能收到一定效果。

九、不寐治验

不寐，又称失眠，是以经常不能获得正常睡眠为特征的一类病证，主要表现为睡眠时间、深度的不足，轻者入睡困难，或寐而不酣，时寐时醒，或醒后不能再寐，重则彻夜不寐，常影响人们的正常工作、生活、学习和健康。南晋生老师根据自己的临床经验，常分为以下六型治疗。

（一）肝火扰神

临床表现：不寐多梦，甚则彻夜不寐，急躁易怒，口苦口干，胸胁胀满，不思饮食，舌质红，苔黄，脉弦数。

证机概要：肝郁化火，上扰心神。

治法：疏肝解郁，泻火安神。

方药：丹栀解郁安神汤（经验方）。药用柴胡、郁金、香附疏肝解郁，且郁金尚可清心；当归、白芍养血柔肝；太子参、茯神健脾宁心；牡丹皮、栀子清肝泻火，且前者可清透郁火，后者可导火下行，为治肝郁化火之要药；合欢皮解郁安神，酸枣仁、夜交藤养血安神，牡蛎镇心安神。

加减：口苦甚者，选加黄芩、龙胆草清肝泻火；胁肋疼痛者，加川楝子、延胡索疏肝理气、活血止痛；头部胀痛者，加白蒺藜、珍珠母平镇肝阳。

（二）痰热扰神

临床表现：心烦不寐，胸闷脘痞，口苦口干，头重头闷，或伴目眩，舌偏红，苔黄腻，脉滑数。

证机概要：痰湿化热，上扰心神。

治法：清化痰热，和中安神。

方药：菖志黄连温胆汤（经验方）。药用石菖蒲、远志化湿和胃，祛痰安神，交通心肾；黄连、竹茹清心降火化痰；半夏、陈皮、茯苓、枳壳燥湿化痰，理气和胃，且茯苓尚具宁心安神之功；夜交藤补养阴血，养心安神，虽性味甘平，但具祛风湿通络作用，可谓滋养而不碍痰湿，临证可用15~30g；龙骨、牡蛎镇心安神。

加减：若舌尖红赤，心烦较甚者，加炒栀子清心导火下行；若兼肝郁者，加柴胡、合欢皮疏肝解郁安神；若脘腹胀满者，加厚朴行气消胀；若久病或舌下络脉增粗及迂曲者，加丹参、郁金清心安神，活血化瘀；若心烦易怒、舌红明显、脉弦滑数者，加夏枯草清泻肝火，与半夏相伍，一散一降，寒温并用，清热化痰，具有阴阳相合之妙（因半夏得阴而生，夏枯草得至阳而长）。

（三）食积中阻

临床表现：入睡困难，伴胃脘胀满，嗳腐吞酸，恶食呕逆，口有异味，大便溏稀或大便秘结，舌偏红，苔厚腻，脉滑。本类患者多喜食肥甘厚腻或难消面食之品，或晚饭过晚，或夜宵过饱，或夜宵过食辛辣。

证机概要：饮食不节，食积痰滞，胃气失和，扰其心神。

治法：消食化滞，和胃安神。

方药：保和丸加减。方中以山楂、神曲、莱菔子消食导滞，健胃下气，其中山楂善消肉食油腻之积，神曲善化酒食陈腐之积，莱菔子长于消麦面痰气之积；半夏、陈皮和胃降逆止呕、理气化痰消痞；茯苓健脾利湿，宁心安神；连翘清热散结，尚可降逆止呕（日本学者率先提出，现代药理研究亦证实）。诸药合用，痰食消，胃气和，心神安。

加减：若大便稀者，重用茯苓至 30g，一可利水健脾，二可提高其宁心安神之效；若大便干结者，重用炒莱菔子消食导滞通腑，并加柏子仁润肠通便、养心安神，一举两得也！若心胸烦闷者，加柴胡、郁金、合欢皮疏肝解郁、清心安神；若胃脘饱胀较甚，加厚朴、枳壳行气消胀。

（四）脾胃虚寒

临床表现：夜寐难安，时寐时醒，胃脘隐痛，嘈杂反酸，身乏无力，大便溏稀，舌淡苔白，脉细弱或细缓。

证机概要：脾虚胃寒，失于温养，痛酸绵绵，心神难安。

治法：温中健脾，制酸止痛，和胃安神。

方药：乌贝黄芪建中安神汤（经验方）。药用黄芪、炒白术健脾益气；桂枝、生姜温脾胃而散寒；芍药、炙甘草、大枣缓急止痛；海螵蛸、浙贝母制酸止痛；茯苓渗湿、健脾、宁心，莲子补脾止泻、养心安神，二药合用标本兼顾。诸药合用，脾胃和，痛酸止，则夜卧安。

加减：夜休差甚者，加牡蛎，一可重镇安神，二可制酸和胃。对于此类患者，现一般不选用饴糖，因其服用后易产酸。

（五）心脾两虚

临床表现：难以入睡，多梦易醒，心悸健忘，神疲乏力。饮食减少，腹胀便溏，头晕目眩，面色少华，舌淡苔薄白，脉细无力。

证机概要：脾虚血亏，心神失养，神不安舍。

治法：补益心脾，养血安神。

方药：归脾汤加减。药用党参、黄芪、白术、炙甘草益气健脾；当归养血；龙眼肉补益心脾、养血安神，一举两得；茯神、酸枣仁、远志宁心养心、涤痰开心气而安神；木香理气醒脾，以防甘补滞气，且《神农本草经》言“强志，久服不梦寤魇寐”；生姜、大枣调和脾胃，以资生化。

加减：血虚明显者，加熟地黄、阿胶、砂仁补血而不碍脾；不寐较重者，加夜交藤、柏子仁养心安神，或选配生龙骨、生牡蛎、琥珀以重镇安神；若舌苔白腻者，合用二陈汤燥湿、理气、化痰；若舌苔黄腻者，合用温胆汤清化痰热而安神；心悸胆怯者，加柏子仁、琥珀养心镇惊；若素有胃炎或胃溃疡者，慎用方中远志。

（六）心肾不交

临床表现：心烦不安，夜难入寐，心悸多梦，伴头晕耳鸣，腰膝酸软，烘热汗出，咽干少津，舌红少苔，脉细数。

证机概要：肾水亏于下，心火亢于上，心肾失交。

治法：滋阴降火，交通心肾。

方药：麦味地黄丸合交泰丸、酸枣仁汤加减。方中以熟地黄、山萸肉、山药滋补肾阴，麦冬养心阴、清心火，知母滋肾阴、泻肾火、退虚热；黄连清心降火；肉桂（小量）引火归元；五味子、酸枣仁养心安神、酸敛止汗，茯苓宁心安神；陈皮理气、和胃、醒脾，使滋而不腻，补而不滞。

加减：若五心烦热明显者，加黄柏清泻相火；心悸甚者，加琥珀或龙齿镇心安神。

另外，南师在治疗不寐时，尚强调以下五点：

第一，对于长期不寐，多方治疗不佳者，当依据“久病多瘀”及“顽疾多瘀血”之观点，选用活血化瘀剂，如血府逐瘀汤。可适量加入丹参和鸡血藤，二药均可养血活血，现代药理研究其有镇静镇痛或镇静催眠作用。

第二，为了减轻百姓负担，临证用酸枣仁时，可将其研末吞服，每次1.5~2g；为了增强疗效可配服等量延胡索末。

第三，服药时间最好为午饭后半小时与睡觉前40分钟；若失眠严重者，可在晚饭后半小时和睡前40分钟各服1次。

第四，顽固性失眠患者，可配合腹针治疗。

第五，注意精神调摄。消除顾虑及紧张情绪，保持心情愉悦。

第八章 验案集锦

第一节 典型医案

一、肺系病证

感冒案一

孙某,男,30岁,诊所医生,1999年8月12日初诊。主诉:发热1周。患者1周前外出突遭暴雨来袭,返家后即出现恶寒发热等症,自服姜汤及"感冒通"、藿香正气口服液后,恶寒有所缓解,但仍发热咽痛,体温多波动在38.2~39℃之间,遂到某院门诊拟按急性扁桃体炎输液治疗,液输3天,效果不著,经人介绍要求服中药治疗。刻诊:发热恶寒,周身酸困,肌内注射柴胡注射液及安痛定注射液汗出后可缓解,头闷头沉,咽干咽痛,舌质偏红,苔薄白腻,脉浮滑,体温38.5℃,咽部充血,双侧扁桃体Ⅰ度肿大。西医诊断:急性扁桃体炎。中医诊断:感冒。证属外感风寒湿邪,里有郁热。治宜发汗散寒祛湿,清热解毒利咽。方仿九味羌活汤,遣药如下:羌活9g,独活9g,防风9g,甘草6g,桔梗9g,蒲公英15g,连翘15g,芦根30g。2剂,水煎服。要求患者于24小时内分4次服完。次日患者再诊时诉,服药后周身微微汗出,发热恶寒症除,自觉头清身爽,咽干咽痛缓解,体温36.8℃,上方加麦冬10g,继服2剂,每日1剂。3天后电话告知病已痊愈,要求跟师学习中医2个月。

按语:外感风寒湿,里有郁热,治用九味羌活汤,此常病常证常方。南师中医基础理论扎实,尤其熟谙方药,并有自己的一些独特见解,如本案只师其法,而不泥其方药。方中羌活、独活二药辛苦温，入膀胱、肾经。功可祛风散寒除湿，且羌活有较好的发汗解热作用。二者合用一上一下，通治全身。配防风祛风解表，胜湿止痛，最善除周身肌肉之风湿。以甘草、桔梗、蒲公英、连翘清热解毒，利咽消肿，且无九味羌活汤中黄芩苦寒直折之弊。重剂芦根，甘寒而不滋腻敛邪，既可清热生津，又可利水除湿，一举三得也，此也是南师弃九味羌活汤中生地黄不用之由。诸药合用，风祛，寒散，湿除，热清，津复，病证自除。

感冒案二

吕某，女，43岁，2023年3月7日初诊。主诉：发热1周。患者7天前外出归家后出现发热恶寒，体温高达39.9℃，服用西药退热剂可降至正常，但数小时后又复升，查肺炎衣原体IgM抗体、甲型流感病毒抗原及乙型流感病毒抗原均呈阴性，血常规、肝功能及肾功能亦未见异常。因反复发热已1周，故微信联系我，要求服用中药治疗。刻诊：发热恶寒，全身酸痛，头痛无汗，口干，欲饮热水，口淡食欲不振，鼻涕中时有血丝，脘腹胀满，二便尚可。舌淡，苔薄白腻，边有齿痕，体温39.5℃。中医诊断：感冒。证属外感风寒夹湿、中焦气滞郁热。治宜辛温解表除湿，理气消胀和中，兼清郁热。遣以经验方二活二根汤加味。羌活9g，独活9g，防风9g，川芎9g，芦根15g，白茅根15g，紫苏梗9g，厚朴6g，神曲12g，生姜9g。2剂，日1剂水煎服。要求其服药后喝适量热粥，以助汗出，但无须大汗。3月9日诉服上药1剂热退，2剂后诸症悉除。

按语：南师对既有风寒湿袭表，又兼内热而不甚者，常遣以经验方二活二根汤加味。该方由羌活、独活、防风、川芎、生姜、芦根、白茅根组成。若内热甚者，可选加蒲公英、金银花、连翘；若湿盛者，加苍术。该方看似平淡，但疗效确切，屡用屡验。

咳嗽案一

王某，女，35岁，2021年8月27日初诊。主诉：咳嗽2个月。患者2个月前注射疫苗后先出现感冒样症，继则咳嗽不止，因骨折在某院住院，曾请内科会诊，予以输液及口服止咳化痰药不效。现咳嗽阵作，痰吐色白，不易咳出，咽痒咽干，胸闷气短，夜间尤甚，口腔出疮，大便质干，3~4日一行，舌淡黯，尖红，苔白略厚满布，脉细滑，咽部轻度充血。胸部 CT 平扫未见异常。西医诊断：咳嗽变异性哮喘。中医诊断：咳嗽。证属风寒犯肺，郁火内遏。治宜疏风散寒，清解内火，止咳化痰。方取射干麻黄汤意合经验方利咽抗敏止咳汤。甘草 6g，桔梗 9g，连翘 15g，防风 9g，蝉蜕 9g，炒白芍 15g，麦冬 10g，射干 6g，麻黄 3g，紫苏叶 6g，炒杏仁 9g，蜜紫菀 15g，蜜款冬花 15g，生姜 9g，陈皮 12g。3 剂，日 1 剂，早晚温服。2021 年 8 月 30 日二诊：咳嗽减轻，咽痒咽干缓解，口疮渐愈，大便已调，但胸闷气短仍时作，上方去冬花，加紫苏叶至 9g，炒白芍至 20g，炒枳壳 10g，4 剂，继服。2021 年 9 月 3 日三诊：咳嗽明显缓解，咽痒咽干及胸闷气短偶作，口疮已愈，唯痰少而黏，不易咳出，肺功能检测示：小气道通气功能障碍。上方加川贝母末，每次 2g，日 2 次，温开水冲服。6 剂，继服。2021 年 9 月 10 日四诊：咳嗽偶作，痰少易咳，余症皆平，上方继服 6 剂，以资巩固。

按语：南师临证时辨病辨证相结合，药性药理相结合，在治疗咽（喉）源性咳嗽或咳嗽变异性哮喘时，但见咽痒咳嗽，则投以经验方利咽抗敏止咳汤加减。该方由甘草、桔梗、荆芥、防风、蝉衣、僵蚕、炒白芍、夜交藤、当归、枇杷叶组成。其中属风寒者，加麻黄或紫苏叶；属风热者，加连翘、射干；咽干者，加麦冬、乌梅等。本案咽痒咽干、咳嗽阵作、口腔出疮、舌尖红、咽部充血，故遣以甘草、桔梗、连翘、射干清利咽喉，麦冬养阴润喉，炒白芍合甘草缓急解痉止咳，防风、蝉蜕疏风止痒，抗敏止咳；又由于其咳嗽、胸闷、气短，以夜间尤甚，根据天人相应之理，认为乃风寒犯肺所致，故取射干麻黄汤意，遣射干利咽化痰，麻黄温通宣畅，主入肺经，合肃降肺气之杏仁，相得益彰，共奏宣肃肺气而止咳之功；紫苏辛温，疏散风寒，行气宽胸，且略兼化痰止咳，一举三得；生姜合麻黄、紫苏温肺止咳；蜜紫菀、蜜款冬花性温而质润，可润肺下气，化痰止咳，尤其是蜜紫菀重用后尚有通便作用，与质润降肺之杏仁合用，共解大便干结之症；陈皮理气化痰，枳壳行气开胸，以应“治痰必当理气”及“气顺则痰消”之理；川贝母味甘质润，润肺止咳，以解痰黏难咳之症，其品优价高，故以末剂冲服。诸药合用，疏风散寒，清解内火，利咽抗敏，止咳化痰，诸症皆平。

咳嗽案二

景某，女，62 岁，干部，2022 年 3 月 28 日初诊。主诉：咳嗽 2 个月余。诉近2个月来咳嗽，伴有咽干咽痒，痒则咳嗽，平躺尤甚，或遇风受寒后则咳嗽明显，痰吐黄白，时喉中痰鸣，曾在当地某医院住院治疗，经雾化、输液等相关治疗，效果欠佳，纳可，二便调。舌质红，苔白厚腻，脉沉细滑。西医诊断：变应性咳嗽。中医诊断：咳嗽。证属痰饮阻肺，郁久化热，风寒引动。治宜疏风散寒，温肺化饮，清热化痰，宣肃肺气。遣以射干麻黄汤加减。射干9g，炙麻黄6g，蜜紫菀12g，蜜款冬花12g，细辛3g，五味子9g，干姜6g，陈皮12g，苦杏仁9g，炒白芍20g，炙甘草9g，防风6g，蝉蜕6g，连翘12g，浙贝母9g，麦冬10g。4剂，日1剂，水煎400ml，早晚温服。2022年4月1日二诊：服药后咳嗽、咽痒、喉中痰鸣声明显减轻，痰明显减少，色白，易咳出，咽干，纳一般，寐可，二便调。舌质红，苔白厚腻，脉沉细滑。遣药如下：射干9g，炙麻黄6g，蜜紫菀12g，蜜款冬花12g，细辛3g，五味子9g，干姜6g，陈皮15g，苦杏仁9g，炒白芍20g，炙甘草9g，防风6g，蝉蜕8g，连翘15g，浙贝母9g，麦冬10g，芦根15g，生麦芽30g。4剂，日1剂，水煎400ml，早晚温服。2022年4月8日三诊：服药后喉中痰鸣声、咽干、咽喉不利症除，咳嗽、咽痒明显较前减轻，晨起有痰，色白，易咳出，下午4时稍有咳嗽，纳寐均可，二便调，舌质红，苔薄白腻，脉沉细。于上方加桔梗9g，继服4剂，以资巩固。

按语：《金匮要略·肺痿肺痈咳嗽上气病脉证治》第10条言“咳而上气，喉中水鸡声，射干麻黄汤主之”。千百年来，该方以治疗寒饮咳喘效捷而著称。南师通过对原条文的学习及对方药作用的反复研探，认为方中射干，其性味苦寒，专归肺经，功可清肺泻火，利咽消肿，降气消痰。与方中其他药相伍后，可谓温中有清。故用治于寒饮咳喘而兼咽喉肿痛，或咽部不利且充血者，或寒饮久郁化热而见痰吐色黄者，疗效甚佳，本案即是其例。当然，临证当根据化热之程度调整其寒温药用量之比，如本案中尚加入了连翘清热解毒利咽，浙贝母清热化痰。

咳嗽案三

何某，男，52岁，2000年11月15日初诊。主诉：咽痒咳嗽1个月。患者1个月前感冒后出现咽痒咳嗽，屡经中西医治疗，病情时轻时重。刻诊：咽痒则咳，咳而无痰，咳呈阵发性，甚时连续咳嗽1~2分钟，少量频饮热开水则逐渐缓解。因咳而夜寐欠佳，纳可，二便调。舌质淡，苔薄白润，脉浮。西医诊断：喉源性咳嗽。中医诊断：咳嗽。证属风寒袭肺，肺失宣肃。治宜疏风散寒，抗敏止痒，利咽止咳。遣以三拗汤合喉源性咳嗽验方加减。麻黄 6g，炒杏仁 9g，甘草 9g，生姜 9g，桔梗 9g，防风 9g，蝉衣 9g，僵蚕 9g，全蝎 5g，蜈蚣 1 条，炒白芍 24g，当归 10g，夜交藤 30g。日 1 剂，水煎服。药服 5 剂后，患者诉服药 2 剂则咽痒咳嗽明显缓解，夜寐亦佳，现唯咽痒干咳偶作，但不甚，上方加五味子 6g，继服 5 剂，以资巩固。1 年后因其他病而求诊，述其自服 10 剂后咳嗽则愈。并将药方转赠其当地中医院的一位医生朋友，其治疗咽痒咳嗽亦获得较好疗效。

按语：喉源性咳嗽，病位在喉，病脏在肺，因喉为肺之门户。该患者病发于感冒之后，舌淡苔白润，发作时饮热开水可缓解，此风寒侵喉及肺，肺失宣肃所致。治宜疏风散寒，利咽止咳。再与辨病相结合，故又配入息风抗敏之法。方中以三拗汤（麻黄、炒杏仁、甘草、生姜）疏散风寒，宣肺止咳；以防风、蝉衣、僵蚕、全蝎、蜈蚣疏风息风、抗敏止痒，尤其是虫类药尚有良好的解痉止咳作用；夜交藤一可祛风止痒，二可养血益阴，三可安神，对该病可谓一举三得；当归既主“咳逆上气”，又养血活血，与夜交藤相伍，又有“治风先治血”之意；甘草、桔梗清利咽喉；重剂芍药与甘草相合，一可缓急解痉止咳，二可酸甘化阴，以防麻黄、全蝎、蜈蚣温燥伤阴耗津；后加五味子者，上敛肺气，益气生津，与麻黄相伍，宣敛相合，以利肺之宣肃，并可消除温燥之品耗气伤津之弊。诸药相伍，共收疏风散寒、抗敏止痒、利咽止咳之功。

咳嗽案四

荆某，女，56 岁，2021 年 10 月 15 日初诊。主诉：咽痒咳嗽 10 天。患者于 10 天前不明原因出现咽痒干咳，曾服枇杷止咳颗粒、茶碱缓释片、酮替芬及孟鲁司特钠片等不效，遂来就诊。刻诊：咽痒咳嗽，自觉有痰，但咳而不出，午休及夜卧时咳甚，难以平卧，轻度咽痛，纳可，二便调。舌质偏红，苔微黄略厚腻，脉细弦滑。血常规、胸部 CT 均未见异常。西医诊断：喉源性咳嗽（变应性咳嗽？）。中医诊断：咳嗽。证属湿热内蕴，气机失畅，风邪犯肺。治宜清化湿热，疏畅气机，疏风止咳。遣以柴胡脱敏煎（畅达老师经验方）加减。柴胡 9g，黄芩 6g，半夏 9g，炒杏仁 9g，厚朴 9g，防风 9g，蝉衣 9g，浙贝母 9g，炒白芍

20g，炙甘草 9g，夜交藤 30g，连翘 12g，砂仁 9g，生姜 9g。3 剂，每次 1 袋，分别于午睡前及夜卧前 1 小时开水冲服。2021 年 10 月 18 日二诊，咽痒咳嗽明显缓解，午休及夜卧时已能平躺，现痰白量少，不易吸出，舌偏红，苔白略厚腻，脉细弦滑。上方去半夏，加炙紫菀 15g，3 剂，继服。2021 年 10 月 22 日三诊，咳嗽已平，舌偏红，苔薄白腻，脉细滑。遣以三仁汤加减，清利湿热、宣畅气机以善其后。

按语：南晋生老师系全国老中医药专家畅达主任医师的学术继承者，他认为凡变应性咳嗽，多于春秋两季而作，且具有反复性，这符合小柴胡汤证的“往来”特征，且小柴胡汤现代药理研究也提示有抗过敏作用，故临证若见舌红苔厚腻者，就可运用畅老的柴胡脱敏煎经验方加减。该方由柴胡、黄芩、半夏、甘草、生姜、杏仁、厚朴、防风、蝉衣、浙贝母、砂仁组成，具有寒热并用，辛开苦降，清化湿热，宣展气机，止咳化痰，祛风抗敏之特点。临床上，随证加减，屡用屡效。若咳嗽阵作而剧烈，南师常加用炒白芍合甘草缓急解痉；再甚者，用全蝎、蜈蚣、地龙、僵蚕 1~2 味；若痒咳难卧，则加夜交藤养血安神、祛风止痒。

喘　证

任某，男，70 岁，1999 年 3 月 6 日初诊。主诉：咳嗽气喘 5 年，加重半年。患者 5 年来，每至冬季则咳嗽气喘，曾拍胸部 X 线片诊断为：慢性支气管炎；肺气肿。予以中西药治疗，效果不著，且近半年来呈加重趋势。刻诊：喘促短气，活动后较剧，咳嗽吐痰，痰吐色白，不易咳出，遇寒后咳喘尤甚，舌质紫黯，苔白腻，脉弦滑，尺部不足。西医诊断：①慢性支气管炎；②肺气肿。中医诊断：喘证。证属肺肾两虚，痰瘀阻肺，肺失宣肃。治宜补肺益肾，宣肃肺气，化痰平喘，佐以活血化瘀。遣药如下：炙麻黄 6g，炒杏仁 9g，炙紫菀 10g，炙款冬花 10g，陈皮 12g，炙甘草 6g，党参 10g，麦冬 9g，五味子 6g，山萸肉 6g，核桃仁 2 枚，丹参 15g，当归 10g，生姜 9g。药服 7 剂，咳嗽减轻，痰易咳出，喘促如故，上方加沉香 3g(后下)，再服 7 剂。药后咳嗽吐痰明显缓解，气喘有所减轻，上方加党参至 15g，紫石英 10g，继服。7 剂后，无冷空气刺激，则不咳嗽吐痰，气喘缓解较为明显，唯大便偏溏，上方加炒白术 15g，继服。7 剂后，咳嗽已平，唯活动后仍气短，但较前为轻，效不更方，嘱患者隔日 1 剂，再服用 1 个月，以资巩固。并建议患者夏季入伏后再到本门诊就诊，进行冬病夏治。

按语：南师认为肺失宣降、痰瘀阻肺、气阴不足，甚至肾不纳气是老年性慢性支气管炎、肺气肿的基本病理特征。故根据自己的临床经验拟定了一个治疗老年性咳喘基础方，收到了较好的疗效。方中以三拗汤（炙麻黄、炒杏仁、炙甘草、生姜）宣肃肺气，发散风寒，止咳平喘；以炙紫菀、炙款冬花润肺下气、止咳化痰；配陈皮理气化痰，使气顺痰消；以生脉饮（党参、麦冬、五味子）益肺气、养肺阴，且五味子与麻黄相伍，上敛肺气而不留邪，麻黄辛温散邪、宣发肺气而不耗气伤津，以五味子、山萸肉酸敛之品，上敛肺气，下滋肾阴，增强肾主纳气之功；核桃仁补肾温肺，一举两得之品也！久病多瘀，以丹参、当归化瘀而不伤血，且《神农本草经》载当归“主咳逆上气”。诸药相合，补肺益肾，宣肃肺气，化痰平喘，活血化瘀，作用平和，适宜老年人长服久服。若喘逆较甚者，可加沉香温肾纳气，降逆平喘；必要时亦可加入温润重潜之品紫石英，上温肺寒止喘咳，下潜温肾助纳气。如南师在本案中之运用。若肺肾两虚较甚，家庭条件许可的，可适当运用蛤蚧或冬虫夏草，以冀获得更好的疗效。

二、心系病证

不寐案一

胡某，女，63 岁，2021 年 6 月 21 日初诊。主诉：失眠 1 个月。患者 1 个月前因思想压力大而出现失眠，经服解郁安神颗粒等效果不著，遂来求治。刻诊：夜难入寐，寐则梦绕，急躁易怒，口干口苦，胸脘痞闷，嗳气觉舒，双足不温。舌尖红赤，苔黄略厚而腻，脉弦滑数。西医诊断：睡眠障碍。中医诊断：不寐。证属肝失疏泄，痰热扰神，心肾失交。治宜疏肝解郁，清化痰热，交通心肾，和中安神。遣以四逆散、交泰丸及温胆汤加减。黄连 6g，竹茹 10g，炒枳壳 12g，陈皮 12g，茯苓 12g，半夏 9g，肉桂 2g（后下），麦冬 10g，柴胡 9g，炒白芍 15g，合欢皮 15g，夜交藤 30g，龙骨 24g，炙甘草 6g。6 剂，每次 1 袋，日 2 次，午饭后及睡前 40 分钟开水冲服。2021 年 6 月 28 日二诊，药后夜寐 5~6 小时，且梦少不易醒，精神较前愉悦，余症均减轻，舌尖红，苔黄腻，脉弦滑。上方加牡蛎 20g。继服 6 剂。2021 年 7 月 5 日，本人未来就诊，其家属到门诊诉药后效果明显，要求再遣原方6剂，以资巩固。

按语：南师临证倡导汤方辨证，对非单一病机者主张复合证复合方，以简驭繁，实用性强。如本案患者以失眠而就诊，症见舌尖红赤，苔黄腻，脉滑数，符合黄连温胆汤之汤证要点，故予以取用；又见其急躁易怒、脉弦，结合其发病前思想压力大，则予以四逆散疏肝解郁、缓肝之急；患者口苦心烦、舌尖红赤、双足不温，此上热下寒之表现，故配以交泰丸清上温下、交通心肾。三方相合，汤证相宜；再针对失眠之主症，增以合欢皮解郁安神，夜交藤养血安神，龙骨、牡蛎重镇安神，麦冬养阴生津、清心安神，五药相配，药证相合。如此遣方用药，指归明了，配伍精当，故收捷效。

不寐案二

患者李某，男，37岁，2021年3月1日初诊。主诉：失眠3个月。患者3个月前因家人发生车祸后出现睡眠欠佳，入睡困难，每晚仅可入睡3~4小时，夜梦多，晨起头闷，胸闷痰多，心烦急躁，口苦，舌红，苔腻略黄，脉滑。中医诊断：不寐。证属肝失疏泄，痰火扰神。治宜清化痰火，疏肝解郁。遣以二夏温胆汤（经验方）加味。姜竹茹12g，炒枳壳12g，半夏9g，夏枯草12g，陈皮12g，茯苓12g，柴胡9g，白芍12g，合欢皮15g，豆蔻9g（后下），夜交藤30g，炒酸枣仁20g，牡蛎30g（先煎），炒麦芽15g。5剂，水煎服，日1剂。2021年3月8日二诊：服上方后睡眠时间有所增加，仍夜梦多，呈噩梦，心烦急躁，晨起口苦，舌红，苔腻略黄，脉滑。予上方加龙骨30g（先煎）。6剂，水煎服，日1剂。2021年3月15日三诊：药后睡眠时间增，夜梦减少，心烦急躁减轻，仍睡眠浅，舌红，苔薄黄，脉滑。处方如下：姜竹茹12g，炒枳壳12g，半夏9g，夏枯草12g，陈皮12g，茯苓12g，柴胡9g，白芍12g，合欢皮15g，炒酸枣仁20g，菖蒲10g，远志6g，龙骨30g（先煎），牡蛎30g（先煎），炒麦芽15g。6剂，水煎服，日1剂。2021年3月22日四诊：药后睡眠基本正常。上方继服6剂，每晚睡前40分钟服1次，以资巩固。

按语：温胆汤为治疗痰热扰神不寐的经典处方，南师在治疗不寐时，若舌红明显，或舌苔黄腻，或见有肝火之症者，在温胆汤中配伍夏枯草，与半夏组成对药，命为二夏温胆汤。《本草纲目》载夏枯草"夏至后即枯，盖禀纯阳之气，得阴气则枯”。半夏生长在夏至以后，古人谓夏至一阴生，此对药一阴一阳，顺应天地阴阳的运行，暗合人体内营卫循行之道。正如《医学秘旨》所云“半夏得阴而生，夏枯草得阳而长，阴阳配伍之妙也”，二者相伍，痰火清，阴阳和，睡眠安。对于失眠时间较长者，南师常加入丹参，取其“久病入络”之意。因丹参入心经，既可清热凉血，又可除烦安神；既能活血，又能养血以安神定志。现代药理研究显示丹参酮对人体的神经中枢有一定的镇静作用，可辅助治疗神经衰弱。三诊时配入对药菖蒲、远志，以涤痰安神，交通心肾，提高疗效。本案患者因家人车祸而诱发失眠，乃忧思气郁在先，故合四逆散加合欢皮等解郁安神之品。如此，诸药合用，则气机畅，痰火清，心神安。

不寐案三

崔某，女，33 岁，2022 年 1 月 7 日初诊。主诉：眠差半年。患者半年前因工作压力大后出现眠浅、易醒、多梦、早醒，伴乏力，头闷沉，晨起鼻部不适，大便溏稀。舌偏红，体胖大，苔薄白腻，脉细弦。西医诊断：①睡眠障碍；②过敏性鼻炎。中医诊断：不寐。证属心脾两虚，痰热内扰，肺卫气虚。治宜健脾养心，清化痰热，益气固表。遣药如下：党参 12g，黄芪 15g，炒白术 12g，当归 10g，茯神 15g，夜交藤 30g，龙眼肉 9g，炙甘草 6g，竹茹 10g，半夏 9g，陈皮 12g，石菖蒲 9g，炒酸枣仁 12g，防风 6g。6 剂，日 1 剂，水煎服，午饭后半小时及睡前 40 分钟各服 1 次。2022 年 1 月 14 日二诊：药后诸症缓解，上方加牡蛎 24g（先煎），6 剂，继服。2022 年 1 月 21 日三诊：药后睡眠明显好转，精神振，气力足，头已不闷，晨起鼻部不适未作，大便调。舌尖红，体胖大，苔微黄薄腻，脉细滑。上方去石菖蒲、炒酸枣仁，加砂仁 6g（后下），黄连 3g。继服 7 剂，以资巩固。

按语：南师临证主张复合证复合方，但要主次分明，分则各司其职，合则协同增效共治主症。如本案以眠差为主诉，伴乏力、便溏、脉细，发病前又有劳心耗神史，故遣以归脾汤加减。药用党参、黄芪、炒白术、炙甘草益气健脾；当归、茯神、夜交藤、龙眼肉、炒酸枣仁养血宁心安神；随着患者忧思伤脾，则脾失健运、痰湿内生、久蕴化热，故可见头闷沉、舌偏红、体胖大、苔白腻等表现，取温胆汤意，以竹茹清化痰热，其作用平和，微寒不伤胃；半夏、陈皮燥湿化痰、理气和胃；石菖蒲化湿醒脾，开窍宁神。四药与归脾汤相合则补而不滞，消除其病理产物，且可增强其安神之功。对于患者晨起鼻部不适，结合其有过敏性鼻炎病史，考虑为肺卫不固、风寒外袭所致，故加以防风，与黄芪、白术相合，则为玉屏风散方，既可益气固表，又可祛风抗敏，且无闭门留寇之弊。现代药理研究显示其有增强机体抵抗力之作用，其中防风具抗过敏及镇静之功。总之，三方合用，以归脾汤为核心，协同增效，使心血足、脾气健、痰热清、神志安、卫表固，自当收效快捷。

不寐案四

李某，女，49岁，2019年3月4日初诊。主诉：失眠半年。患者半年前无明显诱因出现失眠，曾间断服用谷维素、维生素 B_1、阿普唑仑及枣仁安神胶囊等药，病情时轻时重。现要求配服中药治疗。刻诊：入睡困难，梦多早醒，甚至彻夜难眠，心烦急躁，胸脘痞闷，头晕头沉，现每晚睡前服阿普唑仑1~2片。舌质红，苔黄腻，脉滑数。西医诊断：睡眠障碍。中医诊断：不寐。证属痰热扰神。治宜清化痰热，和中安神。遣以经验方菖志温胆汤。石菖蒲10g，远志10g，竹茹15g，炒枳壳12g，半夏9g，陈皮12g，茯苓12g，甘草6g，郁金10g，龙骨20g，牡蛎20g。6剂，每次1袋，分别于午饭后及睡前开水冲服。2019年3月11日二诊：服上药期间停服阿普唑仑，每睡能踏实睡2~4小时，胸脘痞闷减轻，仍心烦急躁，善太息，头晕头沉，舌质红，苔黄腻，脉弦滑。上方加柴胡10g，香附10g，合欢皮15g，龙骨加至30g，牡蛎加至30g。继服6剂。2019年3月18日三诊：夜间睡4~5小时，午休能睡半小时许，胸脘痞闷及心烦急躁减轻，头晕仍作，舌质偏红，苔白腻，脉弦滑。上方加白术10g，天麻10g，6剂继服。2019年3月25日四诊：每晚能睡5~6小时，余症均明显缓解。又守方调服两周而愈。

按语：南师认为，随着社会的飞速发展，竞争亦日益激烈，人们的心理压力越来越大，多思多虑已为常态，久之则忧思伤脾，滋生痰湿，郁而化热；再加上人们生活水平提高，饮食结构改变，肉食、油腻、酒浆之品摄入有过，腻胃碍脾，运化失司，痰热亦生。故现不寐者，属痰热（火）扰神者较为常见。对此，南师自拟经验方菖志温胆汤加减治疗，获效显著。方中以竹茹清化痰热，除烦和胃；半夏燥湿化痰，消痞散结，且《本草纲目》言其治“目不得瞑”；枳壳行气宽中，化痰除痞，陈皮理气化痰，二者相伍以应“气顺则痰消”之理；郁金行气解郁，清心安神；茯苓渗湿健脾，以杜生痰之源，且可宁心安神，一举两得；石菖蒲化湿开窍、宁神益志，远志祛痰开窍、安神益智，二者相伍，具有打扫厅堂，以待神归之功，且可交通心肾，为治疗痰湿内盛不寐之佳品；龙骨、牡蛎重镇安神；甘草益脾和胃、调和诸药。若兼肝郁者，可加柴胡、香附、合欢皮解郁安神，如本案二诊时即是；若头晕较甚者，可合用半夏白术天麻汤，如本案三诊之加味；若火盛者，可选加黄连或栀子。但在加味时，南师强调不要动辄用酸枣仁，因其味酸收敛，用后会敛湿助痰。

痫病

辛某，男，10岁，1993年10月12日初诊。主诉：短暂性意识丧失3个月。患者于3个月前在上课时不自主出现点头瞌睡状，数秒钟恢复，老师发现后认为其不专心听讲，上课打瞌睡，进行批评教育，未收其效，且发现发作次数愈来愈频繁，故告知家长，后地区医院诊为癫痫，予以西药抗癫痫治疗，发作次数明显减少，但头脑昏沉，倦怠乏力，注意力不集中，记忆力下降，学习成绩不佳，故要求中医治疗。舌质红，苔白厚腻，脉细弦滑。西医诊断：癫痫。中医诊断：痫病。证属痰浊内蕴，气郁化火，上扰脑神。治宜清热泻火，化痰开窍。方用黄连温胆汤加减。黄连5g，竹茹9g，炒枳壳10g，半夏9g，陈皮12g，茯苓12g，菖蒲9g，郁金9g，远志9g，白术10g，药服7剂，发作次数同前，但头脑较清，乏力亦减，舌质红，苔白略厚腻，脉细弦滑。上方加钩藤10g、天麻9g，以清肝平肝、息风止痫，继服。7剂后，发作次数减少，已不乏力嗜睡，舌红象减，苔薄白腻，脉细弦滑。上方减黄连为3g，继服。14剂后，癫痫偶作，自觉记忆力增强，效不更方，继服。10剂后，患者已无不适，上方加炒麦芽12g，炒谷芽12g，以护其胃。10剂，继服。自行停药1周，无不适之感，再遣10剂，隔日1剂，以资巩固。1年后因他病而就诊，获悉痫病未再发作。

按语：癫痫病的治疗，控制易而根治难。为了进一步提高疗效，南师主张辨病辨证相结合，如本案频发短暂意识丧失，舌质红，苔白厚腻，脉弦滑，故辨证为痰浊内蕴，气郁化火，上扰脑神。投以黄连温胆汤加减。方中黄连苦寒，善清心肝胃火，且可燥湿，“久服令人不忘”。现代药理研究提示其有良好的镇静、镇惊、安神作用，对失眠烦躁、焦虑、注意力不集中等，在辨证基础上使用，能明显提高疗效，消除注意力不集中后，则有利于提高记忆力。以温胆汤清化痰热，理气开郁；加菖蒲、远志、郁金化湿祛痰解郁，开窍醒神益智；加白术健脾燥湿，以绝生痰之源。以上可谓方证相合，药证相符。但南师在二诊时，又加入钩藤10g，天麻9g，以清肝平肝、息风止痫，此辨病用药也。现代药理研究提示，钩藤水煎剂对小白鼠有明显的镇静作用，其乙醇浸液能制止豚鼠实验性癫痫的发作；天麻水、醇提取物及不同制剂，可抑制或缩短实验性癫痫的发作时间。当然，此绝非中药西用，而是中药药性和现代药理作用有机结合之体现。通过以上可看出，在诊治一些疾病过程中，若能把“专病专药”或“专病专方”与辨证论治结合起来，就能获得较好的疗效。

三、脾胃系病证

胃痛案一

隋某，女，56岁，2021年9月10日初诊。主诉：空腹胃痛6天。患者素有慢性胃炎病史。本次于1周前饮食生冷后出现空腹胃痛，夜间1~2点尤剧，伴食后胃脘胀满，嗳气频作，烧心，反酸，自觉喉中有痰，咽部不利，时呛咳清嗓。舌质黯红，苔白厚腻，脉细弦滑，咽部充血。西医诊断：慢性萎缩性胃炎。中医诊断：胃痛。证属寒热错杂，痰湿内蕴，气机阻滞。治宜寒热并用，理气止痛，燥湿化痰。遣以自拟胃痛方加减。干姜6g，香附9g，炒白芍20g，炙甘草6g，延胡索12g，海螵蛸20g，浙贝母9g，半夏9g，厚朴9g，陈皮12g，炒枳壳12g，连翘15g，炒杏仁9g。6剂，1次1袋，日2次，开水冲，早晚分服。2021年9月17日二诊：药后胃脘疼痛、胀满症除，嗳气减少，烧心反酸不甚，余症如故，舌质黯红，苔白略厚腻，脉细弦滑。上方去杏仁，减干姜至4g，加旋覆花9g，煅瓦楞子15g，继服6剂。患者再未来诊，后电话告知，病已痊愈，咨询是否需要巩固治疗。

按语：南师临证辨病辨证相结合，如在诊治胃痛时，根据西医学的生理病理机制，认为空腹之胃痛，多为十二指肠球部溃疡或十二指肠球炎，所以在治疗时，当配入制酸之品，而此型胃痛又多属中医之虚证，尤其是夜间易痛或痛甚者当属虚寒证，故遣以干姜6~9g、香附9g、炒白芍20~30g、炙甘草6~9g、延胡索10~15g、党参10~15g、海螵蛸15~20g、浙贝母9g对证治疗，收效较著。该方取良附之意，以干姜、香附温中散寒，理气止痛；以芍药甘草汤缓急止痛，又酸甘化阴，防大辛大热之干姜伤阴耗津；以党参、炙甘草补中益气，且党参生津，亦可除干姜燥烈之弊；以民间验方乌贝散制酸护膜，敛疡止痛；以延胡索活血理气止痛，以应寒凝则血滞之机。全方共奏温中散寒，补虚缓急，制酸止痛之功。本案胃痛以食生冷而诱发，以夜间空腹痛甚为特点，且烧心反酸，故遣以上方甚是对证，唯患者喉中有痰，舌苔白厚腻，故弃补气生津之党参而不用，以避甘补壅滞碍脾之弊，并取半夏厚朴汤之意，以半夏燥湿化痰、降逆和胃，厚朴行气燥湿除胀，陈皮燥湿化痰、理气和胃，枳壳下气消痞，杏仁肃肺降痰。然再查患者舌质黯红、咽部不利、咽部充血，是为上焦火盛，南师巧用连翘，质轻上浮，清利咽喉，又取其苦而微寒之性，与干姜相伍，合辛开苦降之意，以助厚朴、枳壳、陈皮理气消胀除满。再诊加用旋覆花肺胃同治，既可降气化痰，又可降逆止嗳；煅瓦楞子消痰、制酸止痛，一举两得，使前方功效更显，故收效甚捷。

胃 痛 案 二

刘某某，男，50岁，出租车司机，2012年9月6日初诊。主诉：患者慢性胃病多年，近1个月因饮食不规律而复发。刻诊：胃脘疼痛，空腹易作，得食暂安，热敷则舒。伴心下痞闷，时有反酸，口干欲饮热，大便溏稀，日1~2次，行而不畅。舌质淡黯，苔薄黄腻，脉细滑。胃镜检查：十二指肠球部溃疡，慢性浅表性胃炎，幽门螺杆菌阳性。中医诊断：胃痛。证属脾胃虚寒，湿阻热郁，气机失畅。治宜温中补虚，缓急止痛，清化湿热，疏畅气机。遣以黄芪建中汤合良附丸、左金丸加减。黄芪15g，炒白术15g，桂枝9g，炒白芍24g，炙甘草9g，延胡索12g，海螵蛸15g，浙贝母9g，香附10g，高良姜6g，黄连4g，吴茱萸2g，炒枳壳12g，生薏苡仁24g。药服7剂后，胃痛势缓次减，大便成形，日行1次且通畅，余症如故。上方加厚朴9g，14剂后，诸症渐平，上方减炒白芍至15g，炙甘草至6g，继续巩固调治月余。复查胃镜示：慢性浅表性胃炎，幽门螺杆菌阴性。

按语：该案属中医胃痛范畴，西医诊断为十二指肠球部溃疡，慢性浅表性胃炎，幽门螺杆菌阳性。南老师根据多年临床观察认为，十二指肠球部溃疡多为饥饿性疼痛，当属中医脾胃虚弱之证，也可以说，脾胃虚弱是十二指肠球部溃疡的病理基础。患者系出租车司机，常饮食过饥过饱，使脾胃受损，而呈虚弱之状，故饥饿时则疼痛，食之则得以温养。故得食暂安，热敷觉舒；脾胃虚弱，运化失职，水湿停滞，阻于心下，气机失畅，郁久化热，故心下痞闷，时有反酸，大便溏而不畅，舌苔黄腻。患者虽有口干，但仍喜热饮，说明湿阻热郁程度尚轻。治疗时，当以温中补虚为主，清化湿热为辅。方中以黄芪、白术、炙甘草益气健脾；以桂枝、高良姜、吴茱萸通阳温中散寒；以重剂白芍、炙甘草缓急止痛；以香附、延胡索理气活血止痛；以黄连、吴茱萸制酸和胃；以海螵蛸、浙贝母制酸止痛，敛疮护膜；以小量黄连清热燥湿；重剂生薏苡仁清利湿热；以炒枳壳行气消痞畅便。且方中所用黄芪、桂枝、高良姜、吴茱萸、炒白芍、黄连、枳壳、甘草均有抗幽门螺杆菌作用，是南师临证药性和药理相结合的体现。全方可谓补中有通，寒热苦辛酸甘并用，标本兼顾，主次有序，各得其所，又将病证、药性药理紧密结合，收效自当显著。

胃痛案三

相某某，男，45岁，2011年8月12日初诊。主诉：胃痛胃胀时作1年，加重1个月。患者1年来，每于饮酒及情绪失畅后则胃痛胃胀，嗳气频作，烧心反酸，口苦口黏，舌质黯红，苔黄厚腻，脉弦滑。胃镜检查示：胃溃疡，糜烂性胃炎。中医诊断：胃痛。证属湿热中阻，肝气犯胃。治宜清热除湿，疏肝和胃，制酸护膜。遣药如下：黄连6g，吴茱萸2g，苍术9g，陈皮12g，茯苓12g，厚朴9g，香附10g，佛手9g，苏梗10g，半夏9g，炒白芍15g，炙甘草6g，延胡索12g，海螵蛸20g，浙贝母9g。药服7剂，患者胃痛、胃胀、嗳气减轻，烧心、反酸及口苦、口黏缓解不明显，舌苔仍呈黄厚腻，上方去白芍、炙甘草，加黄芩6g，砂仁9g（后下），煅瓦楞子20g（先煎），继服7剂。药后诸症均减，舌苔呈淡黄略厚腻，脉弦滑。守方继服14剂，诸症渐平，舌红象减，苔淡黄薄腻，脉弦滑。上方去黄芩、苍术、煅瓦楞子，加白及9g。服14剂后，诸症平，胃镜示：慢性浅表性胃炎。

按语：患者胃痛胃胀，嗳气频作，烧心反酸，口苦每于情志失畅后易作，显为肝气犯胃，胃气郁滞，胃失和降所为，加之素嗜饮酒，滋生湿热，故见口黏，舌苔黄腻，胃痛渐剧，故遣以清热除湿、疏肝和胃、制酸护膜之剂，方中以左金丸清肝泻火，制酸和胃，且黄连尚有清热燥湿之功；平胃散燥湿行气消胀；乌贝散制酸止痛，敛疮护膜；香附、佛手、苏梗、延胡索理气活血止痛；芍药甘草汤缓急止痛。服 7 剂后，虽胃痛、胃胀、嗳气减轻，但烧心反酸、口苦口黏缓解不明显，舌苔仍呈黄厚腻，故去酸敛甘缓之剂，而加黄芩、砂仁、煅瓦楞子，以增强清化湿热和制酸之功；待诸症渐平，舌苔渐退后，又加入质黏味涩之白及生肌敛疮，以资巩固。南师临证多宏观与微观辨证相结合，如治疗胃黏膜糜烂时，则在辨证基础上，加活血护膜之品，如延胡索、丹参、白及等，以促进胃破损之黏膜恢复。本案所用之方药寓左金丸、平胃散、乌贝散、芍药甘草汤、香苏散等 5 个方剂之意，循法遣方，方方相合，配伍严谨，收效甚佳。

胃痛案四

师某，女，55 岁，2021 年 10 月 15 日初诊。主诉：反复胃痛 5 年。患者 5 年前情志不畅后出现胃痛，连及两胁，发作时伴有心慌，平素易烦躁，夜难入寐，时有反酸，大便不畅。舌黯红，有瘀斑，苔微黄略厚腻，脉细弦。心电图未见明显异常，胃镜示：非萎缩性胃炎。西医诊断：非萎缩性胃炎。中医诊断：胃痛。证属肝气犯胃，痰热中阻，久病入络。治宜：疏肝和胃，清化痰热，活血止痛。遣药如下：柴胡 9g，香附 12g，炒枳壳 12g，炒白芍 20g，炙甘草 9g，延胡索 12g，五灵脂 6g（包煎），生蒲黄 6g（包煎），海螵蛸 20g，竹茹 15g，半夏 9g，陈皮 12g，茯苓 12g。6 剂，日 1 剂，水煎，早晚各服 1 次。2021 年 10 月 22 日二诊：胃脘及两胁疼痛明显减轻，仍时烦躁，夜寐差，舌黯红，苔微黄薄腻，脉细弦。上方去延胡索、白芍，加夜交藤 30g，酸枣仁 15g。6 剂，日 1 剂，午饭后半小时及睡前 40 分钟各服 1 次。2021 年 10 月 29 日三诊：胃脘及两胁痛未作，睡眠较前佳，上方继服 6 剂，以资巩固。并嘱其平素以玫瑰花 6g、合欢花 6g 为茶，每日 1 剂，开水泡服。

按语：叶天士言“肝为起病之源，胃为传病之所”。患者起病诱因明显，且胃痛连及两胁，故遣以四逆散加香附疏肝理气、缓急止痛；患者胃痛年久，舌黯有瘀斑，为“久病入络”之表现，故合以失笑散加延胡索活血理气、化瘀止痛；患者胃痛而兼夜难入寐，结合舌红、苔腻，应为痰热内生、上扰心神所为，故再合以温胆汤加夜交藤、酸枣仁清化痰热而安神。最后再以疏肝解郁安神之茶剂巩固善后。四方合用，各司其职，相互协同，诸症当除。

胃痛案五(肠上皮化生逆转案)

裴某，女，46岁，2022年2月11日初诊。主诉：胃痛时作半年。患者半年来，每于空腹或情绪波动后则胃脘疼痛，伴食后胃脘胀满，烧心反酸，头晕失眠，口干欲饮，大便溏稀。舌红，苔白腻，脉细弦滑。西医诊断：萎缩性胃炎伴肠化。中医诊断：胃痛。证属肝气犯胃，痰热中阻。治宜疏肝和胃，理气止痛，清化痰热，佐以安神。遣药如下：竹茹15g，厚朴9g，半夏9g，陈皮12g，土茯苓12g，香附10g，炒白芍15g，炙甘草6g，海螵蛸20g，炒白术15g，天麻6g，薏苡仁24g，芦根20g，砂仁6g(后下)，合欢皮15g，夜交藤30g，三七粉3g(分冲)。6剂，日1剂，水煎服。2022年2月18日二诊：药后头晕、口干症除，余症减轻。上方去天麻、芦根，继服7剂。2022年2月25日三诊：胃痛次数减少，痛呈挛缩感，睡眠时好时坏，余症未作，大便已调，上方加炒白芍至20g，炙甘草至9g，煅牡蛎30g(先煎)，继服14剂。2022年3月21日四诊：除饱食后脘腹胀满外，余症均明显减轻，上方去陈皮，加木香9g，7剂继服。此后又以此方为主，间断服用20剂，复查胃镜示：慢性萎缩性胃炎C1。

按语：本案充分体现了辨病辨证结合、宏观辨证微观辨证结合、药性药理结合之辨证特点。如考虑患者为萎缩性胃炎伴肠化，此类疾病病程均较长，故加入三七粉活血止痛，以应“久病入络”之理。且该药现代药理研究示其“能够明显治疗大鼠胃黏膜的萎缩性病变，并能逆转腺上皮的不典型增生和肠上皮化生，具有预防肿瘤的作用”。又根据患者舌红苔腻、便溏，配入土茯苓利湿解毒，并对胃癌、肝癌有抑制作用；以薏苡仁利水渗湿、清热健脾，其煎剂对癌细胞有明显抑制作用。经临床实践证明，三药的合用，对痰热或湿热内蕴之萎缩性胃炎伴肠化或异型增生者，确能收到一定效果。

胃痛案六(萎缩性胃炎逆转案)

卫某,女,35岁,2021年7月5日初诊。主诉:胃痛时作3个月。患者3个月前因胃痛行胃镜检查诊为“萎缩性胃炎”,服中西药治疗,病情时轻时重,遂来本门诊求治。刻诊:胃脘疼痛每于情志不畅或饥饿时诱发或加重,伴身乏无力,心下痞闷,时反酸,服食温热之品则口干咽痛,纳凉饮冷则便溏痛剧。月经周期准,量适中,但色黯,中夹血块。舌淡黯,尖红,边有齿痕,苔薄白腻,脉细弦滑。西医诊断:萎缩性胃炎。中医诊断:胃痛。证属木气克土,寒热错杂,痰湿中阻。治宜疏肝理气止痛,健脾除湿化痰,寒热并用和中。遣以香砂六君子汤加减:香附9g,砂仁9g(后下),党参9g,炒白术9g,半夏9g,陈皮12g,茯苓12g,炙甘草9g,炒白芍24g,延胡索12g,连翘10g,干姜6g,海螵蛸20g,三七3g。4剂1次1袋,日2次,开水冲服。2021年7月9日二诊:药后胃痛减轻,余症稳定,口苦但不甚,大便偏干,上方去连翘,加柴胡9g、黄芩6g、当归10g。6剂继服。2021年7月16日三诊:药后诸症减轻,时觉口黏,舌质偏红,苔薄白腻,脉细弦滑。上方加藿香9g,10剂继服。2021年7月26日四诊:药后患者疼痛偶作,食甜品则反酸,精神振、乏力除。已不畏水果、凉菜等,但纳多后腹胀,舌偏红,苔薄白腻,脉细弦滑。上方去黄芩、干姜、柴胡,加姜竹茹9g、姜厚朴9g、炒麦芽15g,10剂,继服。2021年8月9日五诊:诸症基本消除,唯饮食不慎或情绪波动较大时,脘腹易胀满,舌质淡红,苔薄白腻,脉细弦滑。上方去姜竹茹,加炒枳壳12g。4剂,隔日1剂。此后胃部不适时,则及时守方调治。2022年3月11日因他病就诊时,欣喜告知,胃镜复查结果为“非萎缩性胃炎”。

按语:南师在治疗一些慢性疑难病时,强调辨病辨证相结合,在辨证上要重视调肝健脾,随着社会进入自媒体时代,患者可通过网络对自身疾病有一定了解,对病情过度关注,过度紧张,过度忧愁,如此,则气结肝郁,忧思伤脾。在辨病上,既要重视辨中医之病,又不可忽略西医之病,可针对西医之病采取药性药理相结合治疗。如本案患者系女性青年,经胃镜检查后,一直心理压力较大,故胃脘疼痛每于情志不畅时易发或加重,此肝气犯胃之表现,予以香附、炒白芍、炙甘草、延胡索疏肝柔肝、理气活血、缓急止痛;胃痛尚于饥饿时加重,且伴身乏无力，心下痞闷，此脾胃气虚，痰湿内生中阻所为，遣以香砂六君子汤甚宜；患者遇温“上火”，遇凉痛剧便溏，此寒热并见也，予以连翘配干姜或黄芩配干姜，清上温中而解；患者舌黯，月经色黯有血块，是血瘀之征，以延胡索活血理气，三七活血化瘀，且现代药理研究显示，三七能够明显治疗大鼠胃黏膜的萎缩性病变，并能逆转腺上皮的不典型增生和肠上皮化生，在此运用，也是辨病辨证和药性药理相结合之体现。诸药合用，病证结合，标本兼顾，久服收功。

胃痛案七（萎缩性胃炎伴肾结石案）

高某，男，51岁，2021年12月17日初诊。主诉：胃脘疼痛3个月余。患者3个多月前无明显诱因而出现胃脘疼痛，食纳欠佳，无明显烧心、反酸，时自汗出，舌偏红，苔白厚腻，脉弦滑。2021年12月7日，腹部彩超示：肝囊肿（多发），胆壁多发实性结节（息肉可考虑），右肾结石（0.7cm）；胃镜示：慢性萎缩性胃炎。西医诊断：①慢性萎缩性胃炎；②右肾结石；③胆囊息肉；④肝囊肿。中医诊断：胃痛。证属肝气犯胃，湿热内蕴，煎熬成石。治宜疏肝和胃，清利湿热，化石排石。遣以经验方：四逆四金散合三仁汤加减。柴胡9g，炒枳壳12g，炒白芍20g，炙甘草6g，金钱草20g，海金沙12g，郁金9g，鸡内金10g，炒杏仁9g，白豆蔻9g，生薏苡仁24g，厚朴9g，苍术9g。6剂，1次1袋，日2次，开水冲服。2022年2月21日二诊：诉服上药后诸症明显缓解，因工作较忙，加之就诊不方便，故未续诊。本次于1周前情志失畅后，胃痛又作，且食后心下胀满，口干欲饮，舌偏红，苔稍黄而厚腻，脉弦滑。仍循前法，遣药如下：香附9g，炒枳壳12g，炒白芍20g，炙甘草6g，金钱草30g，海金沙12g，郁金9g，鸡内金10g，延胡索12g，芦根24g。7剂，每天1剂，分2次开水冲服。2022年2月28日三诊：药后胃痛胃胀减轻，口干如故，伴心烦，上方加芦根至30g，淡竹叶10g。7剂继服。此后又守法守方，继续服用42剂，诸症消失，2022年5月22日腹部彩超示：肝多发囊肿，胆囊多发息肉样改变；胃镜示：慢性浅表性胃炎。

按语：本案采用了辨病辨证相结合方法。针对其胃痛、胃胀、纳呆、舌偏红、苔白厚腻或稍黄而厚腻、脉弦滑，辨证为肝气犯胃、湿热内蕴。予以柴胡或香附疏肝理气；枳壳、厚朴行气消胀；炒白芍合炙甘草柔肝缓急止痛；延胡索活血理气止痛；且取三仁汤意以杏仁、豆蔻、生薏苡仁宣上、畅中、利下而除湿热，并配以苍术燥湿健脾；加芦根清热生津、利尿除湿；淡竹叶清心除烦、利尿除湿，又针对其伴右肾结石，予以“四金”化石排石，此辨病之本，且为无症之病。经辨证与辨病有机结合，使疑难之萎缩性胃炎逆转为浅表性胃炎，亦使肾结石得以消除，可谓病证并治两相宜。

痞满案一

申某，男，50岁，工人，1998年4月15日初诊。主诉：心下痞满2个月。患者有糖尿病病史5年，平素服二甲双胍、优降糖（格列本脲），血糖多能控制在正常范围。但近2个月来心下痞满，不思饮食，身乏无力，大便不干，4~5日一行。曾按糖尿病伴胃轻瘫，予以西沙必利口服，其效不著。查：形体肥胖，舌质淡，体胖大，边有齿痕，苔白厚腻，脉细滑。证属脾虚湿阻，气机失畅。治宜健脾除湿，行气宽中，消痞除满。方药以香砂枳术丸加味。木香9g，砂仁9g（后下），炒枳壳12g，白术10g，炒鸡内金10g，神曲10g，炒麦芽15g，苍术15g，荷叶9g。药服5剂后，饮食增加，心下仍痞满，上方炒枳壳加至20g，陈皮15g。继服5剂。药后心下痞满明显减轻，饮食如常，乏力症除，大便亦调，舌苔薄腻。上方继服7剂，以资巩固。

按语：在糖尿病的治疗中，大部分西药都有影响胃肠功能的副作用，而中医药治疗亦往往拘于气阴两虚、燥热内生的病机，大剂量使用清热养阴之品，其结果亦往往碍胃伤脾，出现胃脘痞满、食欲不振、身乏无力等症。本案结合患者形体肥胖、舌淡、体胖大、苔白厚腻、脉细滑之征象，辨为脾虚湿阻，气机失畅，予以香砂枳术丸加味治疗。方中白术健脾除湿，以治其本；木香、枳壳、陈皮行气消胀，尤其是枳壳、陈皮重用后消痞除满力胜；砂仁芳香化湿、理气宽中，苍术燥湿健脾；麦芽、神曲、鸡内金消食健胃，以助脾之运化；配荷叶质轻气香，升举清阳，与枳壳相伍，一升一降，以应中焦脾胃升降之生理特点。诸药相伍，脾健、湿除、气畅，诸症当除。另外，现代药理研究提示，方中枳壳、白术、荷叶可使正常小鼠血糖含量降低，肝糖原含量升高，并能增强机体免疫功能，提高脑的耐缺氧能力。临床上用后，一则可增强胃肠蠕动，二则有益于降低血糖，如此则病证兼顾，一举两得。

痞满案二

留某，女，54岁，2020年10月16日初诊。主诉：食欲不振伴早饱2个月余。患者近2月食欲不振，早饱，嗳气，大便干结，饮食生冷则胃脘不适，口干，夜眠差，入睡困难，舌红苔少薄黄，上布细小裂纹，脉细弦滑。1个月前胃镜检查为萎缩性胃炎伴肠上皮化生。西医诊断：慢性萎缩性胃炎。中医诊断：痞满。证属胃阴不足，肝气横犯。治宜疏肝理气，养阴益胃。遣方如下：柴胡9g，竹茹15g，干姜5g，太子参15g，麦冬15g，玉竹10g，石斛10g，佛手9g，香橼9g，枳壳12g，谷、麦芽各15g，合欢皮15g。4剂，水煎服，日1剂。2020年10月20日二诊：药后症状有所减轻，纳食增加，嗳气减轻，仍大便干，舌红苔少薄黄，上布细小裂纹，脉细弦滑。上方加火麻仁15g，当归15g。6剂继服。2020年10月27日三诊：药后症状明显减轻，纳食增加，嗳气减轻，大便正常，舌红苔薄白，脉细弦滑。上方加莪术10g。6剂继服。2020年11月3日四诊：药后患者已无明显不适，舌红苔薄白，脉细弦滑。上方继服6剂，以资巩固。

按语：本案既有胃阴不足，又有畏寒凉饮食之表现，用药既要甘寒滋阴清热，但又要防寒凉进一步伤胃。故少佐以干姜，既温中散寒，又防甘寒滋阴药碍胃腻膈。除此外，临证要宏观辨证与微观辨证相结合，本案为萎缩性胃炎且伴肠上皮化生，用药时要药性与药理相结合，三诊时加入莪术，以冀其病理逆转。南师对于肠化、增生、息肉，在辨证用药的基础上辨病选加药物，常用药物：第一组，生薏苡仁（利湿健脾，抗癌，防癌转移）、土茯苓（利湿解毒）、三七粉（活血化瘀、药性温和、调节免疫、诱导分化。且“能够明显治疗大鼠胃黏膜的萎缩性病变，并能逆转腺上皮的不典型增生和肠上皮化生，具有预防肿瘤的作用”）；第二组，三棱、莪术（活血破瘀，善消腹部之癥积，具抗瘤作用。如莪术油注射液）；第三组，传统的清热解毒抗癌药，如半枝莲、白花蛇舌草等；第四组，以毒攻毒药。如全蝎、蜈蚣等，通络剔邪、化瘀止痛，现研究对多种肿瘤有效。以上药物可根据病情进行选择性组合。这些药物有远功无近效，医者当自明。

痞满案三

李某，男，48岁，自由职业，2021年9月3日初诊。主诉：胃脘部胀满1个月余，既往有慢性萎缩性胃炎病史 2 年余，曾多方诊治，效果欠佳。刻诊：胃脘部食后胀满，时伴疼痛，不欲饮食，大便一日 3 次，成形，睡眠可，小便正常。形体肥胖，舌质红，苔白厚腻，间有剥脱，脉细弦滑。西医诊断；慢性萎缩性胃炎。中医诊断：痞满。证属痰热中阻，气机失畅，胃阴受损。治宜清化痰热，行气宽中，滋养胃阴，佐以活血止痛。方药以温胆汤加味。竹茹 15g，陈皮 12g，厚朴 9g，枳壳 12g，玉竹 10g，太子参 12g，三七 3g（冲服），炒麦芽 15g，炒谷芽 15g，麦冬 10g，白芍 12g，延胡索 12g，日 1 剂，水煎服。药服 6 剂后，胃脘胀满及胃痛明显减轻，渐欲饮食，上方加香附 9g 疏肝和胃，继服 6 剂后胃痛症除，胃脘胀满继减，已欲饮食，大便一日 3 次，成形，睡眠可，查舌质红，腻苔已退，仍有剥脱，脉细弦滑。上方加山药 12g 补脾养胃，继服 6 剂后诸症皆平，后以此方巩固治疗半月。

按语：南师临证倡导汤方辨证，并将辨病辨证、药性药理相结合，既遵古守正，又创新提效。如本案患者形体肥胖，胃脘胀满，舌红，苔白厚腻，脉弦滑，符合温胆汤证诊断要点，即予温胆汤加减。以竹茹清热化痰，枳壳化痰除痞、宽中除胀，陈皮燥湿化痰、理气消痞，厚朴行气燥湿除胀，炒麦芽、炒谷芽消食助运；但鉴于患者舌苔剥脱，脉显细象，又伍以玉竹、太子参、麦冬甘寒养阴益胃；配白芍、延胡索意在缓急止痛、活血理气，以除胃痛之症；加用三七，此辨病辨证、药性药理相结合之体现。患者有慢性萎缩性胃炎病史 2 年，三七既可活血止痛，以应“久病入络”之理，又有“明显治疗大鼠胃黏膜的萎缩性病变，并能逆转腺上皮的不典型增生及肠上皮化生”药理作用，诸药合用，化痰理气不伤阴，甘寒滋养不腻胃，活血止痛（三七）治萎缩。

痞满案四（非萎缩性胃炎伴重度肠化逆转案）

邵某，女，59 岁，2022 年 8 月 5 日初诊。主诉：食后心下痞满半年。患者半年来每于情绪不畅或食凉饮冷后，则心下痞满，甚时右胁背部亦不适，身乏无力，大便不成形，日行 2~3 次，舌质黯红，苔微黄厚腻，脉沉细弦。胃镜示：非萎缩性胃炎伴重度肠化。西医诊断：非萎缩性胃炎伴重度肠化。中医诊断：痞满。证属肝气犯胃，寒热互结，湿邪中阻，久病入络。治宜疏肝和胃，寒热并用，辛开苦降，除湿活血。遣方：半夏消痞Ⅱ号方（经验方）加减。半夏 9g，黄芩 8g,干姜 4g,苍术 10g,陈皮 15g,厚朴 9g,炒枳壳 15g,柴胡 9g,炒白芍 15g,炙甘草 6g,香附 9g,土茯苓 20g,薏苡仁 24g,三七粉 3g(分冲),生麦芽 30g。6 剂,日 1 剂,水煎服。2022 年 9 月 5 日二诊:自诉服上药 6 剂后,上症均减轻,故照单自服至 8 月底,但停药数日,又觉心下轻度痞满,时胃脘不适偶痛,且放射至胁背部,情绪不畅时颈项憋胀,舌质黯红,苔微黄略厚腻,脉沉细弦。上方去生麦芽,加延胡索 12g。6 剂,继服。并嘱其平素可饮服玫瑰花茶。2022 年 11 月 28 日三诊:诉自服上药 18 剂,症状基本消除。复查胃镜示:非萎缩性胃炎。本次因进食柚子后烧心反酸而就诊。

按语:南师治胃痞属湿热中阻或寒热错杂而兼湿阻中焦者,常用其经验方——半夏消痞Ⅱ号方。该方由半夏 9g,黄芩 6g,黄连 6g,干姜 4g,苍术 9g,生薏苡仁 30g,白豆蔻 9g,陈皮 15g,炒枳壳 12g,柴胡 9g,芦根 20g 组成。该方具有寒热并用,辛开苦降,清热除湿,和胃消痞之功效,临证屡用屡验。本案患者既有食凉饮冷则心下痞满、便溏,又有舌黯红,苔微黄厚腻,说明其寒热错杂兼湿浊中阻,可谓与经验方汤证相合,故投之。鉴于其情绪不畅,且右胁背时不适,故合以四逆散加香附疏肝缓急;由于其伴有重度肠化,故合以抗增生、抑肠化之经验药组——土茯苓、薏苡仁、三七。诸药合用,宏观辨证与微观辨证相结合,药性药理相结合,故收效较著。

痞满案五(萎缩性胃炎逆转案)

张某,男,41 岁,2018 年 2 月 2 日初诊。主诉:心下痞满时作半年。患者半年前不明原因出现心下痞满,胃镜诊为萎缩性胃炎,予以中西药治疗效果不著,遂来求治。刻诊:食后心下痞满,伴嗳气频作,情绪不畅后尤甚,口干口黏,夜卧口流涎水,大便不成形,日行 2~3 次。舌质偏红,苔白略厚腻,脉细弦滑。西医诊断:萎缩性胃炎。中医诊断:痞满。证属脾虚失运,湿热中阻(湿盛于热),肝胃失和。治宜健脾除湿清热,疏肝和胃消痞。遣药如下:半夏 9g,黄连 3g,干姜 6g,香附 9g,佛手 9g,香橼 9g,旋覆花 9g(包煎),炒白术 15g,茯苓 15g,薏苡仁 30g,益智仁 9g,砂仁 9g(后下),芦根 15g。5 剂,日 1 剂,水煎,分早晚服。2018 年 2 月 12 日二诊:药后除嗳气仍频作外,余症均有不同程度减轻,上方加代赭石 15g,炒麦芽 15g,7 剂(浓缩颗粒剂),1 次 1 袋,日 2 次,开水冲服。2018 年 2 月 23 日三诊：药后嗳气明显减轻，大便前干后溏，但以干结为主，轻度口干口黏，心下痞满及夜间口流涎水症除，上方去益智仁，加当归 12g，连服 12 剂而诸症皆平。此后又于 2019 年 1 月 2 日因胃脘时痛而就诊。其胃脘疼痛食凉饮冷、情绪不畅及空腹时易作或加重，伴轻度乏力，嗳气反酸，右胁时痛，舌质偏红，苔薄白腻，脉细弦滑。证属肝郁气滞，横犯脾胃。治宜疏肝理气，活血止痛，健脾和胃。方药如下：半夏 9g，黄连 3g，干姜 6g，党参 9g，炒白芍 20g，炙甘草 6g，海螵蛸 15g，延胡索 12g，柴胡 9g，佛手 9g，香橼 9g，郁金 10g，香附 9g，白豆蔻 6g（后下），连服 11 剂而愈。此后胃脘若疼痛，总循前法调治，断续服中药 60 余剂，2021 年 12 月 10 日胃镜示“非萎缩性胃炎”。

按语：本案可分为两个阶段来分析。第一阶段患者以食后心下痞满为主症，伴口干口黏，夜流口水，大便溏稀次频，舌质偏红，苔白腻，显系脾虚失运、湿热中阻（湿盛于热）、气机失畅所为，故遣以半夏燥湿化痰、消痞散结、和降胃气；以小量苦寒之黄连，清热燥湿；以倍量辛热之干姜，温振脾阳，运化水湿，且与黄连相伍，取辛开苦降，畅通中焦气机之功，更配以白术、茯苓健脾除湿，砂仁芳香化湿，薏苡仁清利湿热，益智仁温脾摄津止涎；芦根清热生津、利水除湿，具一举两得之用。患者嗳气频作，情绪不畅后尤剧，脉弦，乃肝气犯胃、胃气上逆所为。故配以香附疏肝理气，佛手、香橼疏肝和胃、燥湿化痰，旋覆花、代赭石协半夏和降胃气，以除嗳气；并配以炒麦芽消食健胃，以防赭石重镇损胃；以当归伍炒白术治疗大便前干后溏甚效，此南师之经验用药也！临证可根据大便干结程度及溏稀轻重，调整当归和白术用量之比例。诸药合用，则脾健湿除热清，肝调胃和痞消。第二阶段患者以胃脘时痛而就诊，南师根据其疼痛的三个特点，精准辨证遣药。如案中胃痛食凉饮冷加剧，但舌质又偏红，虑为寒热并见，以寒为主，故遣以小量黄连与倍量干姜相伍；其胃痛情绪不畅时易发，则遣以香附、柴胡、佛手、香橼、延胡索、郁金、炒白芍、炙甘草疏肝理气活血、柔肝缓急止痛；其空腹时痛剧，此脾胃虚弱之表现，予以党参、炙甘草补气健脾，另外南师在治疗空腹胃痛时，常结合西医学之生理病理，不管有无反酸之症，均配以海螵蛸制酸止痛，获效较著。针对患者嗳气、苔腻，以半夏、白豆蔻燥湿化湿、降逆和胃。由于药证相合，屡犯屡用，收效皆佳。本案疗程长，且断续服药，但在精准辨证施治下，终将萎缩性胃炎逆转为非萎缩性胃炎。

痞满案六

张某，女，65岁，2019年12月2日初诊。主诉：胃脘胀满2个月。患者2个月前无明显诱因出现食后胃脘胀满，伴烧心反酸，空腹尤甚，食凉饮冷则诸症加剧，且大便溏稀，患者身体瘦弱，言轻语微，舌质红，苔黄微腻，脉细弦滑。胃镜示：①萎缩性胃炎；②十二指肠球炎。西医诊断：①萎缩性胃炎；②十二指肠球炎。中医诊断：痞满。证属寒热错杂，中虚气滞。治宜寒热并用，辛开苦降，消痞散结，益气健脾。遣以经验方半夏消痞Ⅰ号方加减。半夏9g，黄芩3g，黄连3g，干姜4g，党参10g，陈皮12g，炒枳壳12g，厚朴10g，海螵蛸15g，浙贝母9g，炒白芍15g，炙甘草6g。6剂，日1剂，1次1袋，日2次，开水冲服。2019年12月9日二诊：服上药后胃脘胀满减轻，自觉胃凉，仍烧心反酸，上方加吴茱萸3g，继服6剂。2019年12月16日三诊：药后诸症明显减轻，烧心反酸偶作，上方加煅瓦楞子20g，服12剂后诸症皆平。

按语：半夏泻心汤为治疗寒热错杂、气机痞塞的心下痞千古名方。但南师认为其方重点在寒热并用、辛开苦降而调理气机，且用人参、甘草、大枣益气补虚，可谓治本有余，治标不足。故合以《金匮要略》橘枳姜汤调中理气，以增强其消痞散结之力。用之临床，取效较捷。本案患者食后心下胀满，食凉饮冷则剧，且大便溏稀，但舌质红，苔黄，显系寒热错杂之证；观其烧心反酸以空腹为甚，加之身体瘦弱，言轻语微，皆脾胃气虚之表现。故以辛温之半夏消痞散结，苦寒之黄芩、黄连清热，辛热之干姜开结散寒，陈皮、枳壳、厚朴行气消痞散结，党参、炙甘草益气补虚，并合炒白芍缓其空腹不适之急，海螵蛸、浙贝母共用制酸。二诊时患者自觉胃凉，且伴反酸，故加吴茱萸，伍黄连，取左金丸之意，既能制酸，又不失寒热并用、辛开苦降之意。诸药合用，寒热并用，配伍精当，标本兼顾，轻灵平和，以轻去实，收效较著。

呕吐案

苏某，女，33岁，2020年9月7日初诊。主诉：食后呕吐时作2个月。患者2个月前因饮食不节而出现食后恶心呕吐等，曾服吗丁啉（多潘立酮）、保和丸等效果不著。刻诊：食后恶心呕吐，吐后觉舒，呕吐物以涎水为主，伴心下痞闷，轻度乏力。平素月经基本正常，本次经净10天，肝肾功能正常，腹部彩超未见异常。舌淡红，苔微黄水滑，脉沉细弦。西医诊断：呕吐原因待查。中医诊断：呕吐。证属脾虚失运，痰饮中阻，郁而化热，胃气上逆。治宜行水化痰，和胃降逆，佐以清热健脾。遣以小半夏加茯苓汤合枳术汤加味。半夏9g，生姜15g，茯苓20g，炒枳壳12g，白术6g，陈皮15g，竹茹12g。3剂，日1剂，水煎分3次于饭前1小时服。药后呕吐止，痞满除，精神振，舌淡红，苔薄白润滑，脉沉细弦，上方去竹茹，加砂仁9g（后下），白术加至10g，继服5剂，以资巩固。

按语：运用经方可采取汤（方）证相应、汤（方）机相应、汤（方）病相应等思维方法。本案虽用药简洁，但却运用了以上3种思维方式。如《金匮要略》云"诸呕吐，谷不得下者，小半夏汤主之"（此汤病相应法）；"卒呕吐，心下痞，膈间有水，眩悸者，小半夏加茯苓汤主之"（本案虽无"眩悸"，但呕吐涎水，为痰饮上逆，符合汤证相应要点）；枳术汤可行气消痞，健脾利水，用治本案之心下痞闷，口吐涎水，此汤机相应之体现也！加竹茹清热化痰、和胃降逆，以应"久郁之处，必有伏阳"之理；加陈皮，伍枳壳，以增强理气化痰、消痞散结之功。如此，则方药与病、证、机相合，其效甚捷。

嘈杂案

蔡某，女，74岁，退休人员，2021年1月4日初诊。主诉：胃脘不适1周。患者1周前食用韭菜鸡蛋饺子后出现胃脘莫名难受，似痛非痛，似饥非饥，伴反酸、乏力、眠差、烦躁，大便偏干，小便调。查舌质偏红，苔薄白，脉细弦滑。腹部彩超未见异常，胃镜检查拒做。西医诊断：慢性胃炎？中医诊断：嘈杂。证属脾虚胃热兼肝郁。治宜清胃健脾，制酸和胃，解郁安神。方用橘皮竹茹汤加减。陈皮12g，竹茹12g，党参12g，黄芪15g，当归10g，白芍15g，炙甘草6g，海螵蛸15g，柴胡9g，合欢皮15g，夜交藤30g，酸枣仁15g。5剂，日1剂，水煎，早晚服。2021年1月11日二诊：患者嘈杂不适明显缓解，反酸未作，睡眠较前佳，仍觉乏力，稍有烦躁，上方党参加至15g，黄芪加至20g，5剂继服。2021年1月18日三诊：药后乏力减轻，余症皆平，再进5剂，以资巩固。

按语：脾虚胃热者，易辨而难用药。因脾虚宜补，但益气健脾者多甘温，用之有过则助胃热；胃热宜清，但若寒凉有过则伤脾阳，故要优先选用甘温益气而不助热，清热安胃而不伤中阳之品，而橘皮竹茹汤正具此功，屡用屡验。橘皮竹茹汤出自汉代张仲景《金匮要略》，功可降逆止呃、益气清热，用于治疗胃虚有热所导致的呃逆病。本案虽非呃逆呕恶之症，但嘈杂、便干、乏力、舌红、脉细显系胃热脾虚所为。故遣以甘微寒之竹茹，清热非苦寒，不伤阳损脾，且可化因脾虚而生之痰；党参甘平，补脾益气生津不助热；陈皮理气和胃。三药合用，补脾虚、清胃热，且补而不滞，清而不寒。如此，则方证相合，为古方新用，异病同治之体现。因本案胃热较轻，脾虚较甚，故再加黄芪益气健脾；配芍药甘草汤缓其嘈杂不适之急；当归养血润肠，海螵蛸制酸和胃；伍柴胡、合欢皮疏肝解郁，夜交藤、酸枣仁养血安神。诸药相合，热清胃和，脾健肝调，其症自除。

腹痛案一

曹某，女，53 岁，干部，2021 年 6 月 18 日初诊。主诉：小腹疼痛 1 个月。患者 1 个月前因腹部受寒而出现小腹疼痛，曾做腹部彩超、宫腔彩超及血常规检查均未见异常。就诊前一周社区医生予以艾附暖宫丸服用，效果不著。刻诊：小腹胀痛，暖后觉舒，口干口黏，大便偏溏，行而不畅，舌质黯红，苔白略厚腻，脉细弦滑。中医诊断：腹痛。证属寒湿下阻，气血郁滞，久蕴化热。治宜温化寒湿，理气活血，佐以清热。遣以经验方“散寒除湿止痛汤”加味。苍术 9g，砂仁 9g（后下），炒薏苡仁 24g，败酱草 10g，小茴香 9g，乌药 9g，香附 9g，木香 9g，炒白芍 15g，炙甘草 6g，延胡索 12g，芦根 15g。药服 3 剂，诸症悉除，继进 3 剂，以资巩固。

按语：患者小腹胀痛，暖后觉舒，此寒阻下焦无异也；口黏，便溏，行而不畅，舌苔白腻，此夹湿之表现；舌黯红，乃寒湿下阻，气血郁滞，化热之征象。故遣以经验方散寒除湿止痛汤加败酱草、芦根。方中以苍术、砂仁、薏苡仁燥湿、化湿、渗湿；以小茴香、乌药散寒、理气、止痛；以香附、木香、延胡索理气消胀、活血止痛；以炒白芍、炙甘草缓急止痛；加败酱草辛散行滞，寒而不凝，既可清热，又可活血止痛，一举两得；加芦根清热生津而利水，甘寒而不碍脾腻胃，利水而不伤阴。诸药合用，寒湿除，郁热清，气血畅，诸症消。由上不难看出，南师临证时，详审细辨，法度严谨，一丝不苟，用药灵巧。

腹痛案二

陈某，男，65岁，农民，2021年5月27日初诊。主诉：两少腹痛近2年。患者2年前不明原因出现两少腹胀痛，做纤维结肠镜、腹部彩超及腹部CT均未见异常，按肠易激综合征治疗，效果不著，故要求服中药治疗。刻诊：两少腹胀痛，每遇受寒、饮食生冷或情绪不畅时则加重，善叹息，大便干结，2~3日一行。查：面呈愁容，口唇紫黯，舌黯淡，苔薄黄润，脉沉弦。西医诊断：肠易激综合征。中医诊断：腹痛。证属寒凝肝经，气滞血瘀，久郁化热。治宜暖肝散寒，行气活血，佐以清热。方用四逆散加味。柴胡9g，炒枳壳12g，炒白芍20g，炙甘草9g，木香9g，乌药9g，小茴香9g，败酱草10g，延胡索15g，香附9g，当归15g，肉桂3g（后下）。药服6剂，大便调，矢气多，胀满减，疼痛有所缓解，上方减当归为9g，加五灵脂6g，生蒲黄9g，继服6剂。药后两少腹痛明显缓解，效不更方，再进6剂，以收其功。1月后带其爱人来诊病，诉其腹痛再未发作。

按语：南师在治疗本病时指出，对久病之腹痛，辨证时当需注意三点。一者看是否为寒热错杂，且辨清寒热之轻重，予以寒热药并用。如《明医杂著》云："治心腹久痛，须于温散药内，加苦寒、咸寒之药，温治其标，寒治其本也。"本案两少腹痛，虽遇寒及饮冷则加重，但舌苔已呈黄象，说明有化热之征，故以败酱草清热活血止痛之品，与小茴香、肉桂、乌药等散寒止痛之品相伍，各司其职，相得益彰。二者久病多入络，治当配入活血化瘀之剂，如本案口唇紫黯及舌质黯均为血瘀之征，故配入了延胡索、当归、五灵脂、蒲黄活血理气止痛之品，尤其是蒲黄甘平，归肝、心经，生用活血行瘀止痛效著，且味甘不伤气破血；五灵脂咸温，归肝经，散瘀止痛，二者作为对药治心腹诸痛而见舌有瘀点、瘀斑者功宏。如《名医方论》言二药有"推陈致新之功，甘不伤脾，辛能散瘀，不觉诸症悉除，直可以一笑而置之矣"。三者辨是否虚实夹杂，治当补泻同施。掌握了这三点，其他则为常证、常法、常方，无须赘述。

腹胀案

郑某，女，68岁，职工，2021年2月19日初诊。主诉：腹部胀满20天。诉20天前无明显诱因出现腹部胀满，喜揉喜按，揉之则觉腹胀减轻，纳寐均可，二便调，舌质淡，苔白略厚腻，脉细弦滑。西医诊断：慢性胃炎。中医诊断：腹胀。证属脾虚气滞夹痰。治宜健脾益气，燥湿化痰，行气消胀。开具方药如下：厚朴 9g，生姜 9g，半夏 9g，炙甘草 6g，党参 10g，枳壳 12g。5 剂，日 1 剂，水煎 400ml，早晚温服。2021 年 2 月 23 日二诊：患者诉腹部胀满明显减轻，补诉胁肋胀痛，生气后尤为明显，上方加柴胡 12g，炒白芍 15g，延胡索 15g，继服 5 剂。2021 年 3 月 1 日三诊：患者腹部胀满症状基本消失，自觉胁肋痛明显减轻，但情绪波动时仍有不适感，纳寐均可，二便调，舌质淡红，苔薄白，脉细弦滑。患者症状明显缓解，效不更方，继以上方 5 剂以资巩固。

按语：《伤寒论》第 66 条"发汗后，腹胀满者，厚朴生姜半夏甘草人参汤主之"。本条文主要指不当发汗而发汗，或发汗太过，徒伤气阳津液，而使脾气受损，脾司运化转输而主腹，汗后脾虚，运输无权，或生痰湿，使气机壅滞，则腹部胀满。南师认为，治疗腹胀最难用药的是虚中夹实证，因为要根据病情辨出虚实的程度，而酌定方药中消补药的比例，使之补而不滞，消而不伐，否则补之有过，便助满生湿生痰，行消有过，又损脾耗气。医圣之"厚朴生姜半夏甘草人参汤"为"七消三补"，示后人以法也，临证可师其法，根据虚实情况，酌调消补之比例。本案腹部胀满，喜揉喜按，舌苔白略厚，脉细弦滑，证属脾虚气滞痰阻，故遣厚朴生姜半夏甘草人参汤加枳壳，以增强其行气宽中之功。方中行气消胀除满之药大于健脾益气之药，对脾虚气滞夹痰来讲，寓有治标宜急，治本宜缓之意义在内。二诊时，有肝郁气滞之表现，故加柴胡疏肝理气，白芍柔肝缓急，延胡索活血理气止痛，如此，则肝脾同调，虚实兼顾，消补相宜，收效显著。

泄泻案一

王某，男，67 岁，农民，2020 年 5 月 20 日初诊。主诉：腹泻 1 周。患者于半月前行胆管结石术，术后 1 周出现脐腹作痛，腹痛肠鸣，肠鸣则泻，难以自控，日行 10 余次，泻如水样，中夹完谷，伴口干口苦，嗳气时作，身乏无力，曾服蒙脱石散(思密达)及输液治疗而不效。查：舌红无苔，脉细弦。中医诊断：泄泻。证属肝热脾寒，胃阴不足。治宜疏肝清热益胃，温脾益气止泻。遣药如下：柴胡 9g，竹茹 15g，太子参 20g，炒白扁豆 15g，炒山药 30g，佛手 9g，炒白芍 15g，炙甘草 9g，干姜 9g，石榴皮 9g，芦根 20g。日 1 剂，分 2 次饭后半小时服。

2剂后，大便虽不成形，但非水样，日行4~5次，渐能自控，嗳气已除，口干口苦及身乏无力均缓解，上方去佛手，加莲子肉15g，继进3剂。药后大便渐成形，日行1~2次，口干口苦症除，仍轻度乏力，舌红象减，苔薄白而少，脉细弦。上方去芦根、石榴皮，加玉竹10g，陈皮12g，3剂继服。药后诸症悉除，舌偏红，苔薄白，脉细弦，再遣3剂，以资巩固。

按语：患者行胆管结石术，既损伤了机体的气血津液，又影响了肝胆的疏泄功能，进而出现气郁化热横犯脾胃之诸症。此时既要清热，但又不能苦寒伤胃损脾；既要滋阴益津，又不能腻胃、碍脾、滑肠；既要温脾振阳，又不能过用而耗伤阴津；既要治本，又要重视治标。南师临证辨证精准，法度严谨，用药精巧，善于配伍。方中以柴胡、佛手疏肝和胃；以甘而微寒之竹茹清热和胃，不伤中阳；以重剂但又作用平和之太子参、山药益气养阴生津，且山药尚有固涩作用，可谓一举三得；以药性温和、补而不滞之炒扁豆健脾止泻；以炒白芍、炙甘草酸甘化阴，缓急止痛；甘寒之芦根，既可清热生津，又可利水实大便；加玉竹滋养胃阴，合以陈皮理气和胃，以达滋而不腻之功；以干姜温脾散寒振阳，与他药相伍，亦无伤阴之虑；以石榴皮、莲子肉涩肠止泻，充分体现急则治标之意。诸药相伍，肝疏、热清、寒散、脾健、阴复、肠固，取效甚捷。

泄泻案二

秦某，女，17岁，学生，2015年6月6日初诊。主诉：腹泻1天。患者于今晨7时许，猝然出现腹痛泄泻，恶心呕吐，遂到其小区诊所就诊，经按急性胃肠炎输液治疗后，于下午2时许，呕停泻止，则随家长观看考场，由于天气炎热，途中车内空调一直开放，回家后，17时许在少量进食后，又出现腹痛泄泻2次，在朋友的引荐下急来求诊。刻诊：腹痛阵作欲泻，脘腹胀满，口干恶心，恶寒发热，头闷头沉，周身酸困，舌淡苔白腻，脉浮滑，体温38.2℃。西医诊断：胃肠型感冒。中医诊断：泄泻。证属内伤湿滞，外感风寒。治宜解表化湿，理气和胃。遣以藿香正气散加减。藿香9g，羌活9g，独活9g，紫苏9g，苍术9g，半夏9g，陈皮12g，茯苓15g，白术10g，厚朴9g，大腹皮9g，石菖蒲9g。2剂（浓缩颗粒），每次1袋，开水冲服，日2次。要求第1剂于夜晚9时许服完。当晚10时许，其家长在电话中欣喜告知，诉其女在服用第1次药后约1小时，则微微汗出，周身觉爽，体温渐降，腹部轻度胀痛，但泄泻呕吐未作，自觉饥饿，饮粥一碗，后又于8时许将第二袋药冲服，在打电话前体温正常，腹中觉舒，呕泻未作，周身轻松，安然入睡，以应次日之高考。

按语：患者先因饮食失宜损伤脾胃，出现上吐下泻，虽经输液治疗，呕停泻止，但吐泻之余，定无完气，脾胃功能在短时间内仍未恢复，又受空调冷气外袭，故出现恶寒发热、周身酸困等症；脾胃未健，寒气又侵，与湿相合，中阻气机，则腹痛腹胀；清阳失升，则头闷头沉；湿邪下注，则泄泻又作；胃气失和，则恶心欲吐。舌苔白腻，脉浮滑亦乃外感风寒，内伤湿滞之征。方中以藿香为君，解表散寒，芳香化湿，和胃降逆，一举三得；配以辛苦温之羌活、独活，解表散寒，祛风胜湿，一上一下，通治全身；紫苏、苍术外可解表散寒，内可芳香化湿(紫苏)，苦寒燥湿运脾(苍术)；半夏、陈皮燥湿和胃，降逆止呕；白术、茯苓健脾除湿，和中止泻；厚朴、大腹皮理气燥湿利水，行气畅中除胀；石菖蒲既可化湿和胃，又可开窍醒脑。诸药合用，可使风寒外散，湿浊内化，气机通畅，脾胃调和，则寒热吐泻诸症自愈。

泄泻案三

王某，男，45岁，农民，1997年7月15日初诊。主诉：腹泻5天。患者于5天前因饮食失宜而出现腹痛腹泻。予以环丙沙星、氨苄青霉素输液4天收效不著，遂来本门诊要求服中药治疗。刻诊：大便溏稀，臭秽，行而不畅，日行5~6次，伴腹痛口臭，不思饮食，发热，口渴，小便黄赤，舌红，苔黄厚略腻，脉滑数。体温每天多波动在37.5~38.5℃之间，今测体温为38.2℃。西医诊断：急性肠炎。中医诊断：泄泻。证属食滞中焦，湿热下迫。治宜清热除湿，消食导滞。遣以葛根黄芩黄连汤加味。葛根20g，黄芩9g，黄连6g，炒白芍15g，木香9g，甘草6g，车前子15g(包煎)，生薏苡仁24g，芦根24g，砂仁6g(后下)，焦山楂15g，炒麦芽15g，炒莱菔子12g。3剂，每日1剂，水煎分2次，饭后1小时服。二诊时(1997年7月18日)诉，大便渐成形，稍有不畅，日行1次，余症皆除，查：体温36.8℃，舌质红象减，苔薄黄稍腻，脉滑。遣以香连丸合术车散加味。木香9g，炒黄连5g，炒白术12g，车前子15g(包煎)，生薏苡仁20g，3剂，日1剂，水煎服，以善其后。

按语：患者泄泻臭秽，身热口渴，舌红苔黄，脉滑数已符合葛根黄芩黄连汤汤证脉症，直投无妨。如《伤寒论》第34条云："太阳病，桂枝证，医反下之，利遂不止。脉促者，表未解也，喘而汗出者，葛根黄芩黄连汤主之。"虽然医家对该条文有"三分之一表证，三分之二里证"之说，但临床实践证实，运用葛根黄芩黄连汤有无表证均可收到较好疗效。此师其古而不泥古之举也。至于口臭、不思饮食、苔厚乃饮食积滞之表现，而大便溏而不畅，舌苔黄腻，脉滑数又为湿热内蕴所为，"随证治之"则可。方中以重剂葛根既能解肌退热，又可升发脾胃清阳之气而止泻，一举两得；黄芩、黄连苦可燥湿，寒可清热，车前子、薏苡仁清利湿热，四者合用共除胃肠之湿热；木香最善调理胃肠之气，以除湿阻气机之病症；砂仁气味芳香而性温，既可化湿行气，又可温中，以防黄芩、黄连苦寒伤胃；芦根甘寒，既可清热利水，又可生津止渴；焦山楂、炒麦芽、炒莱菔子消食导滞；炒白芍、甘草缓急止痛，甘草又可调和诸药。诸药相合，热得清散，湿得燥利，食滞得消，则诸症自除。

泄泻案四（食后泄泻）

刘某，男，52岁，2012年8月1日初诊。主诉：食后腹泻2年。患者2年来，食后则腹部不适，急欲登厕，大便溏稀，日行3次，泻后则安，素体乏，易感冒，曾服健脾丸、参苓白术散有效，但不得彻愈。舌质红，苔白腻，脉细滑。西医诊断：肠易激综合征。中医诊断：泄泻。证属脾虚失于运化，精华之气不能上输，合浊而下。治宜益气健脾升阳，清热利湿止泻。遣以痛泻要方加味。炒白术15g，炒白芍15g，陈皮12g，防风9g，炙甘草9g，黄芪15g，葛根15g，黄连3g，薏苡仁30g，车前子15g（包煎），茯苓12g，炒白扁豆15g，砂仁9g（后下）。6剂，日1剂，早晚各服1次。2012年8月8日二诊：药后大便较前成形，腹部不适减轻，登厕已不急，但大便次数未减，上方加石榴皮6g，继服6剂。2012年8月15日三诊：药后自觉精神振，大便基本成形，饭后腹部稍有不适，可不登厕，效不更方，上方继进12剂而愈。

按语："饭后泻"属中医"定时泻"的一种。众多医者认为乃脾虚所为，以参苓白术散加减治疗，效者居多，不效者亦不乏其例。南师临证倡导汤方辨证，认为"饭后泻"的临床表现与痛泻要方的汤证有相似之处，故遣以痛泻要方合芍药甘草汤治疗收效较著。方中以炒白术健脾燥湿止泻，陈皮理气燥湿健脾，防风为风药，一可胜湿，二可升举清阳，三药合用，脾气健，湿得燥，清阳升，则泻自止。再配以炒白芍、炙甘草可缓其饭后登厕之急，可谓相得益彰。本案患者素体乏，易感冒，说明肺脾气虚，卫表不固，故加黄芪补气升阳固表，合白术、防风又有玉屏风散意；便溏，舌红，苔腻，此脾虚失运，湿浊化热之表现，故加葛根、黄连、薏苡仁、车前子、茯苓，升举清阳、清热利湿，加炒白扁豆助白术健脾除湿，砂仁芳香化湿悦脾，加石榴皮涩肠止泻。诸药合用，标本兼顾，收效快捷。

便秘案一

任某，女，45岁，2022年2月11日初诊。主诉：便秘1年。患者1年来，大便干结，依泻药而行，屡用番泻叶、芦荟胶囊、麻仁丸等剂，皆初服效捷，再用效减，甚时倍量而服，经人介绍，来我门诊要求中药治疗。刻诊：大便干结，难以自行，需3~4日服泻药1次，伴口苦、口干而喜热饮，食后心下痞满时反酸，身乏无力，平素情绪波动较大。舌质红，苔白略厚腻，脉细弦滑。诊断：便秘。证属肝郁化火伤津，中阳受损湿生。治宜疏泻肝火，益气温中，除湿化痰，润肠通便。遣以小柴胡汤合增液汤加减。柴胡9g，黄芩9g，干姜5g，炒枳壳12g，陈皮15g，海螵蛸20g，麦冬15g，玄参15g，生白术30g，火麻仁25g，当归15g，郁李仁9g，炒杏仁9g，蜜紫菀15g，黄芪15g，生麦芽30g。7剂，日1剂，水煎服。2022年2月28日二诊：患者初服7剂后，自觉效果较佳，故又照单取药7剂。现大便稍干，2日一行，乏力症除，口苦口干减轻，反酸偶作，仍心下胀满，舌质红，苔薄白腻，脉细弦滑。上方去黄芪，加厚朴9g，减干姜至3g，黄芩至8g，继服7剂。2022年3月14日三诊：药后大便已不干，日行1次，余症皆平，舌质偏红，苔薄白腻，脉细弦滑，上方加砂仁6g(后下)，继服7剂，以资巩固。

按语：南师在治疗便秘时，强调要详审细辨，不得动辄使用硝、黄之属，若屡服久用，则易伤中阳，滋生他症。本案患者大便干结，口苦口干，情绪不畅，舌红脉弦，显系肝气失疏，化火伤津所为，当用疏泄肝木，畅通气机之剂，但屡用苦寒泻下之剂，使中阳受损，脾失运化、痰湿内生、气滞中阻，出现口干喜热饮、食后心下痞满、身乏无力、舌苔白厚腻等症。南师根据《伤寒论》第230条"阳明病,胁下硬满,不大便而呕,舌上白苔者,可与小柴胡汤。上焦得通,津液得下,胃气因和。身濈然汗出而解"之意,遣柴胡、黄芩疏泄肝郁之火,且宣展枢机;又根据"肺与大肠相表里"及"上焦得通,津液得下"之理,配以杏仁、蜜紫菀宣肃肺气、润肠通便,尤其是蜜紫菀润肺降肺、化痰通便效佳,但需重用;又由于郁火耗伤阴津,故伍以麦冬、玄参、当归、火麻仁、郁李仁滋阴养血润肠,此"增水行舟"之意;患者中阳受损,故以干姜温振中阳,且与黄芩相合,辛开苦降,畅通中焦气机;中阳损则脾气虚,故遣黄芪补中益气,以重剂生白术健脾益气,燥湿通便;患者心下痞满,舌苔白腻,以陈皮、厚朴、砂仁、枳壳化痰除湿,理气消满,并除甘寒养阴腻胃及甘温补气滞中之弊,以海螵蛸制酸,重剂生麦芽一则疏肝理气,二则消食助运。诸药相伍,既疏肝泻火、益气温中、除湿化痰、润肠通便,又有辛开苦降、下病上取之寓义,自当收功快捷。

便秘案二

解某,男,81岁,2022年3月14日初诊。主诉:便秘2年。患者2年来,初起大便干结难行,靠用开塞露缓解,数月后自无便意,每周服用峻剂泻药1次,能大便1~2次,后又配合揉腹等治疗,效果不著,遂来求诊。刻诊:素无便意,本次8日未大便,心烦易怒,咽中有痰,晨起明显,舌尖红,体胖大,边有齿痕,苔微黄厚腻,脉弦缓滑。中医诊断:便秘。证属脾虚湿阻,郁火伤津。治宜健脾、除湿、通便,化痰、肃肺、润肠,佐以疏肝泄热。遣以香砂枳术丸加味。木香9g,砂仁9g(后下),炒枳壳15g,生白术60g,炒杏仁9g,蜜紫菀20g,柴胡9g,炒栀子6g,当归20g,火麻仁20g,郁李仁10g,麦冬15g,玄参15g,炒莱菔子15g,黄芪15g。4剂,日1剂,水煎,分早、晚服。2022年3月21日二诊:服药期间自行排便2次,大便稍干,轻度乏力,少量咳痰,舌尖红,苔微黄略厚腻,脉弦缓滑。上方加蜜紫菀至25g,黄芪至20g,继服6剂。2022年3月28日三诊:服药期间大便4次,质软易行,心情舒畅,乏力症除,晨起仍少量咳痰,舌尖偏红,苔薄白腻,脉弦缓滑。鉴于患者口唇紫黯,上方加桃仁9g,6剂继服,以资巩固。

按语:随着社会的飞速发展,人们的生活水平不断提高,饮食亦多偏于肥甘厚腻，或恣食生冷，或饮酒有过，皆可碍胃伤脾，滋生痰湿，蕴结肠腑，气阻便滞。对此，南师临证时，只要见到便秘而舌体胖大，苔腻者，则予以香砂枳术丸加味。如本案患者便秘、咽中有痰、舌体胖大、舌苔厚腻、脉弦滑，显系脾虚失运、痰湿内蕴所为，故以重剂生白术健脾益气、燥湿通便，对此，南师的经验用量为30~90g：以砂仁芳香化湿，行气醒脾；芳香气烈之木香，既善通行脾胃之滞气，又可健脾助消饮食；以枳壳化痰、宽肠、下气。对于顽固性便秘，南师既重视脾、胃、肠，又兼顾肝、肺，强调肝气的升发有助于气机的调畅、脾气的升清，肺气的肃降有助于大肠的通行。故本案结合患者心烦易怒，舌尖红，脉弦之症，配以柴胡疏发肝气，栀子清泻肝火，使热从小便而出；结合患者咽中有痰，伍以杏仁、蜜紫菀肃降肺气，化痰润肠。而对老年人之便秘，不能一味着眼于泻下，要时时顾护其气血津液，如本案加黄芪补中益气；当归、火麻仁、桃仁养血活血，润肠通便，亦应“久病入络”之理；增郁李仁润肠通便，麦冬、玄参“增水行舟”，虽有甘寒滋腻碍脾增湿之嫌，但与木香、砂仁等药相伍，确能做到柔中有刚，趋利除弊；鉴于患者舌苔较厚，故以炒莱菔子消食导滞，以利通腑，与黄芪、白术相伍，亦无破气之弊，且黄芪亦可补而不滞。诸药合用，肝脾肺肠并调，气血津液兼顾，对年老之顽固性便秘甚宜。

便秘案三

姚某，女，30岁，2021年3月2日初诊。主诉：便秘1年余。患者近1年来便秘，5~7日一行，质不干，伴口臭，胃脘痞满，颜面痤疮，平素自觉乏力，无烧心，反酸，舌淡红，苔白略厚腻，脉缓。西医诊断：习惯性便秘。中医诊断：便秘。证属脾虚气滞，湿邪中阻。治宜益气、健脾、升清，除湿、化浊、通便。遣以香砂枳术丸加味。木香9g，砂仁9g（后下），炒枳壳12g，生白术30g，当归15g，连翘15g，杏仁9g，薏苡仁30g，黄芪15g，炒莱菔子15g，郁李仁9g，藿香9g（后下），薄荷6g（后下）。4剂，水煎服，日1剂。2021年3月6日二诊：诉服用上方期间大便1次，胃脘痞满减轻，颜面痤疮未再新出，舌淡红，苔白腻，脉缓。予上方生白术加至40g，黄芪加至20g。5剂再进。2021年3月12日三诊：药后大便2~3日一行，质不干，饮食增，精神振，口臭减轻，上方继服6剂以资巩固。

按语：本案之便秘系脾虚湿阻所为，故南师重用生白术（必须30g及以上），以健脾益气，燥湿通便。炒枳壳宽肠下气，木香以行脾胃之滞气，莱菔子消积导滞，黄芪补气升阳，杏仁、砂仁、薏苡仁宣上、畅中、渗下增强除湿之功，郁李仁、当归润肠通便，藿香、薄荷芳香化浊避秽，连翘清热解毒、消肿散结以消痤疮。南师根据脾虚湿阻便秘的病机特点，自拟健脾通便汤（生白术30g/60g/90g，炒枳壳15g/30g，荷叶10g，冬瓜子15g/30g），临床用之多验。本案中虽未用荷叶，但用了薄荷，一可质轻升散，二可芳香化浊除臭，总之要顺应脾胃生理特点。

便秘案四

王某，男，77岁，退休职工，2022年3月18日初诊。主诉：便秘1年余。患者近1年来大便秘结，排便无力，大便干硬，3~5日一行，伴有口干、双下肢无力，舌质黯，苔微黄略厚腻，有细小裂纹，脉细弦。西医诊断：习惯性便秘。中医诊断：便秘。证属气阴两虚兼血瘀。治宜滋阴益气，活血润肠。方用增液汤加味。地黄12g，麦冬15g，玄参15g，当归15g，桃仁9g，火麻仁25g，郁李仁9g，肉苁蓉20g，黄芪15g，枳壳12g，陈皮12g。6剂，水煎400ml，早晚温服。2022年3月25日二诊：患者便秘较前好转，1~3日一行，排便较前有力，口干、双下肢无力症状均较前减轻，舌脉象同前。上方中黄芪加至24g，加木香9g，杏仁9g，生白术30g，继服6剂。2022年4月1日三诊：患者排便有力，大便1~2日一行，仍稍有干硬，舌质黯，苔薄黄腻，上布细小裂纹，脉细弦。上方麦冬加至20g，玄参加至20g，当归加至20g，黄芪减为20g，继服6剂以资巩固。

按语：本案为老年患者，其大便干结，伴口干、舌布细小裂纹、脉细，此阴津不足、肠失柔润所为，故遣以增液汤增水行舟，并伍以火麻仁、郁李仁、肉苁蓉润肠通便；其排便无力，双下肢无力，脉细，乃气虚之表现，增以黄芪补气助运，并伍枳壳、木香行气宽肠；患者舌黯，且便秘日久，此久病血瘀，故配以当归、桃仁养血活血，润肠通便；其舌苔略厚腻，脉细，此脾虚湿阻之征，故重用生白术健脾除湿通便，陈皮理气燥湿，且可除增液之品甘寒腻胃碍脾之弊；杏仁肃降肺气、润肠通便、下病上取。诸药合用，阴津足，气力增，血活湿除，肠腑自通。对老年人的便秘，南师在临证时常常教导我们要注意：①不要动辄使用硝、黄之属，只图一时之快，久用则易损伤中阳，使气血生化乏源，且易导致黑肠病变；②气为肠道运行之动力。气滞则肠道运行受阻，气虚则肠道运行无力，故酌加善行肠中之气的木香、枳壳及补气助力之黄芪；③年老多血虚，病久多血瘀，故临证酌配当归、火麻仁等养血润肠，并以当归伍桃仁活血润肠；④阴津不足则大便干结难行，宜增水行舟，予以增液汤，但要做到柔中有刚，不能腻胃碍脾，可配以陈皮、砂仁之属；⑤阳虚者便秘，避苦寒，慎阴柔，宜温润而下，如肉苁蓉、锁阳之属。

反酸案

刘某，男，47岁，2021年9月10日初诊。主诉：反酸时作2年余。患者2年来每于饱食后反酸，曾诊为胃食管反流病，服吗丁啉（多潘立酮）、兰索拉唑等效果不著，遂来要求服中药治疗。刻诊：食后则反酸，伴胃脘胀满，情绪波动较大，寐可，二便调。舌淡黯，尖红，苔薄白腻，脉细弦滑。西医诊断：胃食管反流病。中医诊断：反酸。证属肝胃郁热，湿阻中焦。治宜清肝泻火，除湿宽中。遣以左金丸合平胃散、乌贝散加减。黄连4g，吴茱萸2g，海螵蛸20g，浙贝母9g，苍术6g，厚朴6g，陈皮12g，茯苓12g，半夏9g，生麦芽15g，炒谷芽15g。6剂，1次1袋，日2次，开水冲服。药后反酸、胀满明显减轻，继服6剂而愈。

按语：本案患者平素情绪波动较大，且舌红，脉弦，故其反酸系肝胃郁热所为；观胃脘胀满，苔腻，脉滑，考虑其湿阻中焦、气机失畅。故遣以黄连苦降寒泻，有“实者泻其子”之意，又取苦寒直清胃热之功；吴茱萸辛热疏肝解郁、和胃降逆，与苦寒之黄连合用，既清肝胃郁热以止酸，又辛开苦降，调理中焦气机，一举两得也！以海螵蛸、浙贝母专于制酸；以苍术燥湿，茯苓渗湿，厚朴行气燥湿除胀，陈皮理气燥湿和胃，半夏燥湿和胃；生麦芽、炒谷芽消食开胃，且生麦芽合吴茱萸疏肝气之郁结。总之，该案选方精，用药简，量轻灵动，配伍严谨，做到泻火不凉遏，温燥除湿畅气机，共收清肝泻火、除湿宽中、制酸和胃之效。

大便失禁案一

王某，男，75岁，2020年3月12日初诊。主诉：大便难以自控4个月。患者于4个月前行直肠癌手术，术后出现大便溏稀，意欲大便但难以达厕，或矢气时则大便出，日换5~6次内裤，甚是苦恼。伴饮食不振，身乏无力，少气懒言，多愁善感，舌淡，苔薄白润，脉细略弦。西医诊断：直肠癌术后。中医诊断：大便失禁。证属手术伤中耗气，术后未复，脾失统摄，兼肝气郁结。治宜补中益气，固摄大肠，佐以疏肝解郁。遣以补中益气汤加减。生黄芪30g，党参15g，炒白术15g，茯苓12g，炙甘草6g，柴胡9g，升麻3g，葛根15g，炒山药24g，炒白扁豆15g，炒薏苡仁24g，陈皮12g，合欢皮15g，石榴皮9g，生麦芽15g。6剂，日1剂，水煎服。药后大便渐成形，大便自控力较前强，日换3次内裤，饮食增多，乏力减，精神较前愉悦，继进6剂。药后大便基本成形，大便仍时难控，但每日只需换1~2次内裤，乏力少气减轻，唯食之稍多则心下胀满，上方去炒白扁豆、炒薏苡仁，加鸡内金9g、厚朴6g，6剂继服。药后大便基本能自控，心下胀满症除，精神较好，继服12剂（前6剂，每日1剂；后6剂，隔日1剂），以资巩固。

按语：南师治大便失禁多从肺、脾、肾着眼。因肺主一身之气，与大肠相表里，若肺气不足较甚时，可出现大便失固，此上不制下也；脾为气血生化之源，脾主统摄，若脾气不足较甚时，则肠失固摄；肾主二便，若肾阳不足时，则会出现二便失控。三脏关系密切，临证分而治之有者，合而治之亦为常用之法。本案患者大便失控显系肠部手术伤中损脾耗气所为，故遣以补中益气汤去润肠之当归补中益气、固摄大肠。加葛根助升麻升发脾之清阳，炒白扁豆、炒薏苡仁除湿健脾实大便，炒山药肺、脾、肾兼顾、收涩固肠、标本兼顾。石榴皮固涩大肠以治其标，合欢皮协柴胡疏肝解郁，生麦芽一可消食助运，二可疏肝理气，一举两得。诸药合用，标本兼治，收效当捷。

大便失禁案二

常某，女，57岁，职工，2020年10月9日初诊。主诉：腹泻时作3个月。患者3个月前行子宫脱垂修补术、膀胱脱垂修复术，术后出现大便溏稀，日行2~3次，站立时间长则大便难以控制，伴腰困、乏力。查舌质瘀黯偏红，苔白厚腻，脉细滑。西医诊断：慢性腹泻。中医诊断：泄泻（大便失禁）。证属脾失运化，中气不足，统摄失司。治宜补中益气，升提固涩。方用补中益气汤合参苓白术散加减。党参10g，茯苓12g，炒白术15g，炒薏苡仁30g，砂仁9g（后下），山药 15g，炒白扁豆 15g，黄芪 15g，石榴皮 6g，柴胡 5g，升麻 3g，陈皮 12g。6 剂，日 1 剂，水煎，早晚分服。2020 年 10 月 16 日二诊：服药 1 周来泄泻未作，舌质偏红，苔微黄薄腻，上布细小裂纹，脉细。上方去党参加太子参 15g，6 剂，水煎，早晚分服。2020 年 10 月 23 日三诊：遣中成药补中益气丸及参苓白术散再服半月，以资巩固。

按语：《素问·阴阳应象大论》曰："清气在下，则生飧泄。"《景岳全书》曰："泄泻之本，无不由于脾胃。"本病属中医的"泄泻"范畴，南师认为其发病与"脾虚"关系密切。究其原因有二：一，患者因子宫脱垂、膀胱脱垂而手术，从辨病辨证角度来看，术前显为中气虚弱，升举无能所致；二，手术虽使其脏复其位，但却耗伤气血。如此，中气未复，统摄失司，再生他症，故见大便溏稀次频，站立时失控，身乏无力等症。治当补中益气，升提固脱，除湿健脾。方用补中益气汤去润肠之当归，加固肠止泻之石榴皮，益气升提固摄大肠；以参苓白术散健脾除湿止泻。两方加减相合，益气升提固脱而不留湿，渗湿化湿理气，使其补而不滞，升提固脱无阻，一举两得，标本兼顾，自当收功。

四、肝胆病证

眩晕案一

宋某，男，32 岁，1997 年 2 月 10 日初诊。主诉：头晕乏力 10 天。患者 10 天前因连续伏案写作而出现头晕乏力，伴心下痞满，食纳减少，夜寐梦多，舌质淡，体胖大，边有齿痕，苔薄白腻，脉沉细。血压：90/50mmHg。西医诊断：低血压。中医诊断：眩晕。证属心脾两虚，痰湿中阻，清阳失升。治宜健脾除湿，升举清阳，养心安神。遣以归脾汤合二陈汤加减。黄芪 30g，党参 15g，炒白术 12g，半夏 9g，陈皮 15g，茯苓 12g，荷叶 10g，炒酸枣仁 15g，龙眼肉 10g，炒枳壳 30g。日 1 剂，水煎服。7 剂后，头晕乏力减轻，心下痞满症除，纳食如常，夜寐梦少，效不更方，继进 7 剂，诸症悉除。血压为 110/62mmHg。

按语：患者发病前，连续伏案写作，既劳心耗神，又思虑伤脾。继而出现心血暗耗，心神失养，夜寐梦多；脾伤则气血乏源，故头晕、乏力；脾伤则水湿失运，痰湿内生中阻，致心下痞满，清阳失升。心脾两虚予以归脾汤，痰湿中阻遣以二陈汤，此皆治疗常法，无须多议。

此案值得借鉴的是南师重用了炒枳壳。其用意有三：一者以枳壳行气宽中、化痰除痞，此药证相合之举也；二者与黄芪、荷叶补气升阳之品相伍，一升一降，以应中焦脾升胃降之生理特点；三者现代药理研究提示，枳壳能增强胃肠节律性蠕动，能升高血压，此药性与药理相结合、辨病与辨证相结合运用之举也，以冀进一步提高临床疗效。

眩晕案二

迟某，女，48岁，职工，2021年4月9日初诊。主诉：头晕、头痛1个月余。患者1个月前无明显诱因出现头晕、头闷痛，其疼痛部位以双侧太阳穴、前额为主，伴乏力，眠差，小便频数，大便正常。曾在我院行瓦氏位(Water's view)X线片示：左上颌窦炎。查舌淡、边有齿痕、尖红，苔白腻，脉濡缓。西医诊断：左上颌窦炎。中医诊断：眩晕。证属风痰上扰。治宜祛风化痰，通窍止眩。方用半夏白术天麻汤加减。半夏9g，炒白术12g，天麻9g，白芷9g，柴胡12g，川芎9g，苍耳子9g，辛夷8g(包煎)，连翘15g，茯苓15g。4剂，日1剂，水煎，早晚分服。药后，头晕头痛明显减轻，效不更方，继服5剂而愈。

按语：《丹溪心法》云："头眩，痰挟气虚并火，治痰为主……无痰则不作眩……"从汤方辨证角度辨治，凡见头晕、舌苔白腻、脉弦滑或濡滑，则可直接投用半夏白术天麻汤燥湿健脾化痰、平肝息风止痛。兼症者，可随症选药予以相伍。如本案前额头痛，则加以善治阳明头痛之白芷，且兼可宣通鼻窍；双侧太阳穴痛，此足少阳胆经之位也，故加柴胡、川芎以疏肝活血、祛风止痛；加苍耳子、辛夷开窍止痛，又可引质地轻清之连翘直达病所，清热解毒，以应舌尖红之征。如此，则汤证相应，药证相合，取效甚捷。此宏观辨证与微观辨证结合之体现也！

眩晕案三

刘某，男，70岁，2014年5月16日初诊。主诉：头晕时作1年，加重1周。患者1年前因劳累后出现头晕，曾在某医院拟诊为脑供血不足、颈椎病，予以输液治疗而缓解。但此后再遇劳累则发作，近1周出现行走时间稍长(约10

分钟)则头晕,眼前发黑,休息片刻缓解。平素乏力自汗,少气懒言,颈项不适,大便溏稀,舌质淡,苔薄白润,脉细。彩超示:双侧颈动脉内中膜不均匀增厚并斑块形成。颈椎片示:颈椎病。西医诊断:①脑供血不足;②颈椎病。中医诊断:眩晕。证属中气不足,清阳失升。治宜补中益气,升举清阳。遣以补中益气汤加减。黄芪30g,党参15g,炒白术15g,炙甘草6g,茯苓12g,柴胡6g,升麻3g,陈皮12g,葛根30g。6剂,日1剂,水煎,分早晚服。药后头晕、乏力、颈项不适减轻,余症如故,上方去党参,加人参9g(另炖),炒白扁豆15g,继服6剂。药后持续行走10分钟稍晕,但眼前已不发黑,余症均明显缓解。效不更方,又守方继服18剂而诸症除。

按语:眩晕者,多从风、火、痰、瘀、虚辨治。本案患者头晕于活动后易发,且伴乏力自汗、少气懒言、脉细之症,显系中气不足、清阳失升、脑失所养而为,故遣以补中益气汤加减。方中以重剂生黄芪补中气,升清阳,实皮毛;伍人参、白术、茯苓、炙甘草益气健脾渗湿,助黄芪共建补中益气之功;配小量柴胡、升麻引发甘温补气之品上升;以陈皮理气醒脾,畅通中焦气机,既助清阳上升,又使诸甘药补而不滞;最后加重剂葛根,一者升举清阳,二者解项部不适,三者乃辨病辨证及药性药理相结合之体现。葛根在传统药性功效上能升举清阳,且能解项背拘急之症;在现代药理方面,具有扩张脑血管、增加脑血流量作用。如此,诸药相合,则中气足,清阳升,血供足,眩晕除。

头痛

陕某,男,37岁,2022年3月18日初诊。主诉:头痛半年。患者半年来,头部走窜疼痛,但以两太阳穴部及颠顶为主,着风遇凉后易发或加重,伴头晕头闷,口苦口黏,大便偏干,日行1次。曾服正天丸、养血清脑颗粒,效果不著。若痛甚时,服芬必得(布洛芬)以缓解。查:舌淡黯,边尖红,苔微黄厚腻,脉沉细弦。西医诊断:神经性头痛。中医诊断:头痛。证属少阳失疏化火,痰湿内蕴蒙窍,风寒外袭于头。治宜疏泄少阳郁火,化痰除湿开窍,祛风散寒止痛。遣以小柴胡汤合半夏白术天麻汤加减。柴胡9g,黄芩9g,半夏9g,苍术9g,白术9g,天麻9g,川芎10g,藁本6g,炒白芍15g,炙甘草6g,荆芥穗9g,防风6g,当归9g,黄芪15g。6剂,日1剂,水煎,分早晚服。2022年3月25日复诊:药后头痛明显缓解，头晕、口苦亦减，大便已调，仍头闷口黏，上方去防风，减黄芩为6g，加石菖蒲9g、干姜3g。继服12剂而愈。

按语：南师临证长于汤方辨证，简便快捷。若病情复杂者，主张复合证复合方。如本案头痛以太阳穴和颠顶为主，且口苦、头晕、脉弦，故遣以小柴胡汤疏泄肝胆之火；患者头晕头闷、口黏、舌苔厚腻，此痰湿内蕴，风痰上扰之表现，则合以半夏白术天麻汤加苍术、石菖蒲健脾燥湿，化痰开窍，息风止痛；患者头痛以走窜为主，且着风遇凉易发或加重，显系风寒外袭所为，故仿荆防四物汤之意，遣以川芎、当归、炒白芍、荆芥、防风、藁本养血活血、祛风散寒，且藁本善治颠顶之痛，有引经之意；而川芎既可活血，又可祛风止痛，六药合用，乃取“治风先治血”之意。患者遇风发作，且脉细，南师又遣以玉屏风散益气固表，扶正祛邪。四方合用，各司其职，标本兼顾，诸症当平。

抽动障碍(小儿抽动秽语综合征)

田某，男，6岁，内蒙古赤峰人，2017年8月11日初诊。家长代诉：患儿不自主摇头1年。1年来，不自主摇头，生气时易发、加重，曾在当地予以西医治疗，效果不著，后经人介绍到我市某医疗机构进行小儿推拿治疗半月，病情时轻时重，故邀南师予以中药治疗。刻诊：患儿因紧张频繁摇头，面色萎黄，形体较瘦，不思饮食，易发脾气，大便偏溏，舌质淡，苔白略厚腻，脉细弦滑。西医诊断：小儿抽动秽语综合征。中医诊断：抽动障碍。证属脾虚生痰，肝亢化风，风痰上扰。治宜健脾化痰，平肝息风。方以半夏白术天麻汤加味。半夏9g，炒白术10g，天麻9g，陈皮9g，茯苓10g，党参9g，炙甘草6g，炒白芍12g，僵蚕6g，刺蒺藜6g，炒麦芽9g。日1剂，水煎服。药服6剂，摇头次数减少，饮食增加，大便调，仍不自主发脾气，上方加合欢花6g，继服6剂。三诊时，家长诉摇头偶作，纳食正常，已不烦躁，精神较佳，舌质淡，苔薄白腻，脉细弦滑，效不更方，又遣15剂，以资巩固。半月后，家长来电告知，摇头症再未发作，询问是否还要服药。为了防止病情反复，嘱其家长，隔日1剂，连服15剂。

按语：抽动秽语综合征特征是不自主的、突发的、快速重复的肌肉抽动，在抽动的同时常伴有暴发性的、不自主的发声和秽语。中医尚无明确相应诊断，多拟诊为“肝风”“瘛疭”“慢惊风”“抽动障碍”等。脾主运化水谷，小儿“脾常不足”，患者面色萎黄，不思饮食，大便溏稀，舌淡，苔白腻，脉细滑，此皆脾虚失运，痰湿内生所致；肝主风，风主动摇，肝风内起，则头摇也；小儿“肝常有余”，患者摇头多在生气或紧张时易发和加重，此木亢生风夹痰上扰之表现也。治宜健脾化痰，平肝息风。遣以半夏白术天麻汤加味。该方为治风痰上扰眩晕之名方，南师用治小儿抽动秽语综合征之摇头症，此古方新用也，也是“方机相应”及“异病同治”思维运用之体现。方中以白术、党参健脾助运，以治脾虚之本；以半夏、陈皮、茯苓燥湿化痰理气；炒麦芽消食健胃；以天麻、僵蚕、刺蒺藜平肝解痉息风；刺蒺藜有疏肝作用，与合欢花相伍，则疏肝解郁，以畅情志；炒白芍益阴柔肝，与炙甘草相配，共缓筋脉之拘急，并应肝体阴而用阳之生理特点。诸药合用，则脾健、痰消、风息，摇头自愈。

胆 瘅 案

黄某，女，52 岁，2021 年 12 月 31 日初诊。主诉：口苦口酸半月。患者半月前因情志失畅后出现口苦口酸，伴头晕头沉，不思饮食，大便偏溏，查：形体肥胖，舌质红，苔薄白腻，脉细弦滑。西医诊断：慢性胃炎。中医诊断：胆瘅。证属胆火犯胃，脾虚湿阻，风痰上扰。治宜疏肝清胆，健脾和胃，息风化痰。遣以经验方清降胆火汤合半夏白术天麻汤加减。柴胡 9g，龙胆草 6g，半夏 9g，牡蛎 30g，白术 9g，天麻 9g，炙甘草 6g，海螵蛸 20g，浙贝母 9g，砂仁 6g，生麦芽 15g，炒谷芽 15g。6 剂，1 次 1 袋，日 2 次，开水冲，饭后服。2022 年 1 月 24 日二诊：药后诸症明显缓解，但因外出未能及时复诊，现要求再服上药 6 剂，以冀彻愈。

按语：“胆瘅” 一词始见于《素问·奇病论》：“口苦者病名为何？何以得之？岐伯曰：病名曰胆瘅。” 瘅者，热也。胆瘅是指胆热犯胃，以口苦、呕苦、嘈杂、脘胁胀痛为主要表现的疾病，南师治疗胆瘅有五部曲。即疏解少阳法，以小柴胡汤加栀子为主方；清利肝胆法，以龙胆泻肝汤加减；疏清肝胆，镇潜逆火，方用经验方：柴胡、龙胆草、半夏、牡蛎；清泻为主，反佐辛热，相反相成法；滋养肝木法，投用一贯煎。本案之口苦，从疾病诱因来看显系情志失畅、肝胆气郁、化火逆胃所致，故以经验方柴胡、龙胆草、半夏、牡蛎清疏肝胆、镇潜逆火；患者形体肥胖，不思饮食，大便偏溏，头部闷沉，苔腻脉细滑乃脾虚失运、痰湿内盛、清阳失升之表现，脾虚之痰，夹火上扰，故发头晕，故遣以半夏白术天麻汤加砂仁健脾除湿、息风化痰；肝胆失疏，化火犯胃，故又见口酸，加乌贝散制酸和胃；生麦芽、炒谷芽消食开胃，助脾运化。诸药合用，郁火清，气机畅，脾胃健，痰湿除，则诸症皆平。

耳鸣案一

张某，男，81岁，2021年6月7日初诊。主诉：耳鸣1个月。患者近1个月来左耳耳鸣，耳鸣如蝉，伴舌干，口苦，夜眠差，多梦，上颌不利，咽干，咽痒，咳嗽无痰，夜尿频，每晚3~4次，大便正常，舌黯红，苔黄厚腻，脉弦滑。西医诊断：神经性耳鸣。中医诊断：耳鸣。证属胆火上炎，痰湿内阻证。治以疏泄肝胆，燥湿化痰，通窍聪耳。遣以小柴胡汤加减。柴胡9g，黄芩6g，半夏9g，麦冬9g，石菖蒲9g，煅磁石20g（先煎），焦神曲12g，芦根20g，陈皮12g，茯神12g，太子参10g，焦麦芽15g。5剂，水煎服，日1剂。2021年6月11日二诊：患者服上方后口干、口苦、耳鸣均有所减轻，仍睡眠差，舌黯红，苔厚腻，脉弦滑。上方加砂仁9g（后下），夜交藤20g。6剂继服。2021年6月18日三诊：患者服上方后口干、口苦症除，耳鸣未作，睡眠改善，夜尿2~3次，舌黯红，苔白厚，脉弦滑。处方如下：柴胡9g，黄芩6g，半夏9g，石菖蒲9g，煅磁石20g（先煎），焦神曲12g，陈皮12g，茯神12g，太子参10g，砂仁6g（后下），夜交藤20g，益智仁15g，焦麦芽15g。5剂，水煎服，日1剂。

按语：《黄帝内经》云："五脏六腑，皆令人咳，非独肺也。"南师认为，耳鸣者，非独肾也。就本案而言，患者口苦、口干，左耳鸣，脉弦，舌红，此肝胆郁而化火之表现。因足少阳胆经下耳后，入耳中，胆火循经上扰耳窍则耳鸣。故以小柴胡汤加减治疗而获效。当然，本案尚伴夜尿频数之症，此肾虚所致，待胆火清，痰湿退，可予补肾之剂善后。

耳鸣案二

李某，男，49岁，2021年6月14日初诊。主诉：耳鸣2年。近2年来，患者耳鸣如蝉，西医曾诊为神经性耳鸣，予口服谷维素、甲钴胺等无效，现症见耳鸣，双目干涩，心烦急躁易怒，大便偏干，夜眠差，入睡困难，舌黯红，苔微黄薄腻,脉细弦滑。中医诊断:耳鸣。证属肝肾阴虚,气郁化火。治宜滋阴聪耳,疏泄肝火。枸杞 10g,密蒙花 9g,女贞子 12g,旱莲草 12g,石菖蒲 9g,煅磁石 24g(先煎),焦神曲 12g,柴胡 9g,黄芩 6g,白芍 24g,炙甘草 6g,合欢皮 15g,陈皮 12g。6 剂,水煎服,日 1 剂。复诊:患者诉耳鸣如故,睡眠有所改善,心烦减轻,舌黯红,苔微黄薄腻,脉细弦滑。上方加葛根 15g,蝉蜕 9g,丹参 24g。6 剂继服。药后耳鸣有所减轻,继续予上方服至 1 个月后耳鸣症除,睡眠正常。

按语:本案发病日久,肝肾阴虚与气郁化火并重,故标本兼治,治本以杞菊菖磁二至丸为主,气郁化火以小柴胡汤疏泄。经云"肾开窍于耳",肾阴不足,耳失濡养,故以二至丸滋补肝肾。加磁石益肾聪耳,潜阳安神。用石菖蒲芳香化浊,宣闭开窍。二药伍用,一开一合,启闭开窍,益肾平肝,为南师治疗耳鸣常用对药。患者双目干涩,将菊花易为密蒙花,密蒙花甘、微寒,既能清肝,又能养肝,用治肝血不足、双目干涩较菊花为优。因久病入络,南师治疗耳鸣时长者,一般皆加活血化瘀之品,如丹参、路路通、葛根等,尤其葛根有升清聪耳作用,现代药理研究显示葛根有活血作用,可改善内耳微循环。对于耳鸣者,南师常加蝉蜕,一者蝉蜕质轻性寒,上达病所,透散郁火,二者取"以鸣治鸣"之意。

耳鸣案三

原某,男,48 岁,农民,2021 年 12 月 6 日初诊。主诉:耳鸣 2 年余。诉近 2 年来耳鸣时轻时重,颈项不适,腰困,手足心出汗,口干喜饮温水,大便稀溏,日行 1 次,舌红,边有齿痕,苔薄白润,脉弦细。西医诊断:神经性耳鸣。中医诊断:耳鸣。证属脾肾两虚。治宜健脾补肾,开窍聪耳。开具方药如下:石菖蒲 9g,磁石 30g(先煎),葛根 20g,焦神曲 15g,生地黄 9g,山萸肉 12g,山药 12g,炒杜仲 15g,续断 15g,炒白术 30g。5 剂,日 1 剂,水煎,早晚温服。2021 年 12 月 10 日二诊:服药后耳鸣有所减轻,但缓解不明显,颈项不适减轻,仍足心出汗,腰困,口微干,舌质红,苔薄白润,上方加炒白扁豆 15g,将山药加至 24g,继服 6 剂。2021 年 12 月 17 日三诊:耳鸣较前减轻,大便已成形,余不适均明显好转,舌稍红,苔薄白润,脉细弦。考虑其病程日久,久病易入络,加川芎 10g、赤芍 10g、丹参 20g、桃仁 9g、红花 9g 以活血化瘀,继服 6 剂。2021 年

12月22日四诊：药后耳鸣明显减轻，补诉平素双足不温，余无不适。上方去炒白术、炒白扁豆，加黄连3g、肉桂3g(后下)交通心肾，清上温下。守方调治12剂后，诸症悉平。

按语：耳鸣为临床常见病、多发病、疑难病，南师在多年临床工作中总结了治疗慢性久病之耳鸣的经验，经观察证属“肾虚血瘀”者较多，故常以耳聋左慈丸加减，加葛根以“升清聪耳”，现代药理研究认为葛根可增强心脑供血，改善内耳循环，加川芎、丹参等活血化瘀之品，以应中医“久病入络”之理。若为神经性耳鸣，可重用磁石或再选加代赭石、生铁落、阳起石等药。因西医学研究认为，缺铁可能为肾虚型感觉神经性耳鸣发病因素之一，缺铁可导致耳蜗含铁酶活性降低，致使耳蜗功能下降，故临证时，宜在补肾基础上，重用含铁类药物，以冀提高临床疗效。具体运用时，尚需注意两点：一，该类药属矿石之品，重用久服易伤脾胃，宜时时护胃，如案中所用神曲即是；二，非肾阳虚者，不得加用阳起石。要辨病辨证结合，药性药理结合，但不能舍证用药。

五、肾系病证

腰痛(肾结石)案一

成某，男，53岁，交通警察，2013年5月11日初诊。主诉：双腰部酸胀困痛1个月。患者1个月前不明原因出现双腰部酸困胀痛，伴身倦乏力，双下肢尤甚，大便溏黏，行而不畅，小便时有灼热感，曾自服“壮腰健肾丸”1周不效，遂来就诊。查：舌质红，苔黄腻，脉弦滑数。腰椎正侧位片未见异常，彩超示：左肾可见2~3个强回声，较大的位于上盏，后伴声影，长约0.5cm。右肾可见1~2个强回声，较大的位于中上盏，后伴声影，长约0.6cm。提示：双肾结石。西医诊断：双肾结石。中医诊断：腰痛。证属脾虚失运，湿热下注，煎熬成石。遣以四妙四金汤加味(南师经验方)。苍术10g，黄柏9g，薏苡仁30g，川牛膝10g，金钱草30g，鸡内金10g，郁金10g，海金沙12g(包煎)，黄芪20g，砂仁9g(后下)，乌药9g，续断15g。药服4剂，腰部酸困胀痛及身乏无力减轻，小便已无灼热感，为了增强化石作用，将鸡内金改为冲剂，每次3g，日2次，研末冲服。继服7剂后，腰部稍酸困，精神已振，小便调，大便已成形，但仍不畅，舌红象减，苔薄黄腻，脉弦滑。上方减黄柏为6g，易乌药为炒枳壳12g，7剂继服。5日后，黎明6时许，欣喜来电告知，诉其昨晚2次小便，均出现尿道刺痛，明显有砂粒样物排出，嘱其将剩余的2剂药服完。3日后，彩超提示：双肾未见异常。患者亦无不适，嘱其以后勤饮水，多运动。并处以车前子15g，每日1剂，水煎代茶饮，连服15天，以防肾结石再次形成。

按语：南师作为一名中医，但历来不排斥西医学，并认为西医学的各种检测手段是对中医望诊的延伸，中医要加以充分利用，在临床中积极将辨病和辨证相结合以进一步提高临床疗效。如对本案的诊治，若以传统的中医思维辨治，则属脾肾两虚，湿热下注。治宜健脾益气，补肾强腰，清利湿热。也许能收到一定疗效，但难以根除，南师通过西医学的相关检查，诊为肾结石之腰痛，则病机就成为脾虚失运，湿热下阻，煎熬成石，阻碍气机。治法由“补肾强腰”易为“化石排石”，此辨病辨证相结合之体现，同时彰显了辨病辨证相结合之优势。方中以苍术、黄柏、薏苡仁、砂仁清热燥湿、利湿、化湿；以金钱草、鸡内金、海金沙化石排石；以郁金行气活血，乌药温肾理气，二者相伍，理气活血止痛，促进结石排出；以黄芪补脾益气，续断补肾活血，二者相合，脾肾兼顾；川牛膝一可补肾，二可活血止痛，三可利水通淋，四可引药下行、引石下行，一举四得。另外，南师主张药性和药理相结合，故在患者结石得排，诸证皆平时，又以车前子煎汤代茶饮，以善其后，因车前子甘寒，功可清利湿热，现代药理研究提示其提取液有预防肾结石形成的作用。

腰痛案二

李某某，男，25岁，2018年12月12日初诊。主诉：腰痛4个月。患者于4个月前因腰椎间盘突出伴Ⅰ度滑脱，在西安某医院行手术治疗，现仍腰痛，双下肢小腿外侧时麻木，左下肢大腿后部拘急，颈项僵硬，双手指时麻，大便质黏。口唇紫黯，舌红，苔薄白腻，脉弦细滑。西医诊断：腰椎间盘突出术后。中医诊断：腰痛。证属肾虚血瘀，湿热内蕴。治宜补肾强腰，活血通络，清热除湿。遣药如下：熟地黄10g，山萸肉12g，山药12g，怀牛膝10g，炒杜仲15g，续断15g，狗脊15g，桑寄生15g，炒白芍24g，炙甘草6g，鸡血藤30g，忍冬藤20g，蜈蚣1条，生薏苡仁30g，葛根15g。5剂，日1剂，水煎服。2018年12月26

日二诊：药后腰痛、颈部僵硬及双手麻木均减轻，余症无进退，舌红，苔薄白腻，脉细弦滑。上方加炒白芍至30g，炙甘草至9g。6剂继服。2019年1月2日三诊：药后诸症均有不同程度减轻，舌红，边有齿痕，苔薄白稍腻，脉细弦滑。上方去生薏苡仁，加木瓜15g，连服6剂。2019年1月7日四诊：药后诸症继减，口干，舌红，苔薄白，上布细小裂纹，脉细弦滑。上方加麦冬10g，12剂继服。2019年1月21日五诊：腰痛已不明显，项僵、手麻、便黏症除，双小腿外侧麻木及左大腿后部拘急偶作。上方去桑寄生、狗脊，加天麻9g，路路通10g。12剂继服。2022年4月22日因他病又就诊于本门诊，诉其腰痛病症在3年前服完最后一次药后已愈。

按语：对于骨科之术后腰痛病，南师认为有以下特点。一，伤筋损骨，当滋补肝肾，强壮筋骨，如本案中所用熟地黄、山萸肉、山药、炒杜仲；二，术后多血虚血瘀，当以养血活血为主，切忌动辄使用破血之品，如本案中重用的鸡血藤，既可养血行血，又可舒筋活络；三，术后腰痛除劳累后加剧外，风寒外袭亦为重要诱因，故当配以强壮性祛风湿药，如狗脊、桑寄生既可祛风湿，又可补肝肾，强腰膝；另外，术后腰痛续断为必用之品，因其具补益肝肾，强筋健骨，疗伤续折之功；四，术后腰痛日久者，当酌配虫类药以增强其通络止痛除麻之效，如蜈蚣、全蝎等品；五，术后腰痛，因活动受限，而饮食又多为滋补之品，初期多兼有湿热之证，如舌苔腻，大便质黏等，故要适时配用清热除湿药，如本案中之生薏苡仁。

腰痛案三

王某，男，45岁，干部，2020年3月6日初诊。主诉：腰部酸困疼痛1年。患者1年前不明原因出现腰痛，曾断续服用六味地黄丸或壮腰健肾丸等效果不著，遂来就诊。刻诊：腰部酸困疼痛，食后心下胀满，四肢倦怠无力，大便溏而不畅，日行3~4次，阴部汗出潮湿，舌质偏红，苔稍黄略厚腻，脉细滑。腰椎正侧位片未见异常。西医诊断：腰肌劳损。中医诊断：腰痛。证属脾虚气滞，湿热下注。治宜健脾理气，清利湿热。方以香砂枳术丸加味。木香10g，砂仁9g，炒枳壳12g，炒白术24g，厚朴9g，黄芪15g，薏苡仁30g，车前子15g，泽泻9g，黄柏6g。日1剂，每次1袋，日2次，开水冲服。药服6剂，自觉周身有轻松感，腰酸腰痛缓解，心下胀满症除，阴部汗出减少，大便仍溏而不畅，上方去厚朴，加槟榔 9g，继服。6 剂后，腰部酸困感明显减轻，但久坐后仍腰痛，大便已较前通畅，日行 1~2 次，阴部已无潮湿感，舌质淡红，苔稍黄薄腻，脉细滑。上方去黄柏，加续断 15g，续服 12 剂而愈。

按语："腰为肾之府"，腰痛从肾论治乃为常法，但若不效或效差时，可从脾论治。南师认为：①腰背与足太阴脾经关系密切，脾失健运，湿浊内生，阻滞经脉，可见腰背酸困重着、腰痛，甚至牵引少腹；②脾主肌肉，大凡机体肌肉病变，可从脾着眼；③前人已开启了从脾论治腰痛之先河，早在东汉时期，张仲景《金匮要略》中记载"肾着之病，其人身体重，腰中冷，如坐水中……腰以下冷痛，腰重如带五千钱，甘草干姜茯苓白术汤主之"，这是从太阴脾论治腰痛之最早出处，也是后人重用白术治疗腰痛之源，尤其是对腰肌劳损者，重用白术从脾论治效佳。

本案患者之腰痛，久服补肾强腰之剂而不效，又伴心下痞满，四肢乏力，大便溏稀，阴部汗出，舌红苔黄腻，显示脾虚失运，湿浊内生，化热下注所为。故师历代前贤之法，从脾论治。方中重用炒白术健脾燥湿，强肌壮腰；黄芪补气利水，两药相合以治其本。砂仁气味芳香，化湿行气；厚朴行气燥湿，薏苡仁、车前子、泽泻清利湿热，黄柏苦寒，善除下焦湿热，六药合用，共除湿热。木香、枳壳行气宽中导滞。二诊时，胃已畅，但大便仍不畅，故易厚朴为槟榔，以增强行气导滞之力；三诊时，舌质淡红，苔稍黄薄腻，湿热已明显消退，故去苦寒之黄柏，以防久用伤脾，且加续断强筋壮骨、通利血脉，以合白术通利腰间气血。诸药相伍，脾气健，湿热除，气机畅，腰痛愈。

腰部拘急案

梁某，男，52 岁，2022 年 7 月 9 日初诊。主诉：左侧腰部拘急时作 4 个月。患者 4 个月来，或久坐，或受凉后，则左侧腰部拘急不适，活动或局部热敷后则缓解。大便前干后溏，自觉黎明 4~5 时呼吸困难，坐起后症除。平素易"上火"咽痛。舌黯红，边有齿痕，苔微黄薄腻，脉细弦。咽部轻度充血。心电图、胸部 X 线片、腹部彩超、腰椎 CT 均未见异常。西医诊断：腰肌劳损。中医诊断：腰痛。证属脾肾不足，上热下寒，气血失畅。治宜健脾壮腰祛风寒，疏畅气血缓其急，佐以清热解毒利咽。遣以四逆散加味。柴胡 9g、炒枳壳 12g、炒白芍 24g、炙甘草 9g、独活 9g、狗脊 15g、续断 15g、桑寄生 15g、炒白术 15g、当归 10g、连翘 15g。6 剂，1 次 1 袋，日 2 次，开水冲服。2022 年 7 月 16 日二诊：药后腰部拘急感明显缓解，黎明 4~5 时呼吸困难之症未作，大便调，诉其畏空调及电风扇，舌黯红，边有齿痕，苔白偏少，脉细弦。上方去当归，加黄芪 15g，防风 9g，山药 15g，继服 6 剂。2022 年 7 月 23 日三诊：除不能在有空调及电风扇的房间久停外，余症皆平。效不更方，继服 12 剂而彻愈。

按语：本案腰部拘急以久坐及受寒为诱因，中医学理论认为"久坐伤肾""寒主凝滞""寒主收引"，故有肾虚寒凝之机，遣以续断补肝肾、利血脉，桑寄生、狗脊补肝肾、祛风湿，标本兼顾，一举两得；以善入足少阴肾经之独活祛风散寒；患者病发半侧，且伴黎明 4—5 时自觉呼吸困难之定时发病特点，故遣以柴胡剂；因其主症为拘急，则投四逆散为宜，既可升降气机，又可缓其拘急；腰部病变从肾论治为常法，但要辨病辨证相结合，本案为"腰肌劳损"之病，而脾主肌肉，且足太阴脾经和腰脊关系密切，故遣以炒白术健脾强肌，且"白术善通腰脐之气"；加当归养血活血，连翘质轻性寒，清利咽喉。二诊时，又发现其畏电风扇、空调及舌苔少，则加黄芪、防风，以合白术，共奏益气固表，扶正祛邪之功；加山药脾肾两补，气阴兼顾。总之，本案发皇古义，汤机相应，融会新知，药证相合，收效甚捷。

癃闭案一

杨某，男，62 岁，2019 年 5 月 13 日初诊。主诉：小便次频，量少不畅 1 年。患者 1 年前出现小便次频量少不畅，曾在某院诊为前列腺增生，口服非那雄胺等西药，效果不著，逐渐加重。遂来本院要求服中药治疗。刻诊：小便次频，夜尿尤甚，每晚 4~5 次，严重影响睡眠，每次尿量较少，且排而不畅，排而无力，尿有余沥，伴神疲乏力，畏寒喜暖，腰困腰痛，大便质干，1~2 日一行，舌质黯红，体胖大，苔薄黄腻，脉沉细。西医诊断：前列腺增生。中医诊断：癃闭。证属脾肾两虚，湿热瘀阻。治宜温补脾肾，活血化瘀，清利湿热。遣以济生肾气丸加减。熟地黄 12g、山萸肉 12g、山药 12g、黄芪 24g、川牛膝 10g、淫羊藿 15g、肉桂 3g（后下）、泽兰 15g、益母草 15g、牡蛎 30g（先煎）、虎杖 12g、车前子 10g（包煎)、益智仁 20g、陈皮 12g。6 剂，日 1 剂，水煎服。药后小便较前通畅，夜尿 3~4 次，精神较前佳，大便已调，日行 1 次，余症无进退，上方去虎杖，加路路通 10g、泽泻 9g，6 剂，继服。药后自觉排尿较前有力，小便通畅量多，次减，夜尿 2~3 次，乏力不甚，腰仍困痛，上方加炒杜仲 15g，继进 12 剂。药后小便通畅有力，尿有余沥偶作，夜尿 1~2 次，乏力症除，腰痛缓解，舌质淡黯，舌薄白润，脉沉细。上方去车前子、泽泻，再进 12 剂。后又守方调服半月，诸症皆平。

按语：南师在治疗肾阳不足型前列腺增生时强调，一要辨病辨证相结合，如本案尿频量少不畅，夜尿尤甚，畏寒喜暖，腰困腰痛，神疲乏力，显系肾阳不足兼脾虚，故遣以熟地黄、山萸肉、山药补肾滋阴，淫羊藿、肉桂温振肾阳，以助膀胱气化，益智仁暖肾缩尿，黄芪补气健脾；又鉴于上症系前列腺增生所致，故配以川牛膝活血化瘀、利水下行，泽兰、益母草活血化瘀、利水畅尿，牡蛎软坚散结。二要详辨是否夹有湿热，若有，必须益气温肾与清利并举，否则，病情缠绵难愈。如本案舌质黯红、舌体胖大、苔薄黄腻乃湿热之证，故配以车前子、泽泻、虎杖清利湿热，做到补中有泻，扶正不留邪。三要保持大便通畅，如本案中初诊时大便干结，故遣以虎杖，既能清热利湿、活血化瘀，又能缓通大便，此一举三得。如此，才能收到较好的效果。

癃闭案二

薛某某，男，18 岁，2014 年 7 月 7 日初诊。主诉：小便量少不畅 20 天。患者于 20 天前不明原因出现小便色黄、量少、灼热，排尿不畅伴小腹胀满不适，口黏口干，阴部潮湿，曾在某院诊为前列腺炎，予以中西药治疗，药后小便较前通畅，灼热感亦较药前减轻，但小腹胀满如故，故经人介绍来本门诊就诊。刻诊：小便色黄量少，稍有灼热感，排尿欠通畅，小腹胀满较甚，口苦口黏，口干不欲饮，舌质红，苔黄厚腻，脉弦滑数。西医诊断：前列腺炎。中医诊断：癃闭。证属湿热蕴结下焦，膀胱气化失利。治宜清利湿热，佐以温助气化。遣以四妙丸加味。苍术 9g，黄柏 9g，生薏苡仁 24g，牛膝 10g，萹蓄 9g，瞿麦 9g，芦根 24g，砂仁 9g(后下)，乌药 9g，肉桂 2g(后下)。6 剂，日 1 剂，水煎，分早晚服。并嘱其不要久坐，饮食宜清淡。2014 年 7 月 14 日二诊：药后诸症减轻，舌苔较前薄，上方加沉香 3g(后下)，6 剂，继服。2014 年 7 月 21 日三诊：诸症基本消除,为巩固疗效而就诊,效不更方,上方继服 6 剂。

按语:本案的最大特点是在运用清热利湿法基础上,反佐了温肾助膀胱气化之品。这是南师多年来摸索总结出治疗湿热壅结下焦证的经验。如法治疗,可达事半功倍之效。尤其是在运用苦寒清热燥湿药黄柏时,反佐以少量肉桂,可温肾散寒,防黄柏寒凝阻气之弊;加之又伍用了可入肾行气散寒之乌药及沉香,更是相得益彰,既可行气消胀,又可共助膀胱恢复其气化功能。

遗尿案一

赵某,男,7 岁,2021 年 8 月 3 日初诊。主诉:遗尿时作 1 年。患儿家长代诉,近 1 年来,孩子每于白天玩耍多后则夜卧尿床,平素吃饭或活动时易出汗,喜食肉及甜食,曾服补肾缩尿类药多剂,不效。查:舌淡红,苔白略厚腻,脉细滑,形体肥胖。中医诊断:遗尿。证属脾气不足,小便失摄,痰湿内生。治宜益气健脾,固摄小便,兼化痰湿。遣以六君子汤加味。党参 10g,白术 10g,半夏 6g,陈皮 9g,茯苓 9g,炙甘草 3g,黄芪 12g,五味子 6g,炙麻黄 6g,煅牡蛎 12g(先煎),鸡内金 9g。6 剂,日 1 剂,水煎服。并嘱其睡前喝 1~2 口浓茶。2021 年 8 月 10 日二诊:家长代诉,服药期间尿床 1 次,并言孩子夜卧需尿时,多能自醒登厕,但活动后仍易出汗,上方加浮小麦 15g,继服 6 剂。2021 年 8 月 17 日三诊:家长代诉,本周尿床未作,活动及吃饭时汗出亦较前少,效不更方,继服 6 剂。2021 年 8 月 24 日四诊:尿床未作,汗出明显减少,再遣 6 剂,隔日 1 剂,以资巩固。

按语:小儿遗尿多以肾虚多见,而本案患儿曾服补肾止遗剂不效,南师根据患儿每每玩耍多后发病,且平素易自汗,故辨为气虚之证;又结合患儿苔腻、脉细、形体肥胖、素喜食甜品定位于脾,因脾为气血生化之源,主运化水湿,脾气不足,则统摄失司,痰湿内生。投以六君子汤益气健脾、燥湿化痰,可谓汤证相宜,但鉴于该方作用和缓,故加以黄芪增强其益气统摄及固表作用;加鸡内金健运脾胃、缩尿止遗,且现代药理研究提示其可加强实验动物膀胱括约肌的收缩,减少尿量,提高醒觉;煅牡蛎一可固涩止遗,二可收敛止汗;炙麻黄、五味子为南师治疗虚证小儿遗尿、成人小便失禁时的常用药对,一般在辨证遣方基础上加入两药,可提高临床疗效。其中炙麻黄为肺经专药,肺为水之上源,通过宣发肺气，以上制下。现代药理研究表明其一可对中枢神经系统产生明显的兴奋作用，二可使膀胱三角肌和括约肌的张力增加，使排尿次数减少，足够量甚至可使尿潴留，用于儿童遗尿症有效，对夜间遗尿或膀胱括约肌无力小便失禁的病人，可以消除其症状。五味子酸温，既可敛汗，又可补肾固涩止遗。二者上下兼顾，共提疗效。另外，为了提高醒觉能力，使有尿能自醒登厕，在睡前又特嘱患儿服少量浓茶，以产生兴奋大脑之作用。诸药合用，辨病辨证结合，药性药理结合，自当功宏效彰。

遗尿案二

郭某，男，8岁，2022年8月10日初诊。家长代诉：尿床半年。患者半年来，时尿床，每周2~3次，且被尿湿的被褥在晾晒时有较强的尿臊味，曾服中药补肾剂，并以益智仁、桑螵蛸外敷神阙、关元、气海穴皆不效，现正在某诊所采取针灸治疗，见效亦甚微。经人介绍来我处求治。查：舌质红，苔黄腻，脉滑数。中医诊断：遗尿。证属湿热下注，膀胱失约。治宜清热利湿。遣以程氏萆薢分清饮加减。萆薢9g，黄柏5g，车前子9g（包煎），通草3g，石菖蒲6g，炙麻黄6g，白术6g。6剂，日1剂，水煎服。2022年8月17日二诊：家长诉，服药期间虽尿床2次，但尿臊味减轻，上方加炙麻黄至8g，鸡内金9g。继服6剂。2022年8月24日三诊：家长诉，服药期间尿床1次，夜间有尿时多能自醒登厕，尿臊味继减，效不更方，继服6剂。2022年8月31日四诊：家长欣喜而告，服药期间，尿床未作，要求再服原方6剂。

按语：小儿遗尿虚者居多，实者则少见。本案尿床患儿，舌红，苔黄腻，脉滑数，且尿臊味大，辨为湿热下注、膀胱失约，故遣以清利之剂。在选方用药上有如下特点。一，选用了治疗湿热下注白浊的程氏萆薢分清饮，此异病同治之举也！且方中萆薢为治疗小儿湿热遗尿之主药。如《本草备要》云其治"膀胱宿水，阴痿失溺，茎痛遗浊……"。《名医别录》亦有治"失溺"的记载。同时，萆薢亦为治疗尿臊味大之佳品，无论是小儿，还是成年人，均可选用，但量要大，此经验之用药也！二，案中运用了能化湿开窍醒神之石菖蒲，及开宣水之上源、兴奋大脑、增强膀胱括约肌收缩作用之麻黄，二者合用能明显提高患儿的醒觉能力。三，佐用了健脾之白术、鸡内金，可谓标本兼顾。

阳痿案一

南某，男，31岁，1986年11月25日初诊。主诉：阳痿3个月余。患者系离异再婚，与前妻生活期间，性功能正常，因离异后精神压抑，情志不畅，半年后续妻即出现阳痿不举，曾经他医服用温肾举阳之剂未效。据其头痛头晕，口苦心烦，阴部汗多，脉弦而有力，舌黯红，苔微黄而腻，辨证为肝火上扰，湿热下注，拟龙胆泻肝汤10剂。二诊时，除阳痿未愈，余症悉除。视其舌质黯红，舌下络脉青紫增粗，标象已退，病本显露，辨证为肝郁日久，气血痹阻，阳郁不伸。治宜疏肝解郁，行气活血，通络伸阳。拟四逆散加味：柴胡、枳实、赤芍各10g，川楝子9g，地龙12g，丹参15g，甘草3g。服5剂后，病情无明显变化，仍守上方，加蜈蚣2条（分2次服），继服5剂后，患者欣喜来告性生活正常，但尚不如健时坚硬，又拟上方加枸杞子30g，巴戟天12g，5剂告愈。

按语：阳痿之疾，从肾阳亏虚论治者较多，取效者有之，无效者亦不乏其例。南师治该病强调要首分是阳虚还是阳郁。阳虚者当温肾壮阳、阴中求阳；阳郁者当辨清是肝失疏泄、阳气内遏，还是肝经温热下注，阻遏阳气布伸；或是痰湿壅滞，阳伤不伸；再或是久病入络，血瘀滞脉，气阳难行。本案曾服温补肾阳之剂未效，故据证首次投以龙胆泻肝汤泻肝胆实火、清下焦湿热，虽阳痿如故，但湿热症除；二诊时，又据其舌下络脉青紫增粗，辨为久病入络，气血痹阻，阳郁不畅，投四逆散加味以疏肝解郁，行气活血，通络伸阳。虽方证相符，但未有寸功，此病重药轻，气血难行。故加以虫类峻猛之药蜈蚣。该药主入肝经，阳物所居，乃肝经循行所属；且肝主筋，阴器又为筋脉所聚之处，其辛温燥烈，搜涤走窜，内通脏腑，外达经络，凡气血凝聚皆能疏畅，非草木之品所能为功。用后收效甚捷，故南师称其有“兴阳”作用。由于该药辛温燥烈，易耗伤阴血，故取效后，又加以重剂枸杞子平补肝肾精血，甘润不燥、补肾助阳之巴戟天，以资巩固。

阳痿案二

岐某，男，45岁，2022年11月18日初诊。主诉：无法正常性生活2个月。患者近2个月来，行房事时，坚而不久，性生活往往半途而废，伴夜尿2~3次，平素因工作关系，心理压力较大，多虑善愁，舌红，舌体瘦小，苔少，脉细弦。诊为阳痿。证属肾阴阳两虚，兼肝气郁结。治宜阴阳双补，疏肝解郁。遣药如下：熟地黄 12g，山萸肉 12g，山药 24g，石斛 10g，淫羊藿 15g，巴戟天 10g，菟丝子 15g，沙苑子 15g，韭菜子 10g，柴胡 10g，炒枳壳 12g，蜈蚣 1 条，生麦芽 30g。6 剂，日 1 剂，水煎服。并嘱其暂避房事。2022 年 11 月 25 日二诊：药后阳事易举，但未同房，夜尿 1~2 次，上方加益智仁 20g，继服 6 剂。2022 年 12 月 2 日三诊：夜尿减至 1 次，房事 1 次，较为成功，心情大悦，原方继服 6 剂。2022 年 12 月 9 日四诊：房事已正常，夜尿仍时作，但最多 1 次，上方去菟丝子，加覆盆子 15g，继服 6 剂，以资巩固。

按语：患者行房事时，坚而不久，且伴有夜尿次频之症，此肾阳不足所为；但又舌红、舌体瘦小、苔少，此阴虚之征，所以治疗时当阴阳双补，阴中求阳。药用熟地黄、山萸肉、山药、石斛滋补肾阴，其中石斛甘寒，可归肾经，具滋阴清热之功，《神农本草经》载其可“补五脏虚劳羸瘦，强阴”；淫羊藿、巴戟天、菟丝子、沙苑子、韭菜子温补肾阳，且沙苑子、韭菜子尚可固肾涩精缩尿，一举两得；患者平素工作压力大，多虑善愁，脉细中见弦，故伍以柴胡、枳壳疏肝解郁，调畅气机。临证中即使患者无明显肝郁的表现，南师也常配以疏肝之品，因本类患者，常欲求不遂，抑郁不欢，又无处诉说，久则导致肝失条达。加蜈蚣乃南师治疗阳痿之经验用药，主取其通络兴阳作用，一般在辨证用药基础上加用后可收到较好疗效，屡用屡验。加生麦芽一取其疏肝理气作用，二取其消食促运之功，以除滋补壅滞之弊。诸药合用，阴阳得补，气畅阳伸，诸症当除。

六、气血津液病证

郁病案一

王某，女，30 岁，职员，2021 年 11 月 8 日初诊。主诉：气短 2 个月余。曾就诊于某医院，行头颅 MRI 及心电图等检查，均未见异常。刻诊：气短，偶有言语不利，情绪不畅，易烦躁。舌尖红，苔薄白腻，脉略弦滑。西医诊断：自主神经功能紊乱。中医诊断：郁病。证属肝郁化火。治宜疏泄肝火，健脾养血，化痰开窍。方药以丹栀逍遥散加味。遣药如下：牡丹皮 9g，栀子 9g，当归 10g，炒白术 10g，太子参 10g，柴胡 9g，白芍 15g，炙甘草 6g，茯苓 12g，合欢皮 15g，醋香附 9g，石菖蒲 9g，郁金 9g，清半夏 9g，陈皮 12g。日 1 剂，水煎 400ml，早晚温服。药服 6 剂后，气短明显减轻，言语不利症除，情绪较前平稳。补诉：睡眠不佳，多梦。舌尖红，苔薄白腻，脉略弦滑。上方加酸枣仁 10g，继服 6 剂。三诊时患者诉周身轻松，气短未再发作，心情愉悦，查舌淡红，苔薄白，脉略弦滑，嘱患者调畅情志，保持心情舒畅，后以此方巩固治疗 1 周。

按语：本案辨证有两大特点。一，气短而未伴其他虚象，脉弦滑，结合其情绪不稳定，心烦易怒，辨为肝失疏泄气机，气郁化火扰神，故遣以丹栀逍遥散加减。此中医特色之根本，不能见有气短，就补气，若如此，则因补而滞，犯“实实之戒”。二，患者偶有言语不利之表现，结合其舌苔白腻，脉弦滑，辨为木郁克土，生痰阻窍，故遣以经验方菖蒲郁金二陈汤行气解郁，化痰开窍。两方相合，汤证相应，收效甚捷，中医辨证魅力得以体现！

郁病案二

赵某，女，64 岁，2018 年 10 月 8 日初诊。主诉：烦躁易怒 20 天。患者 20 天前因家事不和出现烦躁易怒，伴入睡困难，多梦，口干，双耳憋塞感，纳差，二便调。舌黯红，苔微黄厚腻，脉细弦滑。西医诊断：焦虑症。中医诊断：郁病。证属肝失疏泄，痰热扰神。治宜疏肝理气，清化痰热。方药以温胆汤合四逆散加减。竹茹 15g，枳壳 12g，半夏 9g，陈皮 12g，茯苓 12g，柴胡 9g，白芍 24g，炙甘草 6g，合欢皮 15g，石菖蒲 9g，郁金 9g，酸枣仁 30g，夜交藤 30g，炒麦芽 20g，炒谷芽 20g。6 剂，日 2 次，早晚温服。2018 年 10 月 15 日二诊：服药后诸症减轻，双耳已无憋塞感，但遇事则急躁，舌红，苔白厚腻，脉细弦滑。上方竹茹减至 10g，炙甘草加至 9g，去石菖蒲，加炒栀子 6g，再进 6 剂。2018 年 10 月 22 日三诊：服药后遇事急躁明显缓解，小便次频。舌黯红，苔薄黄腻，脉细弦滑。查尿常规未见异常。上方茯苓易为茯神 10g，再进 6 剂。2018 年 10 月 29 日四诊：小便次减，余症继减，舌尖红，苔薄黄腻，脉细弦滑。效不更方，继续服用前方 6 剂。2018 年 11 月 5 日五诊：现诸症皆平，为巩固疗效而就诊，舌红，苔薄黄腻，脉细弦滑。上方加太子参 12g。继服 6 剂以资巩固。

按语：郁病多与情志不畅、饮食失节、禀赋不足有关，损及心、脾、肝、胆、肾，导致脏腑功能失调，进而产生气滞、痰结、郁火等病理因素，蒙蔽心窍或心神被扰，神明逆乱，从而引起烦躁、易怒。《古今医统大全·不寐候》谓："痰火扰乱，心神不宁，思虑过伤，火炽痰郁而致不眠。"胆火上犯、上扰清窍则口干、双耳憋塞，结合发病之因及舌脉象，故辨证属肝胆失疏、痰热扰神，用温胆汤治之。温胆汤首见于南北朝名医姚僧垣所撰的《集验方》，后被《备急千金要方·胆虚实》收录，云："大病后，虚烦不得眠，此胆寒故也，宜服此温胆汤。"主治为胆胃不和、痰热内扰。方中清半夏燥湿化痰，降逆和胃，《本草纲目》又言其治"目不得瞑"；竹茹清胆和胃，化痰除烦；枳壳、陈皮理气化痰，使气顺则痰消；茯苓健脾渗湿，以绝生痰之源。四逆散为治疗气郁祖方，方中柴胡、枳壳同用疏肝理气、升清降浊；白芍、甘草相伍，缓肝之急，现代药理研究显示白芍有明显的镇痛、镇静作用；石菖蒲、郁金行气解郁、涤痰开窍，以除双耳憋塞之症；合欢皮解郁安神，酸枣仁养心安神，夜交藤养血安神，此三药为南师治疗郁病失眠常用的对药；麦芽、谷芽消食和中、健脾开胃，以助脾运胃纳。二诊：诸症均减轻，遇事仍急躁故去石菖蒲，加栀子以清心除烦，导心肝之火从小便而出，属围师必阙之法。三诊：患者出现小便频，易茯苓为茯神，唯取其宁心安神之功，而无利水之弊，反映南师熟谙药性，用药精微。四诊：诸症均好转，效不更方，继服。五诊：诸症皆平，加太子参益气健脾，清补而不壅滞腻胃，以应"见肝之病，知肝传脾，当先实脾"之理而予以巩固。

梅核气案一

卫某，女，53 岁，农民，2022 年 1 月 7 日初诊。主诉：咽部异物感 20 年余。既往有子宫、卵巢切除术病史。患者 20 年来咽中如有异物感，伴咽干咽痒，不思饮食，食后反酸、打饱嗝，气短，乏力，平素情绪急躁。舌质淡黯，边有齿痕，苔薄白腻，脉细弦。咽后壁充血。西医诊断：胃食管反流病。中医诊断：梅核气。证属痰气交阻咽喉，久病入络化热。治宜理气化痰，清热利咽，活血散瘀。遣药如下：半夏 9g，厚朴 9g，射干 6g，连翘 15g，赤芍 10g，蝉蜕 6g，西青果 6g，薏苡仁 24g，香附 9g，生麦芽 30g，陈皮 12g，芦根 30g，豆蔻 9g(后下)。6 剂，水煎服，日 1 剂，早晚分服。2022 年 1 月 14 日二诊：服药后咽中异物感及咽干、咽痒明显减轻，食后胃胀、反酸有所好转，饮食较前增加，仍有气短、乏力。舌脉象同前。上方加麦冬12g，苍术9g，继服6剂。2022年1月21日三诊：患者诉药后诸症均明显好转，心情愉悦，效不更方，继服6剂以资巩固。

按语：半夏厚朴汤是经典的情志病方，是传统的理气化痰方，具有利咽喉、止呕吐、除胀满、止咳喘、定眩悸等功效，更是治疗梅核气的千古名方。现代研究表明其有抗焦虑、抗抑郁、镇静催眠、抑制咽喉反射、调节胃肠蠕动等作用，适用于以咽喉有异物感乃至躯体感觉异常、腹胀、恶心为特征的疾病。南师在多年临证基础上，总结形成了“半夏厚朴射干汤”之经验方，具体加减如下：①久病者或咽部黯红者，加赤芍、丹参之属，活血凉血散瘀，以应“久病入络”之理；②咽部充血或舌尖红者，均加连翘清热、解毒、利咽，射干清热化痰、利咽消肿；③咽干者，加麦冬、青果，尤其后者可清热解毒、生津利咽、化痰止咳；④脾为生痰之源，必要时可加入白术或苍术以健脾或运脾，以绝生痰之源；⑤肝主疏泄气机，临证可加入香附以疏肝理气。

梅核气案二

梁某，女，51岁，2021年7月9日初诊。主诉：自觉左咽喉部有异物感1个月。患者1月前不明原因出现左咽喉部有异物感，曾服用琥乙红霉素（利君沙）、玄麦甘桔片等不效，遂来就诊。刻诊：自觉左咽喉部有异物感，不时有清嗓行为，伴咽干，心下痞满，大便偏溏，善叹息，查：舌淡黯，尖红，边有齿痕，苔微黄厚腻，脉弦滑。咽部黯红。西医诊断：慢性咽炎。中医诊断：梅核气。证属痰阻血瘀，气机失畅，久郁化热。治宜化痰理气，活血化瘀，清利咽喉。遣以经验方半夏厚朴射干汤加减。清半夏9g，姜厚朴9g，射干9g，连翘15g，赤芍10g，丹参15g，白术12g，茯苓12g，陈皮12g，麦冬10g，砂仁9g，柴胡9g。6剂，每次1袋，日2次，开水冲服。2021年7月16日二诊：药后咽喉部异物感减轻，清嗓次数较前少，心下觉畅，大便调，仍咽干，舌淡黯，尖红，边有齿痕，苔薄白腻，脉弦滑。上方加芦根15g，继服6剂。2021年7月21日三诊：药后诸症明显减轻，上方继服6剂，以资巩固。

按语：《金匮要略》曰：“妇人咽中如有炙脔，半夏厚朴汤主之。”因其系咽中痰凝气滞所为，后世称为“梅核气”。本案患者咽喉部有异物感，且舌边有齿痕，苔厚腻，脉弦滑，故诊为梅核气。予以半夏化痰散结，厚朴下气消痰，陈皮理气化痰，砂仁化湿行气，四药合用，共除痰湿，并理气消其心下痞满；南师认为该病肝郁是气滞之由，且患者具有善叹息，脉弦之表现，故伍以柴胡疏肝理气；痰生乃脾虚失运所为，配白术、茯苓健脾除湿以绝生痰之源；患者舌尖红、苔黄腻，咽部黯红，显系痰郁化热，故合以射干、连翘清热解毒，祛痰利咽；观其有舌黯、咽部黯红血瘀之征，增以赤芍、丹参凉血活血化瘀；热郁伤津则咽干，加麦冬、芦根清热养阴生津。诸药相伍，使痰热清，气机畅，血瘀消，咽喉利，诸症平。

汗病案一

王某，男，63岁，自由职业，2021年10月8日初诊。主诉：活动后汗出3年余。既往无特殊病史。刻诊：每于活动后汗出，伴盗汗，周身怕风怕凉，口干，情绪不畅，夜寐欠佳，纳食可，二便调。舌黯红，苔薄白，裂纹满布，脉细弦。西医诊断：自主神经功能紊乱。中医诊断：汗病。证属气阴两虚，营卫失和。治宜益气固表，养阴生津，调和营卫。方药以玉屏风散合桂枝汤加味。遣药如下：黄芪15g，炒白术15g，防风6g，桂枝6g，白芍12g，炙甘草6g，麦冬15g，五味子9g，浮小麦30g，煅牡蛎30g（先煎），麻黄根9g，炒酸枣仁15g（打碎），姜竹茹10g。日1剂，水煎400ml，早晚温服。药服6剂后，汗出减少，情绪好转，仍恶风怕冷，口干，舌黯红，满布裂纹，脉细弦。上方去竹茹，桂枝加至9g，加黄芩5g，香附9g。继服6剂后诸症皆平，后以此方巩固治疗半月。

按语：南师临证倡导汤方辨证，从汤方辨证来看，本案有4个汤证诊治要点。①活动后汗出较甚、脉细，此玉屏风散汤证；②汗出恶风怕凉，此桂枝汤证；③患者尚伴盗汗，口干，舌黯红，有裂纹，此为阴虚津伤之表现，加麦冬、五味子与黄芪相合，取生脉饮之意，并佐以竹茹、黄芩清热；④患者情志不畅，舌红，脉弦，取小柴胡汤意，遣以香附、黄芩，因恐柴胡疏肝理气时，发散有过，不利止汗，故易为香附。如此，汤方相合，再增以敛汗之品，既各司其职，又相互协同，使气阴复，营卫调，肝气舒，汗出止。南师临证亦倡导药性药理相结合。玉屏风散具有益气固表止汗之功效，主治表虚自汗证，汗出恶风，面色㿠白，舌淡苔薄白，脉浮虚或体虚易感风邪等症。现代药理研究表明，玉屏风散还能调节人体免疫功能，治疗小儿反复呼吸道感染、原发性血小板减少性紫癜、慢性荨麻疹、皮肤划痕征阳性、面神经麻痹、过敏性鼻炎、顽固性鼻窦炎、原发性多汗症、支气管哮喘等，故效不更方，后以此方巩固治疗半月，调节机体免疫力。

汗病案二

毛某，男，45岁，个体户，2021年5月3日初诊。主诉：头上汗出较多3天。患者3天前饮酒后出现头上汗出较多，大便黏腻，小便正常，余未见异常。查：舌尖红、舌体胖大、边有齿痕、苔稍黄略厚腻。患者既往无特殊病史。西医诊断：自主神经功能紊乱。中医诊断：汗证。证属湿热内蕴，蒸腾于上，迫汗而出。治宜清利湿热、收敛止汗。方药以经验方简味三仁汤加味。炒苦杏仁9g，砂仁6g(后下)，生薏苡仁30g，白通草9g，淡竹叶8g，绵茵陈15g，浮小麦30g，煅牡蛎20g，炒白术9g，五味子6g。服药5剂后上症除，舌苔仍较腻、大便黏腻，上方去煅牡蛎、五味子，炒白术加至20g，加炒白扁豆12g，继服6剂，以资巩固。

按语：《伤寒论》第236条云："阳明病，发热汗出者，此为热越，不能发黄也。但头汗出，身无汗，剂颈而还，小便不利，渴引水浆者，此为瘀热在里，身必发黄，茵陈蒿汤主之。"此条文中的但头汗出，至颈而止，身体无汗，是湿热上蒸而不得外散所为。南师师其法而未泥其方，用具有宣上、畅中、渗下功效的简味三仁汤加味而收工。运用经方有汤证相合、汤机相应之思维。本案系汤(方)机相应运用之体现。

汗病案三

姜某，男，54岁，2016年1月8日初诊。主诉：黎明汗出1年。患者1年来，每于黎明4~5时身热汗出，湿其衣被，伴夜寐易醒，口干咽干，大便溏稀，日行1次，舌质偏红，苔薄白腻，脉细弦滑。西医诊断：自主神经功能紊乱。中医诊断：汗病。证属肝胆失疏克脾，久郁化热外发，迫汗外出伤津。治宜疏泄肝胆郁热，健脾益阴敛汗。遣以小柴胡汤加减。柴胡10g，黄芩6g，半夏9g，炒白术15g，浮小麦30g，煅牡蛎30g(先煎)，五味子9g，炒酸枣仁30g，麦冬10g，乌梅9g，陈皮12g，茯苓15g。5剂，日1剂，水煎，晚饭后及睡前服。2016年1月15日二诊：药后黎明汗出明显减少，夜寐较实，口干咽干症除，大便尚不成形，上方加炒白扁豆15g，继服6剂，未见复诊。2月后领其家属看病，诉其服二诊药后诸症皆除。

按语：南师认为小柴胡汤是和法的代表方，那些反复发作及定时发病的疾病，可视为“往来寒热”之类病，予以小柴胡汤加减治疗。本案定时发病1年，且发病时间为寅时，根据清末医家张聿青《张聿青医案·林少筠太守》所载“寅卯属木”之说，加之患者舌质偏红，脉细弦，咽干口干，故考虑为胆郁化火，应时外发，迫津外出所致。以柴胡疏利肝胆气机，黄芩清泻少阳郁火，二者相合，一散一清，气畅火除；乌梅、麦冬养阴生津，以除口干咽干之症，且乌梅尚可收敛止汗，浮小麦、煅牡蛎、五味子、炒酸枣仁既可敛汗，又可安神，一举两得；患者大便溏稀，舌苔薄白腻，此肝胆横犯、脾失健运所为，以炒白术、茯苓健脾除湿；半夏、陈皮既可燥湿化痰理气，又可除酸味敛汗安神药碍湿之弊。诸药合用，标本兼顾，诸症自除。

痰饮案（悬饮）

荆某，男，58岁，干部，2014年5月12日初诊。主诉：行走时气短2个月。患者2个多月前体检时发现右肺占位性病变，遂到外地某三甲医院手术治疗。出院2月来，行走则气短，咳嗽但不甚，咳吐少量白痰，夜卧时不能左侧休息，身乏无力，大便偏溏。舌质淡红，苔薄白腻，脉沉细弦滑。胸部X线片示：右侧第4肋以下胸腔积液。西医诊断：肺癌（右肺术后胸腔积液）。中医诊断：悬饮。证属肺体受损，通调水道功能失司，饮停胸胁。治宜培土生金，逐水祛饮。苓桂术甘汤合葶苈大枣泻肺汤加味。茯苓24g，桂枝9g，炒白术15g，炙甘草6g，黄芪15g，葶苈子15g（包煎），炒白芥子5g，炒薏苡仁30g，炒杏仁9g，炒枳壳10g，柴胡9g，陈皮12g，大枣20g。日1剂，水煎服。6剂后，自觉精神较前佳，行走时气短减轻，小便量较前大，大便已调，夜休时渐能左侧而卧，效不更方，继服12剂。药后除时咳嗽吐痰外，余症皆除，胸部X线片亦提示右侧胸腔积液消除。以麻杏六君子汤培土生金，宣肃肺气，止咳化痰。炙麻黄5g，炒杏仁9g，党参12g，炒白术15g，半夏9g，陈皮12g，茯苓25g，炙甘草6g，黄芪20g。日1剂，水煎服。本方患者间断服用了2个月，自觉机体恢复良好。

按语：《金匮要略》云“病悬饮者，十枣汤主之”，又言“夫短气有微饮，当从小便去之,苓桂术甘汤主之;肾气丸亦主之”。本案病为悬饮,但因系肺癌术后所为,患者肺体受损,正气不足,对峻下逐水之剂十枣汤难以接受,故遵循仲景“病痰饮者,当以温药和之”之旨,选投苓桂术甘汤通阳化气、健脾利水,而此方对微饮效佳,对痰饮较盛者,又难当大任。故南师合葶苈大枣泻肺汤以增强其利水消饮平喘之功,虽然葶苈大枣泻肺汤是为肺痈而设,但南师以药测证,认为葶苈子既能泻肺平喘,又能利水消饮,配上大枣及苓桂术甘汤却无十枣汤中甘遂、大戟、芫花峻下逐水伤正之弊,用治本案之悬饮甚是相宜。此为师古不泥古,药证相应运用之体现。加黄芪补气利水,标本兼顾,一举两得;加白芥子利气机,逐水饮,亦为治悬饮之佳品,唯辛温走散,易耗气伤阴,用量不宜过大;炒薏苡仁利水健脾,协助黄芪、白术、茯苓培土生金;加柴胡、枳壳、杏仁升降气机,以助肺之宣发肃降,恢复通调水道之功,且病位连胸胁,柴胡亦有引经之用;治痰必当理气,故配陈皮理气化痰。诸药相合,培土生金,逐水消饮,标本兼顾,诸症当消。

肺 癌 案 一

张某,男,67岁,2016年9月15日初诊。主诉:咳嗽气短1年余,伴血性痰1个月。患者1年多前因咳嗽气短而诊为肺癌,行化疗治疗。刻诊:咳嗽吐痰,痰吐色白,时夹黯黑色小血块,活动后气短,不思饮食,身乏无力,大便溏稀,日行1次。舌质淡黯,苔白腻,脉细滑。西医诊断:肺癌(右)。中医诊断:癌病。证属痰瘀阻胸,脾失健运。治宜培土生金,止咳化痰,佐以活血止血。方以六君子汤加减。党参15g,炒白术15g,陈皮12g,半夏9g,茯苓12g,炙甘草6g,炒杏仁9g,紫菀10g,冬花12g,三七粉6g(分冲),仙鹤草30g,炒麦芽12g,炒谷芽12g,日1剂,水煎服。药服7剂,已无血性痰,饮食增加,仍乏力气短明显,上方易党参为人参9g(另炖取汁,与其他煎液混合服用;将炖过的人参切片,分数次嚼服),继服。7剂后,乏力气短减轻,血性痰再未出现,饮食尚可,大便调,舌质偏黯红,苔薄白腻,脉细滑。上方去三七粉、仙鹤草,加白花蛇舌草30g,砂仁9g(后下),15剂后,诉病情基本稳定,唯遇风寒则咳嗽加重,上方加紫苏叶9g,生姜9g,继服15剂。如此,以该方加减断续服用4年有余,终因病深疾痼而未能挽救患者生命,实属遗憾。

按语：对癌性疾患之治疗，西医学有较多方法，但在失去手术机会，进行放化疗时，若能配合中药治疗，可起到减毒增效，延长患者生命期限及提高生存质量的作用。南老师在治疗癌性疾患时，尤其重视扶正，认为在某种程度上，扶正即是祛邪，切忌动辄用活血破结、苦寒清热解毒，或以毒攻毒之剂，诸如全蝎、蜈蚣、白花蛇舌草等品，因该类药久用则败伤胃气，耗气伤阴，最终导致邪与正同归于尽。具体在治疗肺癌时，主要采取培土生金法，方用六君子汤加味以健脾益肺，化痰止咳。若咳血鲜红者，加黄芩、侧柏叶、白茅根、茜草根凉血止血；若咳血色黯者，加三七粉、炒蒲黄、藕节、仙鹤草活血止血，收敛止血；乏力明显者，以人参易党参；若乏力、口干、干咳属气阴两虚时，则合用沙参麦冬汤。脾为气血生化之源，又为肺之母，中气健，则肺气足，御邪有力，真正达到了扶正即是祛邪的目的。现代药理研究证实，健脾药物对癌细胞具有一定的细胞毒作用，同时还有抗癌增效和对正常细胞的保护作用、反突变作用以及对肿瘤转移的抑制作用等。可见培土生金法治疗肺癌是药性与药理相结合之有机统一，故在临床上能收到一定疗效。当然在患者脾胃得健情况下，也可不失时机加入一些白花蛇舌草、半枝莲等清热解毒抗瘤之品，对一些瘀阻胸痛者，尚可加入丹参、当归、桃仁、红花、全蝎、蜈蚣等活血化瘀、通络镇痛之剂，做到辨病辨证相结合。

肺癌案二

赵某，男，60岁，1997年5月11日初诊。主诉：左前胸隐痛伴咳血乏力1个月。患者于1月前因左前胸痛而拍胸部X线片诊为“左肺门占位性病变”。因家庭及个人原因，要求服中药保守治疗。刻诊：左前胸隐痛，咳嗽吐痰，痰中带血，乏力纳呆。舌质红，苔白厚腻，脉弦细滑。西医诊断：肺癌。中医诊断：癌病（肺癌）。证属痰热阻胸，热伤肺络，脾失健运。治宜培土生金，清热化痰，安络止血。方以清气化痰丸合四君子汤加减。炒杏仁9g，半夏9g，陈皮12g，茯苓12g，全瓜蒌15g，黄芩6g，炒枳壳12g，党参12g，白术15g，白茅根30g，侧柏叶12g，仙鹤草30g，炒麦芽15g，炒谷芽15g。药服7剂，血痰减少，饮食增加，余症如故，上方加三七粉3g（分冲），继进7剂。药后胸痛渐止，血痰止，饮食如常，仍乏力，舌红象减，苔薄白腻，脉弦细滑。上方去黄芩、白茅根、仙鹤草，加黄芪15g，继服。7剂后，胸痛隐隐，时作时止，咳嗽吐痰，痰吐色白，自觉精神较前佳，但情绪波动大，上方加黄芪至20g，柴胡9g，炒白芍12g，白花蛇舌草15g，继服15剂。药后乏力明显缓解，情绪相对稳定，胸痛仍时作，上方加徐长卿10g，继服15剂。如此，以上方加减治疗2年，减轻了患者痛苦，提高了生存质量。

按语：从该案可看出，南师在治疗本例肺癌时，有以下特点。一，自始至终坚持扶正，以四君子汤加黄芪，健脾土，益肺金，绝生痰之源。其实，早在1986年《中医杂志》就有以四君子汤加黄芪为主，治疗胃癌、食管癌、乳腺癌、肺癌各一例，生存时间最长达12年，最短达3年9个月的报道，且在相当长的时间内未发现转移。同时，现代实验亦提示，四君子汤能增强机体免疫功能，其中党参、白术、茯苓二药或三药配伍，都能提高小白鼠腹腔巨噬细胞的吞噬功能，单味党参作用最为明显。这一切都佐证了治疗肿瘤时扶正的重要性和必要性。二，在脾胃健运后，可适当加入清热解毒抗瘤之品，如白花蛇舌草、半枝莲等，起到祛邪抗瘤、抑瘤作用。三，及时加入了疏肝解郁之品，因本类病人思想压力甚大，一般都会出现因病而郁，所以在治疗肿瘤患者时，南师都适当加入解郁之品，并配合心理疏导。四，在出现疼痛症状后，及时加入活血化瘀、通络镇痛之剂。如三七、全蝎、蜈蚣、徐长卿等，以减轻患者之痛苦，尽量提高生存质量。

七、肢体经络病证

痹证案一

王某，男，55岁，教师，1995年11月16日初诊。主诉：周身及关节痛1周。患者平素身乏无力，畏寒喜暖，1周前外出感寒后出现周身及关节疼痛，两小腿酸困沉重，大便溏稀，日行1~2次。舌质淡，苔白腻，脉沉细。中医诊断：痹证（痛痹）。证属脾肾阳虚为本，寒湿侵袭经脉骨节为标。治宜健脾温肾除湿，温经散寒止痛。遣以附子汤和麻黄附子细辛汤加味。炮附子12g（先煎1小时），党参10g，炒白术15g，茯苓12g，炒白芍15g，麻黄6g，细辛3g，薏苡仁30g，威灵仙12g，鸡血藤30g。药服3剂，周身及关节痛明显减轻，乏力缓解，大便调，两小腿有轻松感，上方加独活 9g，继服 5 剂，诸症悉除，遣金匮肾气丸及参苓白术散补肾健脾除湿以善其后。

按语：《伤寒论》第 305 条云："少阴病，身体痛，手足寒，骨节痛，脉沉者，附子汤主之。"患者平素身乏无力，此脾气不足之表现，脾为气血生化之源，主运化水湿，脾虚则易生湿内蕴；患者素有畏寒喜暖，此肾阳不足所致也。"邪之所凑，其气必虚"，患者素脾肾双虚，又外出感寒，使寒湿留着于经脉骨节之间，故身体痛，骨节痛；湿浊下注，故两小腿酸困沉重，大便溏稀。此时，宜健脾除湿，温补肾阳，散寒止痛。而附子汤正具此功，故以之加味。方中炮附子辛甘温煦，下补肾阳；气雄性悍，温通经络，散寒止痛，标本兼治，一举两得。党参、白术、茯苓健脾除湿；白芍可和营血而通血痹。为了增强该方散寒通痹止痛之功，南师又合用了加味麻黄细辛附子汤。《伤寒论》第 301 条云："少阴病，始得之，反发热，脉沉者，麻黄细辛附子汤主之。"虽然该患者无发热之症，但具阳虚感寒之病机，此"方机相应"之理，况且仲景治痹用麻黄者，主要取其散寒通滞之功，伍细辛既能散肾经在里之寒邪以通阳散结，又搜筋骨间的风湿而蠲痹止痛；加威灵仙辛散温通，性猛善走，通行十二经，祛风湿，止痹痛；加鸡血藤养血活血，通络止痛，配芍药以除辛温燥烈除痹药耗伤阴血之弊；加独活及薏苡仁，一取独活祛风散寒除湿，善入里下行之意，二取薏苡仁渗湿除痹、缓和拘挛，善除双下腿酸困沉重之特点。诸药合用，汤证和合，汤机相宜，故收效甚捷。此亦是经方魅力之体现也！

痹证案二

郭某，男，48 岁，2018 年 11 月 23 日初诊。主诉：双下肢发凉、发困 2 个月。患者 2 个月前无明显诱因出现双下肢发凉、发困，伴夜寐早醒，心烦易怒，咽部易痛，饮食可，二便调。舌淡黯，尖偏红，苔黄薄腻，脉细弦，咽部轻度充血。双下肢彩超检查提示：双下肢多发小斑点贴附，双下肢深静脉未见异常，双侧大隐静脉小腿段曲张。西医诊断：下肢发凉待诊。中医诊断：痹证。证属心肾失交，湿热瘀阻。治宜清上温下，交通心肾，清利湿热，活血通脉。方取济生肾气丸及交泰丸意。遣药如下：山萸肉 12g，山药 15g，怀牛膝 10g，肉桂 3g（后下），巴戟天 10g，薏苡仁 30g，黄连 3g，连翘 15g，鸡血藤 30g，夜交藤 30g，白术 15g，柴胡 9g，陈皮 12g。7 剂，日 1 剂，水煎，早晚分服。2018 年 12 月 5 日二诊：除睡眠仍较差外，余症均明显缓解。上方加炒酸枣仁 20g，续服 14 剂而愈。

按语：南师认为下肢发凉，多由肾阳不足，血脉瘀阻，寒湿下袭所为。本案下肢发凉，舌淡，脉细，显系阳虚血瘀而致；但结合患者又见心烦易怒、夜寐不安、咽部易痛、舌尖红之症，考虑为心火上炎，再上下合参，其发病之机即为上热下寒、心肾失交无疑，至于下肢发困、舌苔薄黄腻，乃湿热下注之表现，此兼证也。故南师仿济生肾气丸之意，遣以山萸肉、山药、肉桂、巴戟天、怀牛膝、薏苡仁温补肾阳、清利湿热，之所以未用熟地，乃恐其滋腻碍湿；以巴戟天取代附子，乃恐附子大辛大热助火上扰，而巴戟天既可补肾助阳，又可祛风除湿，皆作用平和。舍泽泻、茯苓、车前子而用薏苡仁，乃因薏苡仁为渗湿除痹之佳品，尤其对双小腿酸困沉重者重用效佳。遣黄连、连翘、肉桂者，为交泰丸之意，以黄连、连翘清心泻火，且连翘质轻解毒利咽喉；以肉桂补火助阳，温通经脉，引火归元，与黄连相伍交通心肾。加鸡血藤养血活血通络，夜交藤养血安神通络。增白术与薏苡仁相伍，以增强除湿作用，佐柴胡疏肝解郁，助黄连、连翘除烦解怒。陈皮理气燥湿和胃，以防补肾之品壅滞。诸药相伍，共奏清上温下，交通心肾，清利湿热，活血通脉之功。本案体现了南师辨治疾病时整体观念强，遣方用药时遵古而不泥古，有守正创新之举。

痹证案三

邢某，女，59 岁，2022 年 2 月 11 日初诊。主诉：双上肢凉痛 2 个月。患者 2 个月前因经常骑电动车外出而出现双上肢发凉发痛，曾用小活络丹痛减，但因口干咽痛而停服，遂来就诊。刻诊：双上肢发凉发痛，遇风着寒后尤剧，甚时两肩亦痛，伴身乏无力，口干，咽部不适，烦躁易怒，两手发胀，舌红少苔，脉细弦。中医诊断：痹证。证属气阳不足，风寒外袭，肝郁化火，伤阴耗津。治宜益气养阴和血，祛风散寒通络，佐以疏肝理气清热。遣以黄芪桂枝五物汤加减。黄芪 15g，桂枝 9g，炒白芍 15g，鸡血藤 30g，当归 10g，党参 10g，麦冬 15g，片姜黄 9g，威灵仙 10g，香附 9g，连翘 12g。6 剂，日 1 剂，水煎，分早晚服。2022 年 2 月 25 日二诊：药后双上肢凉痛明显减轻，乏力口干缓解，咽部不适症除，双手憋胀夜间较甚，且腰部酸困，舌红苔少，脉细弦。上方加杜仲 15g，续断 15g，陈皮 12g,并配服六味地黄丸。继服 6 剂。2022 年 3 月 4 日三诊:诸症皆减,情绪平稳,舌淡红,苔薄白,脉细。继服 6 剂。2022 年 3 月 14 日四诊:药后双上肢及双肩凉痛未作,乏力、口干、腰部酸困症除,唯双手时憋胀,但程度较轻,上方易续断为桑寄生 15g,继服 6 剂,以资巩固。

按语:黄芪桂枝五物汤,医圣仲景用治血痹之局部肌肉麻木症,现多用治末梢神经炎。南师遵古而不泥古,临证用治气阳不足、风寒外袭之痹证亦效佳,尤其是上臂之痛痹更为其所宜。如本案之上肢凉痛,遇寒而剧,身乏无力显系气阳不足,风寒外袭所为,故以黄芪补气益卫,桂枝祛风散寒、通痹止痛、甘温助阳,白芍养血益阴、除痹止痛;增以党参协黄芪补气;威灵仙祛风散寒、通行经络,片姜黄外散风寒、内行气血,尤善行肢臂而除痹痛,二药与桂枝相伍,除肢臂之痛痹效力超凡;当归养血活血,鸡血藤养血活血通络,二者既可助芍药养血除痹,又可合芍药,防辛散温通药耗伤阴血。鉴于患者口干、苔少及复诊时出现腰部酸困,故配以麦冬养阴生津,六味地黄丸滋补肾阴,炒杜仲、续断、桑寄生强腰。陈皮理气和胃,以防甘寒养阴腻胃。患者舌红、咽部不适,以连翘清热解毒利咽。香附疏肝理气解郁,以除其情绪波动、烦躁易怒及两手发胀之症。诸药合用,汤机相合,药证相应,自当收功。

八、其他病证

脑鸣案一

李某,女,65 岁,2012 年 9 月 12 日初诊。主诉:脑鸣时作半年。患者近半年来,脑鸣时作,日渐加重,夜卧尤甚,伴腰困腰痛,夜尿次频,眠差易醒,头晕头沉,舌质淡黯,苔薄黄腻,上布细小裂纹,舌下脉络迂曲增粗,脉弦滑。既往有高血压病史,能规范服用降压药,血压控制理想。西医诊断:高血压。中医诊断:脑鸣。证属肝肾不足,痰瘀阻窍。治宜滋补肝肾,活血化瘀,涤痰开窍。遣以经验方菖蒲磁石地黄汤合温胆汤加减。药用熟地黄 12g,山萸肉 12g,山药 24g,芡实 24g,石菖蒲 9g,磁石 30g(先煎),神曲 12g,蝉衣 9g,炒杜仲 15g,葛根 15g,丹参 20g,竹茹 12g,半夏 9g,陈皮 12g,夜交藤 30g。药服 7 剂,睡眠较前佳,昼日自觉头目较前清爽,夜尿次减,腰痛与脑鸣如故。上方加续断

15g，继服7剂。药后脑鸣声小次减，余症均稳中见轻，药已中的，效不更方，继服14剂后，诸症皆平。

按语：南师认为慢性之脑鸣多责之于虚或虚实夹杂；急发之脑鸣多实或虚实并见，常见于风热上扰清窍或肝阳上扰。虚则多责之于肝肾，脑为髓海，肾主骨生髓，肾虚髓海失充则脑鸣。但临床上总以虚实兼夹者多见，如夹痰、夹湿、夹瘀。本案患者脑鸣腰困伴头闷头沉，舌黯苔黄腻，舌下脉络迂曲增粗，显系本虚标实之肝肾不足、痰瘀阻窍证。方药以熟地黄、山萸肉、山药加芡实，补肾与固涩并举，既可益其髓，又可缩小便；石菖蒲芳香化湿，开窍醒脑；磁石益肾潜阳，重镇安神，具有益肾聪耳止鸣之特点，在此，南师用治脑鸣，虽异病同药，但药证相合；焦神曲消食和胃，以除补肾及矿石诸品碍胃伤胃之弊；蝉衣质轻升浮，直达头窍，取以鸣治鸣之意；加炒杜仲补肾壮腰。又取温胆汤意，以竹茹、半夏、陈皮清热化痰，燥湿理气；加葛根升清止鸣，且现代药理研究表明其可增强脑部供血；伍丹参养血活血，清热安神；配夜交藤以养血安神。诸药合用，标本兼治，收效较著。

脑鸣案二

范某，男，50岁，2011年11月16日初诊。主诉：脑鸣失眠1个月。患者1个月前因撰写专业书籍，时常通宵达旦，渐而出现脑鸣失眠，曾服健脑补肾丸及天王补心丹等不效，遂来我处就诊。刻诊：脑中如机器轰鸣，夜难入寐，多梦易醒，精神倦怠，纳谷不香，头闷不爽，自觉记忆力下降，舌淡，苔薄白润，脉细。西医诊断：脑神经衰弱。中医诊断：脑鸣。证属劳思伤脾，心血暗耗，气血双亏，脑窍失养。治宜补益心脾，充盈气血，滋养脑窍。方以归脾汤加减。黄芪15g，党参12g，白术10g，炙甘草6g，熟地黄12g，当归10g，龙眼肉10g，炒酸枣仁20g，夜交藤30g，石菖蒲9g，磁石30g（先煎），焦神曲12g，木香9g，砂仁9g（后下），蔓荆子6g。7剂，日1剂，水煎服，早晚各服1次。二诊时脑鸣声减小，渐觉神清气爽，已易入寐，但仍多梦易醒，纳可，上方加炒酸枣仁至30g，继服7剂。三诊时，自觉病去十之有七，效不更方，续服7剂。四诊时，诸症皆平，嘱其服中成药归脾丸2周，以资巩固。

按语：脑鸣若从虚论治，多责之于肾，因肾主骨生髓，而脑为髓海。本案患者曾服健脑补肾丸及天王补心丹不效，说明非肾虚直接导致。前人有“劳心倍于伤肾”之说，患者发病前全身心致力于著书立说之中，甚至通宵达旦，如此则心血暗耗，思虑脾伤，导致气血双亏，不能充养脑窍而出现脑鸣等症。故遣以黄芪、党参、白术、炙甘草益气健脾，补气生血；熟地、当归滋养心血；龙眼肉、炒酸枣仁、夜交藤养血安神；石菖蒲芳香悦脾，开窍醒脑；磁石益肾止鸣，重镇安神，一举两得；木香、砂仁气香悦脾，行气消滞，以防熟地腻胃，参、芪甘补滞中；焦神曲消食和胃，以防矿石之药磁石伤胃；蔓荆子药性升发，清利头目，与补气升阳之黄芪等药同用，可治疗中气不足，清阳不升，耳鸣耳聋，如《证治准绳》之益气聪明汤，南师又根据《名医别录》“去白虫、长虫，主风头痛，脑鸣，目泪出。益气……令人光泽脂致”所云，将其加入归脾汤中治疗脑鸣，亦获佳效。

绝经前后诸症案

王某，女，50岁，2021年10月11日初诊。主诉：烘热汗出1年余。伴有怕冷，颈项不适，纳差，眠差，便干，舌淡黯，边有齿痕，苔白薄腻，脉沉细滑。西医诊断：更年期综合征。中医诊断：绝经前后诸症。证属肝肾不足，营卫失调。治宜滋补肝肾，调和营卫。方用二至丸合桂枝汤加减。女贞子12g，墨旱莲12g，桂枝9g，白芍9g，炙甘草6g，知母9g，酸枣仁15g，茯苓12g，当归12g，半夏9g，陈皮12g，煅牡蛎30g，浮小麦30g，炒鸡内金9g。6剂，日2次，早晚温服。2021年11月1日二诊，药后烘热汗出、怕冷明显减轻，仍有颈项不适，饭后胃脘胀满，舌脉同前。上方去鸡内金，加麸炒枳壳10g、夜交藤30g，再进6剂。2021年11月12日三诊，药后诸症皆除，去半夏、枳壳，加香附10g、黄柏3g，继服6剂。

按语：《素问·上古天真论》云：“七七，任脉虚，太冲脉衰少，天癸竭，地道不通，故形坏而无子也。”女子七七，肝肾亏虚，虚火内生，则见烘热汗出，遂用二至丸加知母、当归以补肝肾、清虚火治本。《伤寒论》第53条云：“病常自汗出者，此为荣气和。荣气和者外不谐，以卫气不共荣气和谐故尔。以荣行脉中，卫行脉外，复发其汗，荣卫和则愈，宜桂枝汤。”第54条又云：“病人脏无他病，时发热，自汗出，而不愈者，此卫气不和也。先其时发汗则愈，宜桂枝汤主之。”刘渡舟教授亦在其《伤寒论讲稿》中讲，这类患者(发热自汗出的患者)

在临床上并不少见，尤以妇女更年期时更为多见，在使用滋阴、助阳、清热、敛汗的方法都难取效时，可以试试桂枝汤，往往都有效。本案患者发热汗出、怕冷、颈项不适是为营卫失调所致，故以桂枝汤调和营卫；又以煅牡蛎、浮小麦固表止汗以治标；舌苔薄腻，是为痰湿，遂取二陈汤意，以半夏、陈皮、茯苓燥湿化痰；又以酸枣仁安神助眠，鸡内金消食开胃，也可防牡蛎碍胃之弊。诸药合用，疗效立显。二诊患者又见胃脘胀满，遂加麸炒枳壳行气消痞除胀；加夜交藤增强养血安神之功。

临床需注意患者若有舌苔腻的表现，则不宜选用滋腻碍胃的熟地，需用药性更加平和的二至丸以滋补肝肾。二至丸是南师常用药对，方中女贞子为木犀科植物女贞的成熟果实，性味甘、苦、凉，归肝、肾经，功可滋补肝肾，乌须明目，为平补之品，具有滋而不腻、凉而不寒特点，南师常用于既有肝肾阴虚，又有脾胃虚弱者，以避生地、熟地碍脾腻胃之弊。墨旱莲甘、酸、寒，归肝、肾经，功可滋补肝肾，凉血止血，亦为平补之品，由于其性较寒，且可凉血止血，故常用于肝肾阴虚、阴虚内热及阴虚血热出血证。二药均为平补肝肾之品，寒而不滞，滋而不腻，相合成对，用治肝肾阴虚或阴虚内热皆不甚，或脾胃功能差又不能峻补者尤宜。南师用于治疗更年期综合征而见烘热汗出者效佳，可谓屡用屡验。

唇风案一

王某，男，57 岁，2021 年 3 月 5 日初诊。主诉：口唇干 4 个月。患者近 4 个月来口唇干裂起皮，口干口黏不爽，不欲饮水，食欲不振，纳少，大便偏干，3~4 日一行，夜眠差，梦多易醒，舌尖红，苔白略厚腻，脉弦滑。中医诊为唇风。证属脾阴不足，兼有湿热。治宜滋阴益气，兼清湿热。遣药如下：山药 30g，黄精 20g，太子参 20g，焦栀子 5g，竹叶 10g，怀牛膝 10g，当归 10g，赤芍 10g，陈皮 12g，生薏苡仁 20g，砂仁 6g（后下），枣仁 20g。6 剂，水煎服，日 1 剂。2021 年 3 月 12 日二诊：服上方后口唇干裂症状减轻，已无明显起皮，仍食欲不振，口黏不爽，大便不畅，舌红，苔厚略黄，脉弦滑。处方如下：山药 40g，黄精 20g，太子参 15g，姜竹茹 10g，赤芍 10g，陈皮 12g，生薏苡仁 20g，砂仁 6g（后下），丹参 30g，土茯苓 30g，焦栀子 5g，香附 9g。6 剂，水煎服，日 1 剂。2021 年 3 月 17

日三诊：药后口唇干裂症状明显缓解，饮食渐振，口黏减轻，大便通畅，舌红，苔薄白略腻，脉弦滑。继续予上方 6 剂，以资巩固。

按语：中医认为唇为脾之外荣，脾开窍于口，其华在唇。若口唇干裂起皮，为脾阴不足所致。临证可首选生山药，一般需要重用至 30g 以上，山药益脾气，养脾阴，平和而不碍胃；黄精亦为必用之品，其性味甘平，有良好的补气养脾阴作用，用量可至 15~30g，但该药略显滋腻，宜配入陈皮、砂仁之品，做到柔中有刚。若口唇尚伴红肿者，可加入栀子、赤芍、丹参以泻火凉血消肿。

唇风案二

王某，男，57 岁，工人，2021 年 6 月 14 日初诊。主诉：口唇干裂 4 个月。患者 4 个月来口唇干裂反复发作，伴有疼痛，外用药膏后效不佳，口苦、口黏，食欲不振，纳少，寐差，小便正常，大便干。舌质淡黯，边有齿痕，尖微红，苔白腻，脉细弦滑。西医诊断：唇炎。中医诊断：唇风。证属脾阴不足，肝胆湿热。治宜滋养脾阴，清肝除湿，开具方药如下：山药 30g，黄精 20g，竹茹 12g，陈皮 12g，薏苡仁 30g，砂仁 6g（后下），炒栀子 9g，柴胡 9g，半夏 9g，枳壳 12g，佛手 9g，当归 15g。6 剂，日 1 剂，水煎 400ml 早晚温服。2021 年 6 月 21 日二诊：药服 6 剂后，口唇干裂好转，疼痛减轻，仍有口黏，时鼻塞，晨起黄痰，余症同前，遣药如下：山药 20g，黄精 15g，陈皮 12g，车前子 12g（包煎），砂仁 9g（后下），黄芩 6g，柴胡 9g，半夏 9g，枳壳 12g，佛手 9g，浙贝母 15g，麦芽 15g，辛夷 9g（包煎）。6 剂，日 1 剂，水煎 400ml 早晚温服。2021 年 6 月 28 日三诊：服上方后口唇偏干，皲裂、疼痛未发作，余不适明显减轻，舌质淡，边有齿痕，尖微红，苔白，脉细弦滑。在 6 月 21 日方基础上去浙贝母、辛夷，继服 6 剂巩固治疗。

按语：脾阴不足者在临床上见之较少，甚至有些医者将脾阴不足与胃阴不足混为一谈，影响了临床疗效。中医理论认为唇为脾之外荣，脾开窍于口，其华在唇。故脾阴不足与胃阴不足最大鉴别点在于前者口唇干裂甚至起皮，且多伴轻度乏力，而胃阴不足多无此症。从用药来讲，治脾阴不足生山药、黄精最为相宜，且用量要重，但黄精较山药滋腻，临证宜配伍适量陈皮或砂仁，做到柔中有刚。本案患者口唇干裂疼痛，且伴食欲不振，纳少，大便干，此脾阴不足之表现，故遣以甘平之生山药及黄精养阴健脾，因二药作用缓和，故宜重剂；患者口苦、口黏、苔腻、脉弦滑，此兼肝胆湿热也，故南师配以柴胡、佛手、栀子、薏苡仁疏泄肝火、清利湿热；患者寐差、舌尖偏红、苔腻，故南师取经验方栀子温胆汤意，药用栀子、竹茹、枳壳、半夏、陈皮清化痰热、泻心安神；伍以砂仁既可芳香化湿，又可理气和胃，以除黄精之腻；佐当归以润肠通便。二诊时，又循前法，将栀子、竹茹、薏苡仁易为黄芩、车前子、浙贝母增强了清肝化痰作用，并配以辛夷通鼻窍，麦芽消食和胃。总之，诸药合用，补而不滞，滋而不腻，清利而不伤阴。药虽和缓，但收功较捷。

舌痹案

文某某，男，54岁，2022年4月11日初诊。主诉：舌体麻木1个月。患者1个月前不明原因出现舌体麻木，曾查头颅CT、心电图、血脂等均未见异常，要求服中药治疗。刻诊：舌体麻木以前半部为主，夜卧舌干，自觉强硬，饮水可缓解，舌淡黯，舌黄厚腻，中心部靠前有剥脱，脉细弦滑。中医诊断：舌痹。证属痰瘀阻络，化热生风，兼阴津受损。治宜清化痰热息风，活血化瘀通络，佐以养阴。遣以温胆汤加减。竹茹9g，炒枳壳12g，半夏9g，陈皮12g，茯苓12g，鸡血藤30g，丝瓜络15g，地龙9g，天麻9g，蜈蚣1条，麦冬9g。4剂，日1剂水煎服。2022年4月15日二诊：药后舌麻有所减轻，夜卧口干缓解，诉近2日有乏力感，上方加黄芪15g，路路通10g。继服6剂。2022年4月22日三诊：药后精神振，舌麻基本消除，唯夜卧轻度口干，但舌已无强硬感，舌淡黯，苔微黄薄腻，中心部仍有剥脱，脉细弦滑。上方去黄芪，加太子参15g，继服6剂，以资巩固。

按语：舌麻，原单指舌头麻木不仁，若兼有舌强症状则称舌痹。但现也有中医书籍将二者混称或合并，如《中医临证备要》曰舌麻，《简明中医词典》谓舌痹，《中医舌诊》则名为舌麻痹。凡舌麻木且兼舌体强硬者，人们往往有惊慌之感，唯恐为“中风”先兆。本案患者已做西医学的相关检查，排除脑中风之嫌，故要求中医治疗。南师认为舌痹当首辨虚实。虚者，无非气血阴津不足，不能滋养舌体；实者，无非痰瘀阻络，气血不能布达舌体。当然，临证往往虚实兼杂，理当详辨。本案舌麻兼强硬，夜卧口干、舌苔中心剥脱，此阴伤津亏之表现，故遣以麦冬养阴生津；舌黯，乃血瘀之征象，故伍以鸡血藤、路路通、丝瓜络养血活血通络；舌苔黄厚腻，此痰热之征，故遣以温胆汤清化痰热，且配以天麻、地龙、蜈蚣息风通络；二诊时，患者乏力，故增以黄芪补气。诸药合用，痰热清，血脉通，气阴足，舌体得养，麻木自除。

口淡无味案

卞某，女，72岁，2022年7月4日初诊。主诉：口淡无味2个月。患者于2个月前不明原因出现味觉消失，伴口干口燥，夜间需漱水方能入睡，大便质不干，但2~3日一行。曾做西医相关检查未见异常。遂来本门诊要求服中药治疗。查：舌淡黯少苔，裂纹满布，舌下络脉迂曲增粗，脉细弦滑。中医诊断：口淡无味。证属脾胃阴虚，瘀血内阻。治宜滋养脾胃，活血化瘀。遣药如下：沙参10g，生山药30g，麦冬15g，石斛10g，当归15g，陈皮15g，生麦芽30g，炒鸡内金10g，焦山楂12g，丹参20g，桃仁9g，红花9g，柴胡9g，炒枳壳12g。药服18剂，味觉恢复正常，唯上颚发干，以血府逐瘀汤加减善后。

按语：《灵枢·脉度》云："脾气通于口，脾和则口能知五谷矣"。故临床凡见口淡无味者，多予以健脾促运之剂，而本案味觉消失，舌上苔少，显系脾胃阴虚所为，遣以沙参、山药、麦冬、石斛滋养脾胃之阴，可谓药证相合，伍以陈皮理气和胃，麦芽、鸡内金、山楂消食促运，柔中有刚，滋而不腻；另外，患者口干口燥，有脾胃阴虚之因，但鉴于其又漱水不欲咽，舌黯淡，舌下脉络迂曲增粗，显与血瘀津液不行，不能上濡关系密切。正如《金匮要略·惊悸吐衄下血胸满瘀血病脉证治》所言："病人胸满，唇痿舌青，口燥，但欲漱水不欲咽，无寒热，脉微大来迟，腹不满，其人言我满，为有瘀血。"故又合以当归、丹参、桃仁、红花、柴胡、炒枳壳活血化瘀理气。如此，两组汤方既各司其职，又相得益彰，收效较著。

第二节 古方新用案举

南晋生老师临床以汤方辨证为基础，但不拘泥于"汤证相应"及方病相应，常运用"汤机相应"思维，体现异病同治、古方新用，极大地拓宽了古方的主治范围。现择案数则,举隅如下。

一、柴胡加龙骨牡蛎汤新用

柴胡加龙骨牡蛎汤出自《伤寒论》,由柴胡、黄芩、半夏、人参、生姜、大枣、桂枝、茯苓、龙骨、牡蛎、大黄及铅丹组成,具有寒温并用、攻补兼施、升降并行、和解肝胆、镇惊安神之功。原方用于主治三阳并病、阴阳错杂之胸胁满闷、烦躁谵语、惊惕不安、小便不利、一身尽重、不能转侧等病症。近代医家用本方治疗神经精神疾患每获良效。南师以此方加减治疗消化系疾病,收效亦著,举案如下。

慢性胃炎

李某,男,45岁,2000年9月15日初诊。患者食后心下痞闷伴失眠1年。曾先后在外院做2次胃镜,均诊为慢性浅表性胃炎。长期服用促胃动力药及镇静剂,病情时轻时重,要求服中药治疗。现症:食后心下痞闷,口干口苦,心烦易怒,时欲食凉饮冷,纳后痞闷加剧,伴夜难入寐,寐后易醒,嗳气反酸,大便前干后溏,舌质偏红,苔薄黄,脉弦细。诊断:痞证。证属寒热互结,肝胃失和,郁火扰神。治宜寒热并用,疏肝和胃,佐以安神。方用柴胡加龙骨牡蛎汤加减:柴胡、黄芩、半夏、太子参、佛手各9g,桂枝、生姜各6g,茯苓、龙骨(先煎)、牡蛎(先煎)各24g,炒酸枣仁30g,炒麦芽15g。每日1剂水煎服。服5剂后,心下痞闷、口干口苦及嗳气反酸减轻,已能入寐但梦多,大便仍前干后溏。上方去太子参,加当归10g,白术10g,继服5剂而诸症悉除。再守原方5剂,隔日煎服1剂,以资巩固。

按语:本案之慢性胃炎属中医痞证范畴,根据其寒热互结心下,似当选用仲景半夏泻心汤,但考虑用之又难解口干口苦、夜难入寐之肝郁火扰之证,故采用柴胡加龙骨牡蛎寒温并用,辛开苦降,疏肝和胃,制酸安神,方证更为合拍。方中柴胡、佛手、黄芩辛散疏肝、苦寒泄热,且《神农本草经》中还指出柴胡尚可"主心腹肠胃中结气,饮食积聚,寒热邪气,推陈致新";龙骨、牡蛎重镇安神,牡蛎并兼制酸,一举两得;重剂枣仁养血安神、润肠通便;太子参、茯苓清补宁心,以避滞塞;桂枝、半夏、生姜通阳温中,振奋脾胃生化之机,配麦芽共除重镇寒凉伤胃之弊。诸药合用，药切病机，收效明显。

胆囊术后综合征

张某，男，52岁，1999年10月20日初诊。主因右胁下疼痛2个月，经B超检查诊为胆结石并行胆囊摘除术。术中共取出结石8粒，最大直径1.6cm。术后5日猝发右胁下手术切口处阵发性剧痛，甚时牵及右肩背，伴口苦恶心、大便秘结。经西药抗炎、解痉、镇痛治疗，效果不著。后投重剂大柴胡汤3剂，大便得通，疼痛缓解，但心下痞满，恶心纳呆，口干口苦，纳食少量水果后干苦愈甚，大便稍干，日行1次。诊见患者焦躁不安，汗出阵阵，辗转不宁，舌质黯淡，苔薄黄润，脉细弦。诊为胁痛（西医诊断：胆囊术后综合征）。证属胆去正损，脾胃失运，寒热互结，气机郁滞。治宜寒温并用，疏肝解郁，益气和胃。方用柴胡加龙骨牡蛎汤加减：柴胡、黄芩、半夏、党参、桂枝各9g，茯苓、龙骨、牡蛎各15g，白芍、延胡索各12g，陈皮、炒麦芽各15g，大黄、生姜各6g。每日1剂水煎服。服药3剂后，右胁疼痛、心下痞满、口苦恶心等症状明显减轻，饮食增加，情绪稳定，唯大便质稀，日行3次。上方去大黄、龙骨、牡蛎，加白术10g，继服5剂，诸症皆平。

按语：胆囊术后综合征临床表现复杂，一般可分为两类。其一或因结石残留，或因胆道感染，或因奥狄括约肌（Oddi sphincter）痉挛狭窄，胆汁黏稠淤滞，而使湿热蕴结，肝失疏泄；其二因手术摘胆，气血受损，脾胃受困，以致肝郁脾虚。本例患者由于湿热蕴结，气血郁滞，腑气失通，而清疏通泻太过，导致寒热虚实并现。方中以柴胡、黄芩疏泄肝胆，白芍、延胡索柔肝缓急、活血理气；半夏、茯苓、陈皮燥湿和胃、行气消痞；党参健脾益胃以扶其正；桂枝、生姜通阳温胃，共振脾胃生机；龙骨、牡蛎重镇安神、兼敛其汗；小量大黄活血止痛，轻通腑气；佐以炒麦芽消食健胃，以防重镇之品伤胃。

（详见《中国民间疗法》2005年第13卷第1期第51~52页）

二、桂枝加龙骨牡蛎汤新用

桂枝加龙骨牡蛎汤出自《金匮要略·血痹虚劳病脉证并治篇》，原方由桂枝、芍药、生姜各三两，甘草二两，大枣十二枚，龙骨、牡蛎各三两组成。功可调和阴阳、潜镇摄纳。主治“夫失精家少腹弦急，阴头寒，目眩，发落……脉得诸可芤动微紧，男子失精，女子梦交”。南师根据条文精神，掌握方证病机，临床活用于抑郁症及慢性荨麻疹的治疗，收效较著，兹举案如下，以飨同道。

抑郁症

患者，女，42岁，2010年5月20日初诊。心悸失眠2个月。患者2个月前因工作劳心有过而出现心悸不安，夜寐易醒，伴情绪低落，少言寡语，倦怠懒动，不愿与人交往，记忆力下降。曾在外院诊为抑郁症，服谷维素、维生素 B_1、阿普唑仑及黛力新(氟哌噻吨美利曲辛片)，效果不著。遂来我院要求中医治疗。查：神情淡漠，双手不温，舌淡红，苔薄白润，脉细缓。诊断：抑郁症。证属劳心有过，阴血暗耗，阴损及阳，心神失养。治宜益阴振阳，重镇安神，并配以心理疏导。方用桂枝加龙骨牡蛎汤加味：桂枝10g，炒白芍10g，炙甘草6g，生姜9g，大枣4枚，生龙骨(先煎)、生牡蛎(先煎)各30g，琥珀3g(分冲)，柏子仁15g。药服5剂，心悸减轻，夜寐较实，但仍倦怠懒动，上方加太子参15g，合欢花15g，继服7剂，心悸偶作，夜寐时醒1~2次，但很快即能入睡，精神亦较振作，又守方调服15剂而治愈。

按语：抑郁症之发病，实证多与气机郁结有关，或兼痰结，或兼郁火，临证以疏肝解郁、理气化痰、清热安神为法，多能收效；虚证则多系心阴心血不足、心神失养所为，临证益心阴、养心血、安心神便可收功。而本案既有心之阴血被耗之表现，如心悸、失眠、记忆力下降；又有阴损及阳、阳不养神之候，如情绪低落，倦怠懒动，少言寡语，不愿与人交往，双手不温，脉细缓等。故选用桂枝加龙骨牡蛎汤加味，方证较为相合。方中以味辛之桂枝、生姜与味甘之炙甘草、大枣相伍，辛甘化阳，且桂枝本身就具有温通心阳之功；以味酸之白芍与炙甘草、大枣相伍酸甘化阴，且白芍本身就可益阴养血。如此则心阳得振，阴血得复，心有所养。以龙骨、牡蛎、琥珀镇心安神，柏子仁养心安神。诸药相伍，标本兼顾，自当收功。

慢性荨麻疹

患者，女，52岁，2004年11月20日初诊。全身反复发作风团3年，本次发作3天。患者于3年前受寒后突发风团,周身瘙痒,经服西药而愈,此后每至冬季或遇寒则作,时夜难安卧,曾先后服用中药及西药抗过敏药物等,皆可收效,但反复发作。患者自述平素动则出汗,易感外邪。查:全身可见散在大小不等风团,色红但不甚,皮肤划痕阳性。舌淡红,苔薄白,脉浮缓。诊断:慢性荨麻疹。证属营卫两虚,风寒侵袭,郁而化热。治宜调和营卫,益气固表,祛风止痒,佐以凉血。方用桂枝加龙骨牡蛎汤合玉屏风散加味:桂枝10g,炒白芍10g,炙甘草6g,生姜9g,大枣4枚,黄芪15g,白术12g,防风9g,赤芍10g,牡丹皮10g,夜交藤30g,煅龙骨30g(先煎),煅牡蛎(先煎)30g。药服5剂,风团渐退,瘙痒不甚,夜能安卧,继服7剂,风团全消。随访1年未见复发。

按语:慢性荨麻疹多顽固难愈,必须求因治本,以绝复发。本案冬季及受寒易作,且汗出易感外邪,此营卫两虚为本、风寒外袭为标之体现,理当调和营卫,益气固表,祛风散寒,但结合患者疹发色红,说明风寒郁久化热,故当配以清热凉血为宜。方中以桂枝汤调和营卫,解肌散寒;龙骨、牡蛎重镇固涩,使汗止神安,且现代药理研究提示,二药均含大量钙质,口服后不仅可以纠正人体钙质的平衡,且能抑制横纹肌的兴奋性及降低血管壁的通透性,对缺钙所引起的瘙痒等病变有较好疗效。如此将中药的药性与药理有机结合,有望提高疗效。玉屏风散益气固表,疏风止痒,标本兼顾;加夜交藤一可祛风止痒,二可养阴安神;赤芍、牡丹皮既凉血活血、清解郁热,又充分体现了“治风先治血,血行风自灭”之理。全方标本同治,收效迅捷。

(详见于《中国民间疗法》2011年6月第19卷第6期第40页)

三、薏苡附子败酱散新用

薏苡附子败酱散出自《金匮要略》,由薏苡仁、附子及败酱草组成,具有排脓消肿、振奋阳气之功。原方用治肠痈脓成、体虚邪恋之身无热,肌肤甲错,腹皮急,如肿胀,按之濡软,脉数病证。近代医家用本方治疗阑尾脓肿及体虚肺脓疡收获良效。南师师其法以此方加味治疗慢性结肠炎、盆腔炎、子宫内膜炎等以腹痛为主症的疾病,收效亦著,举案如下。

慢性结肠炎

患者,男,44岁,2005年9月12日初诊。患者左脐腹部闷痛伴黏液便2年。曾先后在外院做2次纤维结肠镜,均诊为慢性结肠炎。长期服用抗生素及结肠丸等,病情时轻时重,要求服中药治疗。刻诊:左脐腹部闷痛,大便溏黏,中夹白色黏液,行而不畅,日行1~2次,伴口干而不欲饮,倦怠怯冷,舌质黯红,苔黄厚腻,脉细濡。诊断:腹痛。证属中阳不振,湿热阻肠,气血郁滞。治宜:清热利湿除脓,温阳行气活血。方用薏苡附子败酱散加味:生薏苡仁、败酱草各30g,制附子6g(先煎40分钟),苍术、白术各9g,木香、炒枳壳各12g,延胡索15g。每日1剂,水煎服。并用布包药渣,温敷脐部,每日1次,每次15分钟。服5剂后,左脐腹部闷痛减轻,黏液便减少,精神转佳,大便仍欠畅,口干如故。上方加芦根15g,槟榔9g,继服5剂,口干、腹痛、黏液便症除,大便通畅,已不怯冷,上方减制附子为3g,继服5剂,以资巩固。

按语:本案之慢性结肠炎属中医"腹痛"范畴,系中阳不振,寒湿久蕴,化热阻肠,气血郁滞所致。如单纯温补脾阳,散寒除湿,则肠热益甚,更损脂络;若贸然予以清热除湿,通导止痛,又伤中阳,法宜兼顾两全,故采用薏苡附子败酱散加味较为对证。方中生薏苡仁清热利湿除脓;更配苍术、白术燥湿,以增健脾之功;败酱草辛苦微寒,清热除脓、祛瘀止痛、辛散苦降,虽重用而无寒凝之弊;附子为辛热之品,少佐一可温振脾阳,二可利用走而不守之性,促进气血流通;再配木香、炒枳壳、槟榔、延胡索共增行气宽肠、活血止痛之效。诸药合用,标本兼顾,药切病机,收效显著。

急性盆腔炎

患者,女,34岁,2006年2月20日初诊。下腹胀痛15天。患者于15天前行人流术后出现下腹疼痛拒按,高热头痛,带下黄稠如脓等,经某院诊为急性盆腔炎,予以青霉素、甲硝唑等输液抗感染治疗1周,血常规亦趋正常,高热头痛症除,下腹疼痛虽减轻但仍持续而作,经病友介绍,转服中药治疗。刻诊:下腹胀痛拒按,腰部酸困疼痛,恶心纳呆、大便溏黏,肛门坠胀,带下黄稠有臭味,舌质红,苔黄厚腻,脉细滑数。诊断:腹痛。证属湿热下蕴,瘀毒内结。治宜清热解毒，利湿排脓，破瘀散结。方用薏苡附子败酱散加味：生薏苡仁、败酱草、红藤、土茯苓、蒲公英各30g，桃仁、延胡索、香附各12g，砂仁9g（捣后下），制附子3g（先煎30分钟）。每日1剂，水煎服，并用布包药渣，温敷脐部，每日1次，每次15分钟。服药3剂后，下腹疼痛明显减轻，恶心症除，纳食增，余症亦均有不同程度减轻。再服上方5剂后诸症悉除。

按语：急性盆腔炎多因分娩、流产、宫腔内手术操作时消毒不严，或因经期不卫生，病原体侵入所致，多属湿热壅盛、瘀毒内结之证。采用清热解毒、利湿排脓、破瘀散结之法多能奏效。但据笔者临床观察，无论是西医的抗感染治疗，还是中医的常法施治，均易出现中阳受损、寒凝气滞、脾胃失运之征象，如此则延缓病情缓解，甚者使急性期转入慢性期，使疾病缠绵难愈。以薏苡附子败酱散为主治疗该病，妙在方中佐用可温振脾阳、辛热通散的附子，既顾护脾胃之阳，又可消除大派清热解毒剂的寒凝冰伏之虑，故功宏效速。

传承薪火，古方新用，重在明晰方理，领悟先贤制方之真谛，如此，临证才能达到"一方治多病"之境界。

（详见于《中国民间疗法》2008年第7期第31页）

四、三甲复脉汤新用

三甲复脉汤出自《温病条辨》，由炙甘草、干地黄、生白芍、麦冬，阿胶、火麻仁、生牡蛎、生鳖甲、生龟板组成。功可滋阴息风，原方主治温病后期水不涵木、虚风内动之候。症见手足蠕动或瘛疭，心中憺憺大动，甚则时时欲脱，形消神倦，齿黑唇裂，舌干绛或光绛无苔，脉虚。南师师其意，以此方加减治疗一些皮肤瘙痒症亦获佳效，兹举案如下。

老年性皮肤瘙痒症

患者，男，71岁，2006年10月9日初诊。患者周身皮肤瘙痒半年，加剧1个月。昼轻夜甚，夜难安卧，伴头晕目胀，心烦易怒，咽干便结。曾服西药抗过敏、复合维生素及葡萄糖酸钙之剂，收效虽捷，但停药复作，遂要求服中药治疗。有高血压病史20年，素服依那普利，血压多能控制在正常范围内，近因身痒少眠，血压波动较大，又加服天海力，以助降压。查：形体消瘦，皮肤干燥，搔痕明显，鳞屑可见，血痂累累。舌质黯红，苔少，脉细弦。血压150/90mmHg。诊断：①老年性皮肤瘙痒症；②高血压病。证属阴虚血弱，肝阳上扰，虚风内动。治宜滋阴养血，潜阳息风，活血凉血。方用三甲复脉汤加减：甘草6g，生地黄12g，白芍15g，赤芍15g，麦冬、阿胶（烊化）各9g，火麻仁、生牡蛎（先煎）、生鳖甲（先煎）、生龟板（先煎）各24g，菊花（后下）、白蒺藜各10g。药服5剂，皮肤瘙痒及咽干减轻，头晕目胀症除，大便通畅，情绪稳定，血压正常，但夜寐仍不实，上方去菊花，加炒酸枣仁30g，继服7剂，皮肤瘙痒基本消除，已能安卧，唯饮食欠佳，上方加陈皮9g，炒麦芽24g。5剂后，诸症悉除。再遣原方5剂，隔日1剂，以资巩固。

按语：老年性皮肤瘙痒症秋冬易患。多由于阴血不足，皮肤失养，肝风内生，风胜则痒。临证多用《医宗金鉴》的当归饮子加减治疗，多能收效。因本案发病既有阴血不足、皮肤失养、虚风内作之表现，如皮肤干燥，周身瘙痒，昼轻夜重，舌黯红，苔少，脉细；又有水不涵木，肝阳上亢之候，如头晕目胀，心烦易怒，脉弦。故选用三甲复脉汤加减，方证更为相符。方中生地黄、白芍、麦冬、阿胶、火麻仁滋阴养血润肤；且生地黄之清热凉血，与赤芍的凉血活血相伍，充分体现了“治风先治血，血行风自灭”之理；生牡蛎、生鳖甲、生龟板共伍既可育阴潜阳，又可镇肝安神；加菊花、白蒺藜以清利头目，平肝息风；甘草清热和中，调和诸药。诸药相伍，标本兼治，自当收功。

女阴瘙痒症

患者，女，72岁，2007年3月12日初诊。患者阴部瘙痒3个月。3个月前无明显诱因出现阴部瘙痒，伴咽干口渴，腰困，双膝关节疼痛，着风后尤剧。妇科检查除阴部可见搔痕和血痂外，余未见异常。空腹血糖及餐后2小时血糖亦正常，双膝关节正侧位片示“退行性病变”，风湿性疾患经某院检查已排除，舌质红，无苔，脉细数。诊断：①女阴瘙痒症；②双膝关节骨质增生。证属肝肾阴亏，虚风内生。治宜滋补肝肾，息风止痒。方用三甲复脉汤加减：甘草6g，生地黄24g，赤芍、麦冬各15g，阿胶（烊化）、火麻仁各9g，生牡蛎（先煎）、生鳖甲（先煎）、生龟板（先煎）各15g，白蒺藜、独活各9g，怀牛膝30g，知母6g。5剂，日1剂分3次煎，头煎、二煎混匀分早晚各服1次。三煎取汁半盆，半温时熏洗患处，每日 2 次，每次 15 分钟。5 日后复诊，自诉瘙痒及口渴减轻，余症如故，舌红象减。上方加桑寄生 15g，继服 7 剂，阴痒、口渴症除，腰困及双膝关节疼痛亦减轻，舌淡红，中心苔薄白，脉细。上方去麦冬、知母、赤芍，加炒杜仲 10g，延胡索 15g，威灵仙 12g，继服 7 剂，以治腰膝困痛。

按语：阴部为肝肾两经循行之处，患者舌红、无苔、脉细数，又见咽干口渴及腰膝困痛之症，属肾阴不足，肝失涵养、虚风内生无疑，故用三甲复脉汤加白蒺藜、独活滋阴息风，标本兼顾；配知母清热润燥，使其耗阴无由。伍怀牛膝补肝肾，引诸药直达病所。药证合拍，内服外洗，内外合治，功宏效速。

慢性荨麻疹

患者，女，26 岁，2003 年 7 月 12 日初诊。全身反复发作风团 4 年。患者 4 年前夏季未服过任何药物和特殊饮食而突发风团，周身发痒，经服中药而愈，以后每至夏季或遇热则作，曾先后用中药及抗过敏药物等，效果不著。查：全身可见散在大小不等风团，色红而不甚。舌尖红赤，苔薄白，中心剥脱，脉细弦数。诊断：慢性荨麻疹。证属阴虚生风，心火炽盛。治宜滋阴凉血，清热息风。方用三甲复脉汤加减：生甘草 6g，生地 30g，赤芍、牡丹皮各 15g，阿胶（烊化）、火麻仁各 9g，生牡蛎（先煎）、生鳖甲（先煎）、生龟板（先煎）各 20g，白蒺藜 10g，炒栀子、黄连各 6g。药服 5 剂，风团渐退，瘙痒不甚，继服 7 剂，风团消除。次年夏季，又发作 1 次，但病轻势缓，经用上方调治 6 剂而愈。后随访 2 年未作。

按语：慢性荨麻疹多顽固难愈，必须详审细辨，求因而治。本案虽病发时长，但发病特点显著，夏季而作，遇热易发，舌尖红赤，此心火炽盛之征，而心既主火，又主血脉，天人相应，外诱里发，理当清心凉血消风，但结合患者舌苔中心剥脱，说明素体阴虚，或内火炽盛灼阴所为，故血热生风与阴虚生风病机共见，治当滋阴凉血、清热息风并举。故以三甲复脉汤加白蒺藜、牡丹皮滋阴凉血、活血息风；伍炒栀子、黄连以清心泻火。全方补泻兼施，标本同治，收效当捷。

三甲复脉汤在临床上运用广泛，凡证属阴虚风动者皆可以本方施治。尤其是对因缺钙所引起的病变有较好疗效。因本方除对人体有直接补益作用外，尚可增加血钙。如牡蛎、龟板、鳖甲均含大量钙质，口服阿胶又可促进钙的吸收,使血钙浓度显著地增高,这不仅可纠正人体钙质的平衡,且能抑制横纹肌的兴奋性及降低血管壁的通透性。另外,芍药、甘草对肌肉,特别是平滑肌有解痉作用。地黄、芍药尚有镇静之功。笔者运用本方治疗皮肤瘙痒症,既符合中医的理、法、方、药,从某种意义上讲又与现代药理研究相合,期冀同道共同探讨验证。

(详见于《中国民间疗法》2008 年第 12 期第 30~31 页)

五、桂枝甘草龙骨牡蛎汤治阳虚盗汗

王某,男,58 岁,2001 年 5 月 21 日诊。盗汗 2 周。患者于 2 周前不明原因出现夜卧汗出,伴心悸、夜难入寐、寐则噩梦缭绕、昼日头昏脑涨、身乏无力,曾在他医处服天王补心丹加味剂不效,故前来就诊。查:双手不温,舌淡苔薄白润,脉细。诊断:盗汗。证属心阳不振,汗液外泄。治宜温振心阳,重镇安神,益气敛汗。方药:桂枝 10g,炙甘草 6g,煅龙骨 30g(先煎),煅牡蛎 30g(先煎),浮小麦 30g,五味子 9g,黄芪 24g。药服 5 剂后,汗出明显减少,心悸轻,噩梦无,但仍难以入睡,上方加柏子仁 10g,炒酸枣仁 30g,7 剂后,诸症悉除。

按语:汗证有自汗、盗汗之分。一般多认为自汗多气虚,盗汗多阴虚。那么阳虚是否会导致盗汗呢?前贤早有论述。如《景岳全书·汗证》云:“自汗、盗汗等各有阴、阳证,不得谓自汗必属阳虚,盗汗必属阴虚也”。明代王肯堂在《证治准绳》中指出:“卫与阳一也,阳衰则卫虚,所虚之卫行阴,当瞑目之时,更无以固其表,故腠理开泄而为汗,迨寤则目张,其行阴之气复散于表,则汗自止。”而本案前医用天王补心丹加减治疗罔效,说明非阴血虚之盗汗;再从患者盗汗所伴心悸、噩梦、双手不温、舌淡苔白润、脉细等症来辨,非心阳不振莫属。汗者,心之液也!该案乃属王肯堂所言之理,故遣以仲景桂枝甘草龙骨牡蛎汤加味。方中桂枝辛甘温,入心助阳;炙甘草甘温,补脾益气。二者相伍,辛甘化阳,复振心阳。煅龙骨、煅牡蛎合用,一者收敛止汗,二者重镇安神。加浮小麦、黄芪益气固表止汗,阳虚者,气必当虚也!更配五味子敛汗、益气、宁心,一举三得。如此,诸药相伍,则心阳振、汗得止、神得安。同时,该案也是方机相应,古方新用之体现也!

六、四逆散加味治阴寒

宋某，男，67岁，2013年1月20日诊。患者主诉阴部冰冷潮湿40天。查舌黯红，苔薄黄腻，脉沉细弦。证属厥阴寒凝，湿热下注（湿盛热轻）。治宜暖肝散寒，清利湿热。方药：苍术10g，生薏苡仁30g，怀牛膝15g，茯苓15g，车前子15g（布包），小茴香9g，肉桂6g（后下）。药服4剂无寸功，考虑肾主二阴，又在上方基础上加巴戟天15g，4剂后仍不显效，又猝然想起《金匮要略》桂枝加龙骨牡蛎汤可治“阴头寒”，故遣以桂枝10g，白芍10g，炙甘草6g，煅龙骨，煅牡蛎各30g，生薏苡仁30g，车前子15g（布包），小茴香9g。4剂后仍未见功。此时，在为患者诊脉时，发现其不时叹息，结合脉弦及病位在足厥阴肝经，辨为湿热下注、肝气郁结、阳气内遏、不能布达阴器所为。故遣以四逆散加味。柴胡12g，炒枳壳12g，白芍15g，炙甘草6g，香附10g，合欢皮15g，鸡血藤30g，生薏苡仁30g，车前子15g（布包），通草6g，怀牛膝12g，桂枝3g。4剂后，患者欣喜而告，阴寒症状明显减轻，药已中的，继进7剂而收功。

按语：《伤寒论》第318条云：“少阴病，四逆，其人或咳，或悸，或小便不利，或腹中痛，或泄利下重者，四逆散主之。”本条之四逆属于热厥轻证，虽冠以少阴病，却不同于阳虚阴寒证，而是气机不畅，阳气内郁不能外达四肢所致。本案主诉为阴部冰冷潮湿，结合其舌脉象，初辨为厥阴寒凝、温热下注，治用暖肝煎加味不效；二诊时，又据“肾主二阴”之理，加以巴戟天温肾助阳散寒，但仍不效；三诊时，又以可治“阴头寒”之桂枝加龙骨牡蛎汤治之，仍无寸功；四诊时，在发现其不时叹息后，结合其脉象及病位在足厥阴经，才悟出此为湿热下注、肝气郁结、阳气内遏、不能布达阴器所为，故投以能疏肝解郁、理气通阳之四逆散加味。方中以柴胡伍枳壳，一升一降，宣郁畅气，布达阳气；加香附、合欢皮疏肝理气解郁，以增柴胡之功；肝体阴而用阳，故以白芍、甘草益阴缓肝健中；加生薏苡仁、车前子、通草清利湿热；配重剂鸡血藤养血活血通络，小量桂枝辛散温通，二药合用，有助郁阳之布伸；加怀牛膝引诸药下行，直达病所。诸药相合，“方机相应”而收功。

七、旋覆代赭石汤合左金丸治胃咳

陈某,男,50岁,2019年1月7日初诊。咳嗽1个月。患者1个月前不明原因出现咽痒咳嗽,曾做胸部CT未见异常,拟按变应性咳嗽予以中西药治疗而不效。经人介绍到本门诊要求服中药治疗。刻诊:咽痒咳嗽,平卧时易作,咳嗽呈阵发性,伴烧心反酸,嗳气频作,素情绪波动较大,舌质红、舌苔薄白,脉浮弦。西医诊断:胃食管反流性病。中医诊断:咳嗽(胃咳)。证属肝胃郁热上逆,迫酸上冲咽喉,影响肺之宣肃。治宜清泻肝胃,制酸降逆,利咽止咳。遣以旋覆代赭石汤合左金丸加减。旋覆花9g(包煎),代赭石20g(先煎),半夏9g,黄连6g,吴茱萸2g,蒲公英12g,佛手9g,香橼9g,海螵蛸20g,浙贝母9g,威灵仙10g,炙枇杷叶9g,甘草6g,桔梗6g。6剂,日1剂水煎分早晚服。2019年1月14日二诊:药后咳嗽及嗳气次数减少,烧心反酸减轻,唯大便溏稀,上方加炒白术15g,继服6剂。2019年1月21日三诊:大便已调,诸症继减。上方继服6剂,以资巩固。

按语:《素问·咳论篇》云:"五脏六腑皆令人咳,非独肺也。"又谓:"胃咳之状,咳而呕","此皆聚于胃,关于肺"。患者咽痒咳嗽,拟按变应性咳嗽从肺论治不效,南师根据患者伴有烧心反酸、嗳气频作、平卧易咳之特点,中医诊为"胃咳",西医诊为胃食管反流性咳嗽。此乃辨中医之病与辨西医之病相结合之体现,也是对中医经典活学之体现。南师认为:"胃咳之状,咳而呕"之"呕"可理解为胃气上逆之诸多表现,如嗳气伴有胃酸上反或胆汁上溢。本案结合其情绪波动大、舌质红、脉弦而辨为肝胃郁热上逆、迫酸上冲咽喉、影响肺之宣肃之证,故遣以旋覆花、枇杷叶肺胃共降,并配半夏和胃降逆,代赭石重镇沉降,以增其功,使胃酸不上反冲咽;以黄连、吴茱萸清泻肝胃、降逆止酸,以海螵蛸、浙贝母制酸护膜;蒲公英苦甘寒,归肝胃经,可直清肝胃之热,现代药理研究其有抑制胃酸分泌,修补胃黏膜损伤之作用;佛手、香橼疏肝理气和胃;威灵仙《滇南本草》载其可"开胃气,能治噎膈",现代药理研究表明其有显著抗炎、促进食管蠕动、加强胃酸在食管中的清除作用,为治疗反流性食管炎之要药;以甘草、桔梗清利咽喉。诸药合用,热清,胃降,酸除,咽喉不受其损,不止咳而咳自止。